# 精神科医療における暴力とケア

下里誠二
木下愛未
〔編著〕

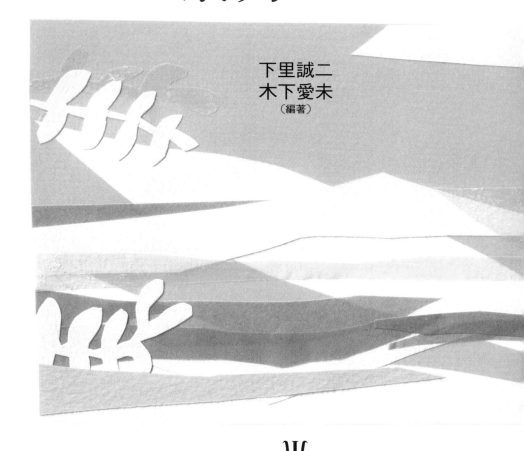

金剛出版

# 序　文

　本書は科学研究費助成金基盤研究（C）「精神科領域で当事者と共に安心の場を創る改良型包括的暴力防止プログラムの作成（21K10680）」の一環で行われた取り組みの中で出会った方々の論考を集めた。この包括的暴力防止プログラムとは，通称CVPPP（シーブイトリプルピー。英語でComprehensive Violence Prevention and Protection Programの略）と言われる。編者はこのCVPPPの存在理由についてこれまであれこれと考えてきた。精神科で起こる暴力とは何だろうか，その暴力をケアするとは何だろうかと考え続ける過程で，私たちは本論考集を計画した。

　本書の執筆陣は，この暴力渦巻く中に身を置く人，あるいは暴力のない世界から暴力を考える人，哲学など精神科とこれまで直接関係はないけれど本来はケアの礎となるべき学問的立場にある人，そしてもちろん当事者やご家族など，さまざまな立場の方々である。この多様な人々による論考そのものが，精神科医療における暴力という問題の複合性，多層性を示すものだと考えているため，本論考集は一人一人の論考によって最終的に何かのまとまりを示そうとするものではない。ただ，編者の中には一つの問いがある。それは「暴力にまつわるケアの中で，人権擁護とは何であるのか？」というものだ。医療者は，病棟や外来，あるいは訪問看護の場で起こる暴力を，その場で何とかする必要があり，そのことばかりに目を奪われる。しかし，そもそも当事者が起こさなければならなかった暴力には精神医療そのもの，あるいは社会そのもの，そして人間存在そのもの，といったより根源的な問題を含んでいるのであり，暴力が起こっているその時だけに目を向けていては「守るべきもの」が何かすら暗中に消えていってしまう。この論考集はどこから読んでいただいてもかまわない。好きなところだけ読んでいただいてもかまわない。ケアに携わ

る人が徐々に境界を広げ，薄く世界に交わっていくような，そんなことを期待する
ものである。

　とはいえ，この論考集は研究の一環として行われている。この科研のテーマであっ
た包括的暴力防止プログラム，CVPPP の詳細については下里編著（2018）や下里
（2023）などをお読みいただきたいが，少しは触れておく必要があるだろう。この
プログラムは，誤解を恐れず（もしこの書籍がその誤解を解くことに少しでもかか
わることができるならこんな幸せなことはない）ごく簡単に説明するのであれば，精
神科医療の中で困る患者さんの暴力に対して何とかねじ伏せて安全を確保するため
の身体介入を訓練するトレーニングとしてみられがちなプログラムだ。だが，実は
「当事者の味方となり，援軍となりケアとして暴力を防いでいく」ことを理念とした，
ケアの技法を学ぶものであり，4 日間で認定される研修を基本としている。そして
さまざまな視点からこのプログラムを続ける中で，医療者が当事者に医療を受け入
れさせるのではなく，ともにあるべきだ，と考え，現在の「当事者とともに安心を
作るプログラム」をテーマとするに至っている。

　CVPPP は通称医療観察法の成立時に，英国のプログラムを模して作られた。暴
力を止める，だけではなく予防し，さらにはアフターケアまでも射程に入れた「包
括的」なパッケージになるように，とこの名前が付いた。今になってはこの名前に
ついても考えるところはある。何しろこの取り組みを 20 年以上続けてきて，そも
そも精神医療の当事者の「声」としての暴力は果たして暴力と呼ぶべきものか。仮
に呼ぶとしてケアがどのような役割でそれを防ぐのか？　こういった取り組みは善
であるのか？　あるいは医療がそれをすべきなのか？　続けるほどに霧は深まるよう
なのである。

　ともあれ，当事者の暴力という視点で見るならばこれまでは大きく分ければ 2 通
りのアプローチがあった。一つは対人援助職が受ける理不尽な暴力に対して声を上
げ，労働者を守るための方策を考えるものである。これにはいかに支援職が暴力を
受けているか，ということが研究の対象になり，それを守るための保安的要素，あ
るいは被害を受けた支援職への心理的ケアなどが模索される。もう一つは，当事者
の暴力を精神障害を持ったことに起因して，状況は複合的であるにしても当事者に
とっては「それをせざるを得ない状況」があってその状況はケアという文脈で何と
かすべきものである場合に，どのようにケアすることが必要かと考えるものである。

　CVPPP は本来後者のために作られたものであった。なので本書では具体的な警
察連携の方法であるとか，防具の利用法だとか，そういったことを記述することを
目的とはしていない。臨床現場の皆さんにとっては直接的で具体的な方法論が書か

れているものの方が望まれるのかもしれない。しかし，本来支援職が触れるべき世界を示そうとした結果がこの書だ。何か一本筋の通ったことを主張したいというわけではない。「暴力」という複雑で多義的であることに目を向け，医療の中にあるさまざまな暴力性とともに私たちがどう向き合うべきかを顧みる機会になれば，と思っている。防衛的手法としての具体的対応などは，医療事故防止のためのさまざまな書籍を参考にしていただきたい。

## 本書について

書物にタイトルをつけるのは実はかなり難しい。名だたる作家でも苦労するようでむしろ，ベテランの編集者さんの方が正鵠を射て尚且つエレガントな名前を考えてくれることが多い。本書ではタイトルを「暴力とケア」とした。例えば「暴力とケア」と「ケアと暴力」とこの2語を倒置するだけでもこの言葉の持つ広がりはかなり変わると思う。ケアと暴力というと，本書なら精神医療の現場で起こる暴力とケアのあり方の関係性について考えることになるように思うが，ケアと暴力だとさらにケアそのもののもつ暴力性やケア提供者の暴力さらには精神医療の始まる前にある暴力にまでも広がりがでるようにも思う。本書はできるだけ広い世界に目を向けることができるように，「暴力とケア」としたわけである。

## 文体について

実は，本書の文体を「だ・である」にするか，「です・ます」にするかは悩ましいところであった。平尾昌弘の『日本語からの哲学』（晶文社, 2022）によれば，「です・ます」は著者という一人称とあなたという二人称の関係を表すのに対し，「だ・である」は著者である私という一人称と三人称の関係を表すのだという。ほとんどの学術論文は「だ・である」で書かれている。しかし，平尾は「です・ます」とケアについて，「だ・である」が正義の倫理に対応するのに対し，「です・ます」がケアの倫理に対応する。そして「一場の思いつき」としながらもケアとの関係の中で言えば，医療や介護というケアの文脈での「です・ます」は対二人称でもより多くの人に対する関係を示す，としている（平尾昌弘『日本語からの哲学』pp.68-72, 晶文社, 2022）。ケアという文脈では，「です・ます」，しかし三人称に向けた記述なら「だ・である」となる。また，単純に物語性が強ければ「です・ます」，論証性が高ければ「だ・である」とも言えそうだ。悩んだ末，原則「だ・である」でお

願いした。しかし結局その趣意から「です・ます」で記述する方が適切と思われ，そう書いていただいたものもあった。最初から自由にしておけばよかった，と今となってはほぞを噛む思いなのだが，後になって悔やむことは多いものである。

# 各章について

本論考集は「Ⅰ．暴力と哲学〈暴力とケアその思想〉」，「Ⅱ．当事者としての精神医療における暴力」，「Ⅲ．医療福祉における暴力の周辺」「Ⅳ．精神科における看護ケアと暴力」という四部構成となっている。

第一部では，主に哲学分野から論じていただいた。これはこの論考集の最大の特徴である。これまで特にケアは心理療法的なアプローチを援用することが多かった。それはほとんどの場合「治療する」視点から記述されるものであった。しかし，もともと「ケア」と「暴力」は共に，哲学の重要な主題であったため，精神科医療とケアが哲学の分野に接近することは至極自然なことだったようにも思う。

飯野勝己さんは，ご著書の『暴力をめぐる哲学』を通じて知ることになった。もともと精神科における暴力の背景にあるものを考えた時，目の前で起こっているこの事象は果たして暴力と呼ぶのか，ということについていつも思い悩んでいた。そんなことを考えているうちに，実はもう一つの見方があることに気が付いた。それは「当事者の行為としての暴力」だけを問題にすること自体に無理があるのではないか，ということだ。そんなときに出会った「暴力をめぐる哲学」は暴力の多層性と複雑性について重要なヒントになったのと同時に，哲学的な思考が必要だったのだということを改めて考える機会となったのだった。暴力が単純に暴力と呼ぶものとして語られるのではなく「場所」の安心を脅かすもの，として語られることで，われわれは暴力を「当事者が起こすもの」という論点を変えるべきなのかもしれない，と考えたのである。

実際に（Zoomでだが）お会いした飯野さんは哲学者＋元業界人（飯野さんは平凡社で編集長をされていたそうだ）というダンディぶりで，同年代といえどもこうも風体が変わるものかとわが身を嘆いたところだが，それにも増しておどろいたのは，飯野さんがオースティンの「言語と行為」の翻訳者だったことだ。

かねてから私は「医療的コミュニケーション」とか「相手の心をつかむ，引き出すコミュニケーション」のような道具的・操作的コミュニケーションに疑問を持っていた。医療に迎合させるためのテクニックのような気がしたからだ。われわれがプログラムを開始したとき，向谷地生良さんが「どうして食べないの？」という声

かけが，指導や教育になり，結果暴力が起こることを指摘してくれた。こういった
やり取りは看護では数限りない。言語に付随する行為が時に暴力的な色彩を帯びる。
言語行為論は私にとってのコミュニケーション論の礎に思えたのだった。

　そこでコミュニケーションを考えていた時に，もう一つの記事と出会った。それ
が三木那由他さんの「"フラットな対話"と称するコミュニケーションに隠された
"暴力"を考える」というものだった。弱者に声を出すことを禁止してしまう発話
内サイレンシングは心理学的な拘束の一種ともとれるし，権力者の都合の良い意味
に文脈を変える意味の占有とととともに医療者が見つめるべきコミュニケーションの
姿だと思った。そこで三木さんの『話し手の意味の心理性と公共性』を読んでみた
のだが，ここでもまた重要な概念に出会った。それはコミュニケーションは話し手
が何を意図したか，ということではなく，話し手と聞き手の間にできる共同的コミッ
トメント（三木さんは約束と表現することがある）を基盤にするという，共同性基
盤意味論である。看護師が何を伝えたいか，伝えたいことを患者がどう理解したか，
に意味が置かれがちなコミュニケーションではなく，当事者と支援者にどのような
共通の文脈ができるか，を共同行為論と共に記したこの理論は，暴力を考える上で
の核心的な理論であるように感じた。

　そんな中，三木さんが出席されていた哲学の研究会で「非人間化」についての発
表をしていたのが八重樫徹さんだった。非人間化は虐待と大きくつながっていて，
人間的行為者とみなすかどうか，の分岐点と，道徳的価値の分岐点は臨床でもつな
がることでもある。虐待という暴力の発動の契機について聞いてみたくなり，ご執
筆をお願いした。

　屋良朝彦さんは長野県の南部で「ピア南信しあわせの種」で活動をされていて，
出会うことができた。地域とのつながりというと医療者と当事者となりがちなのだ
が，哲学者がいることで地域とのつながりが一味変わったものになっているという
姿を見ることができた。このことは私たちが医療の外とのかかわり，ということの
重要性を示してくれたのだった。

　第二部では当事者の皆さんからみた暴力について語っていただいた。

　高橋泰宏さんは，ピア活動をされている。屋良朝彦さんと共に，ピア活動だけで
なく学会発表などの報告をされているということで，今回屋良さんからのご助言も
あり，執筆陣に加わっていただくこととなった。ピアサポートの「非暴力性」とい
う視点から暴力をとらえることを，ピアの側から書いていただいた。

　増川ねてるさんは，元気回復行動プラン（WRAP®）のアドバンスファシリテー

ターとして，すでに日本の WRAP® の活動をけん引していることからご存じの方も多いだろう。この本とのもっとも重要な接点は，ねてるさんが CVPPP のトレーナー養成研修会（4日間のコース）を，当事者としては初めて受講して下さった方だということだ。ねてるさんの思いは，「当事者のクライシスでの暴力的な状況は，正しく止めてほしい」というものであった。リカバリーをキーワードにして語ってもらうことで，当事者の暴力を止めるものはなにか，について考えることができたのである。

　山田悠平さんは精神障害当事者会ポルケの代表理事として幅広く活躍されていて，テレビなどでもお見かけし雲上の人であったわけだが，なんと，とある学術集会でご縁をいただくことができた。一貫して，精神科医療の中で，当事者の権利擁護活動をされている。われわれにとって本当にありがたかったのは，そんな山田さんが「包括的暴力防止プログラム」という，ともすれば権利を侵害している，と批判されかねない活動に拒絶して対立するのではなく，関わり続けてくださっていることであった。そんな山田さんの一言一言はわれわれにとってはすぐに医療化しそうな自分から「俯瞰する」視点を与えてくれるのである。

　渡邊洋次郎さんは著書『下手くそやけどなんとか生きてるねん。』をきっかけに知り合い，その後2年にわたり日本こころの安全とケア学会学術集会に登壇していただいた。現在では本当に忙しく全国を飛び回る活動をされているが今回は入院生活にまつわる暴力についてその体験を書いていただいた。

　この章の締めくくりに，葛木里依さん（仮名）に，精神疾患をもつお母さんを持つ家族の立場からの体験について語ってもらった。この本の執筆を依頼した2023年の春，お母さんの個人情報を守るためにも仮名での執筆ならと了承していただいた。そしてこの仮名は，葛木さんの好物である「葛切り」から編者が名付けたのだが，「『葛切り』から『くずきりい（葛木里依）』なんて，そんなふざけた名前で大丈夫なのだろうかとも思ったのですが，自分ではなくて好きなものの名前で書くなら，これまでの辛い体験を書くことがそんなに辛くないかもしれないと思って」と了承していただいた。しかし2023年の夏が始まろうとしていたころ，突然，葛木さんのお母さんは自ら命を絶ってしまった。それで葛木さんは原稿を書くことに苦労されたが，金剛出版の中村奈々さんのお力添えもあり，「母の死で背負ったものは何か，託されたものは何か」と再考して書き上げてくださった。葛木さんのお母さんの命は，さまざまな支援者も救うことができなかった。私たちは支援の現場で「救えない命がある」ことを自覚している。しかし，当事者の家族にとっては救えなかった一人でよいわけがない。そんな思いの中で，今回寄せていただいた原稿は大切なお

母さんとのストーリーになっている。

　第三部は「医療福祉における暴力の周辺」と名付けた。

　ここでは暴力という問題を精神科医療のケアの現場から，そしてまた，その周辺領域にあるさまざまな論考を集めた。

　杏林大学の長谷川利夫さんは精神科医療での身体拘束問題について，一貫してその問題点を追及していることから，2018年，編者が代表を務める日本こころの安全とケア学会の第1回学術集会にお招きして，身体拘束にまつわる問題点について話してもらってからのご縁である。

　高木俊介さんのお名前は精神医療にかかわっていれば，知っている人は多いと思う。いつも著書は拝読させていただいていた。かねてからCVPPPは人に批判されるべきもの，と思っていた筆者は何を思い立ったのか，医療観察法には真っ向から反対だった高木さんに何とか講演をしてもらうべく，震えながらメールを送ったのだった。ご快諾いただいた時の興奮はいまだに記憶にある。第2回の日本こころの安全とケア学会では迫力のある講演をしていただいた。

　そんな高木さんの盟友が横田泉さんである。ご著書の『精神医療のゆらぎとひらめき』は精神科病棟での正しさの暴力を鮮明にし，強制医療の中にあって，誠実さをその基盤に据えるコミュニケーションこそが，精神科医療のケアにおいて必要な知識と教えていただいた気がした。今回は，2023年明るみに出た虐待事件をもとにご論考いただいた。

　斎藤環さんは第5回の学術集会でご講演をいただいた。筆者としては，『承認をめぐる病』や『コロナ・アンビバレンスの憂鬱』に傾倒したものだが，今回は暴力，といってもひきこもりビジネスという側面について書いていただいた。ひきこもりビジネスで入院となった人に無理やり医療をするのであればそれこそ医療がトラウマとなりかねないのであり，これもまた看護が放っておいてはいけない問題だろう。

　そして，障害者運動の立場からは高橋慎一さんに執筆していただくことにした。高橋さんの書かれた論文を読んで，介護と暴力のつながりを，それでも障害者運動に身を置く一人として誠実に向き合う姿勢は，これまた必須のものと思えたのだ。

　最後にわれわれの主題でもある暴力と看護ということについて，第四部を「精神科における看護ケアと暴力」とした。

　ここで，この本を作成している途中でもう一人，大切な心ある方が亡くなったことを記しておく。それが木田塔子さんである。木田さんはご自身が当事者でありな

がら看護師としても働く立場から論考いただいたのだが，実は X（旧 twitter）上でCVPPPのことをつぶやいてくださったご縁で依頼する運びとなったのだった。それは HP 上に掲載されていた CVPPP の光景と称する，いかにも制圧術のような画像に対する批判的なつぶやきであったのだが，至極もっともな主張であり，編者が最も悩んでいるところでもあったからだ。今回極めて重要なトラウマインフォームドという視点から論考をしていただいた。それは他のどの看護師が語るよりも芯のある内容だった。そこで木田さんは精神看護学に新しい道を拓く人に違いない，と感じ，来年には信州大学でこの論考をもとに講義もお願いしていた矢先のことだった。ご主人に訃報をいただいてから，筆者はずっと言葉にならない思いを抱えている。

　今となっては，これが遺稿となる。この本が少しでも精神看護の未来につながるなら，木田さんは喜んでくれるのではないかと思う。

　そして，木下が看護教育という視点から書かせていただき，最後に下里が暴力とケアについてを書いた。いずれも暴力という視点から見えてきたこれまでのケア，あるいは看護教育の前提を疑うべき道筋を示したつもりである。

　暴力の問題はこれからも精神科看護の重要な関心事の一つであることは変わりがないだろう。2023 年に発覚した滝山病院事件のような虐待問題もその一つだ。だがそのような大きな問題と共に，日常のケアの中にある，「場所の安心」が壊れないように私たちが暴力を考え続けること，はケアそのものといえるものだ。だから今，"暴力とケア" についてをまとめたこの論考集が多くの人の手に取ってもらえることを願っている。

# 謝　　辞

　この書を作りたいと思った時に最初に相談をさせていただいたのが金剛出版の中村奈々さんだった。中村さんと出会ったのは一般社団法人日本こころの安全とケア学会が誕生した記念すべき第 1 回学術集会の会場だった。場所は東京都立松沢病院で，お声掛けいただき名刺を交換させていただいたのだった。その時には，かの金剛出版，いずれ何か出来たらいいなあと思っていたけれどまさか本当に本を出せることになるとは予想もしなかった。今回この企画にすぐに賛同していただき，何度も相談に乗っていただいた。これだけでも暴力の問題に関わり続けてよかったと思っているくらいだ。本当に感謝しかない。

2024 年 7 月　下里誠二

# 目　　次

序　　文 ……………………………………………………………………… 3

## Ⅰ　暴力と哲学〈暴力とケアその思想〉

1　暴力概念と正当化 ………………………………………… 飯野勝己　15

2　言語と行為の暴力論 ……………………………………… 飯野勝己　29

3　コミュニケーションと意味の占有 ………………………… 三木那由他　43

4　共感と非人間化 ……………………………………………… 八重樫　徹　59

5　精神障碍者のピアサポート活動における多声性と祝祭性，そしてミメーシス
　　コミュニティの再生のために ……………………………… 屋良朝彦　75

## Ⅱ　当事者としての精神医療における暴力

1　精神障碍当事者からみたピアサポートの有効性及びその哲学的意義
　　非暴力の側面に焦点を当てて ……………………………… 高橋泰宏　91

2　当事者のリカバリーと暴力 ……………………………… 増川ねてる　107

3　"ゴム印の最下行の１行の欄"でさえ軽んじられる
　　精神科医療の状況を変えるためには ……………………… 山田悠平　121

4　閉鎖病棟における自由と暴力 …………………………… 渡邊洋次郎　137

5　４人の母と，わたしと，精神科医療 …………………………… 葛木里依　141

## Ⅲ　医療福祉における暴力の周辺

1　身体拘束と「暴力」 ‥‥‥‥‥‥‥‥‥‥‥‥‥‥‥‥‥‥‥‥ 長谷川利夫　157

2　対人支援者の暴力，対人支援者の傷つき
　　対人支援者の置かれた構造と孤立 ‥‥‥‥‥‥‥‥‥‥‥‥ 高木俊介　173

3　滝山病院事件から精神科病院での暴力を考える ‥‥‥‥‥‥ 横田　泉　185

4　自立支援ビジネスにおける暴力の構造的背景 ‥‥‥‥‥‥‥ 斎藤　環　197

5　〈痛み〉の社会モデル
　　障害者運動における重度訪問介護の経験から ‥‥‥‥‥‥‥ 高橋慎一　211

## Ⅳ　精神科における看護ケアと暴力

1　トラウマがもたらす暴力性に配慮したケア ‥‥‥‥‥‥‥‥ 木田塔子　229

2　精神看護学教育の場で権力によってもたらされる暴力現象について
　　‥‥‥‥‥‥‥‥‥‥‥‥‥‥‥‥‥‥‥‥‥‥‥‥‥‥‥‥ 木下愛未　243

3　精神看護と暴力とケア ‥‥‥‥‥‥‥‥‥‥‥‥‥‥‥‥‥ 下里誠二　255


あとがき ‥‥‥‥‥‥‥‥‥‥‥‥‥‥‥‥‥‥‥‥‥‥‥‥‥‥‥‥‥‥‥273

# I　暴力と哲学〈暴力とケアその思想〉

### 1

# 暴力概念と正当化

飯野勝己

## I　暴力概念について

　もちろん私たちは暴力という「概念を所持」[脚注1] している。なんといっても私たちは「暴力」という語彙をすでに身に付け，それをさまざまな場面で現に使いこなしているのだし，だからそれら使用場面では，すくなくともその都度なんらかの理解が伴っているのだろうから。しかし，さまざまな語の使用がそれぞれに指示したり事例化しているとされる諸概念——とりわけ哲学の伝統的な主題であり続けている「存在」「真理」「知識」「善美」等々の高抽象度の概念——と似て，私たちの大多数は，自分が理解しているものを過不足なく説明することなどできない。せいぜい，「暴力とは，人を殴ったり暴言を浴びせたりすることだ」などと例を並べるのが関の山である。この種の応答は，徳とは何かと問われて「国家公共のことを立派におこなうこと」や「家計を維持し家をよく治めること」だと即座に答え，いやそうじゃない，「それそのものをわたしに答として言ってほしいのさ」とソクラテスに言われてしまうメノンのそれと同様（プラトン，2012, pp.28-30. 強調は原文），哲学者たちの多くが満足してくれるような答えではない——「いやそうじゃない，暴力はそのものとして何か，つまり暴力の定義を示してほしいのさ」。

　しかし私はかねてから，そして最近はますます，哲学におけるこうした定義要求

---

（脚注1）どうしてこんな不格好なカギカッコを付けるのか？　また，付けるにしてもなぜ「「暴力」という概念を所持」や「「暴力という概念」を所持」のようにしないのか？　この件については本文ですぐに言及する。

16 I 暴力と哲学〈暴力とケアその思想〉

の多くは，不毛な無理筋ではないかと感じている。この点を本気で展開すると，本
書および本章の主題からの大幅な脱線になってしまうので，ごくシンプルにとどめ
るが，要は「いろいろと例示できること」で「概念を所持」するのに必要なことは
ほぼ尽くされているのでは，と思うからだ。いろいろと例示できるということは，
その都度の理解を伴いつつさまざまな場面でその語を使用できるということであ
る。「その都度の理解」の群れには何らかのぼんやりとした共通理解が底通するの
かもしれないが，それよりも実際に大事なのは，他者とともにその語のさまざまな
使用に立ち会ってきた，というコミュニケーション上の来歴だろう。そうして習慣
づけられ獲得した語の使用能力から離れて，その語が指し示すとされる概念なるも
のの定義的な明示を迫られる場面になど——定義を求めてやまない哲学的議論の場
を除き（脚注2）——現実のコミュニケーションではまず遭遇することはない。

　一つの元凶はたぶん，「概念」という言葉——あるいは，概念という概念——に
ある。この語はさまざまな言葉と融通無碍に結びつき，「〇〇という概念」や「〇〇
概念」という表現を形成する。そしていったんそう言挙げされたなら，〇〇なるも
のが世界の一定の領域を確かに占めるものであるかのように見えてきてしまう。そ
してその領域は，一つの概念語で指し示されるからには，ランダムに飛び飛びだっ
たり場合により浮動するようなものではなく，言葉を凝らせば明示的な定義によっ
て一義的に囲い込めるはずの，ひとまとまりの領域であるにちがいない，とも。

　確かに，そのような概念もたくさんあるだろう。猫の概念は進化系統や遺伝子に

────────────────────────
（脚注2）プラトン以来2000年以上の時を経て，いまも哲学的議論のすくなくとも一部をがっちり占め
ているのは，「概念定義の追究」という営みである。「今のところわたしたちは〈完全な同意が得られな
いのは，定義を探求するという哲学的試みにおいて，そう珍しいことではない〉と言うことができる」（ス
テッカー，2013，p.186．強調は引用者）。とりわけ現代分析哲学の領域では，以下のような議論が数多
くの哲学論文によって組み上げられる様子がみられる。すなわち，「xが成立するのは〇〇のとき，
かつそのときに限る」とする定義がまず提示される（xには「真理」「知識」「美」等々の哲学上重要と
される語が入る）。次いでその定義に対し，さまざまな「反例」——〇〇を満たしているのにxとは思え
ない事例や，〇〇を満たしていないのにxと思えてしまう事例——が突きつけられる。それに応じて追
加条項や改定が考案され，より緻密かつ複雑化した定義が再提示される。しかしそれでも哲学者たちは
満足してくれず，またまた反例が示され，さらなる定義が再々提示される……。繰り返されるこのプロ
セスではもちろん，論者たちによる定義再提示のたびにさまざまな方向への枝分かれが生じていくから，
結果，複雑で込み入った定義案の群れが，そのどれかに収斂することなどおよそ見込めない様相で，増
殖していくなりゆきとなる。「これ〔定義の不一致〕はあらゆる哲学的営みに当てはまる，ひとつの規範
でもある。もし完全な同意が得られないことに落胆するのであれば，その場合，哲学そのものに落胆せ
ねばならない」（ibid.〔　〕内は引用者）と述べるステッカーは，そうしたありようこそが哲学の醍醐味
であると言わんばかりである。しかし私は，一定の共感を持ちつつも（なぜなら哲学史そのものが全体
としてそうしたプロセスだと思えなくもないから），そこには同時に，哲学者のある種屈折したナルシシ
ズムも見てとれるようにも思う。

言及する生物学的定義により，ホームランの概念は野球のルールを引証する規約的定義により，まずは一義的に規定できるにちがいない。しかし，だからといってすべての概念がそういうものだと最初から自明視するいわれもない。確定的な領域を一義的に囲い込む「概念」なるものがまず成立していて，私たち個々がそれを獲得して所持するのではなく，「概念を所持する」という分離できない一体の事態あるいは能力——それは結局上記のように，その語を用いてさまざまなコミュニケーション行為を行えるという能力——としてあるほかなく，だから一義的定義など不可能かつ不要である，そういう種類の概念もありうるのではないか？　私の印象としては，「存在」「真理」「知識」のような哲学で重大視されてきた概念であればあるほど，その種のものである疑いが濃い。2000年以上にわたる言い争いを経ていまなお紛糾が続き，何かしらの一義的定義に収斂する気配などまるでない哲学の現状と，それらの言葉をいつのまにか会得して，さまざまな場面で特に問題もなく使いこなしている私たちのコミュニケーション能力のギャップを眺めやるとき，つい思わずにはいられない。哲学はずっと，「真理」や「知識」という概念を，「猫」や「ホームラン」といった概念と同種のものだという思い込みから，幻の問題を追い続けてきたのではなかろうか，と<sup>(脚注3)</sup>。

　「暴力」もそうした哲学的概念に近いものではないか，というのが私の意見である。それを端的に示してくれるように思える「暴力定義」の試みを引いてみよう。

　　暴力とは人物もしくは動物に対する物理的攻撃，あるいは強硬な物理的虐待もしくは物理的闘争である。あるいは，人物もしくは動物に対する，高度に強硬な心理的虐待，あるいは鋭く過酷な心理的攻撃である。そしてあるいは，所有物もしくは潜在的な所有物に対する高度に強硬な，あるいは扇動的な，あるいは悪意に満ちた強硬な破壊や損傷である。（Audi，1971，pp.59-60）<sup>(脚注4)</sup>

　たくさんの「あるいは」や「もしくは」（原文ではいずれも同語の「or」）で連結

---

（脚注3）ウィトゲンシュタインやオースティンの影響もあって，私はこのようなことを長年ぼんやりと考えてきたのだが，最近 Baz（2012）の翻訳経験を通して，より強い思いを抱くようになった。「哲学の伝統的主題になってきた概念は，たんにこうした勘違いを引き起こしやすい語であったにすぎない」とまで言い切る勇気は，まだ持ててはいないのだが。

（脚注4）これは過去の拙論の中で私が複数回引用してきた暴力定義である（飯野，2017，p.213 や飯野，2019，p.222）。もしもそれらを読まれた方がいたら，「またか」と思われるかもしれない。しかし今回の論脈にこれ以上ふさわしい暴力定義の試みには，それらを書いて以降も出会えていないため，ここであえての再々登場となる次第である。

されたロバート・オーディによるこの「定義」をごく素直に眺めるなら，意図する
ところとしては哲学が伝統的に目指してきた一義的定義への到達を希求しつつ，し
かし実際行うところとしては概念使用の多様な実例を羅列するばかりになってしま
うという，ある種股裂き的な苦境が見てとれる。だからこの定義は無益で無理筋だ，
と批判するわけではない。暴力概念のありようをそのまま率直に体現している点に
おいて，むしろ独自の価値を持っているように思うのである。

　まず形式的にみればこれは，「または (or)」——形式論理の標準記号でいえば「∨」
——で複数の命題が連結された，選言的定義の形になっている。ホームランを「ス
タンドインホームランまたはランニングホームランである」と定義するようなもの
だ。まずは大きく①物理的なもの，②心理的なもの，③物品的なもの，の三つが「or」
で連結され，そのそれぞれがまたいくつもの「or」によって構築されている。結果，
真理関数的にみるならば，これら選言肢のいずれかが真になるならこの定義文全体
も真となり，よって当該事象は暴力である，ということになるわけだ。

　しかしこれを，「暴力という確定的領域を過不足なく囲い込む一義的定義」として
受け取ることができるかというと，かなり無理筋ではないか。まず第一に，選言
的定義は論理的にはなんら瑕疵はないものの，それを構成する選言肢が多くなれば
なるほど，「被定義概念を一義的に言い当てた定義」とは思えなくなっていく。論
理的には選言肢の「回数制限」などないから，これはあるいは AI ならざる私たち
の生身の思考が持つ認知的限界——枚挙的認知において，すぐに上限に達してしま
うという限界——なのかもしれない。猫を定義するのに「ネコゾウもしくはトラー
もしくはガラゴもしくは……」とすべての猫個体を選言で連結し，生物種猫の領域
を過不足なく囲い込めたとしても，私たちはそれを猫の一義的な定義だとは思わな
いだろう。それと似て，この「or」にあふれた暴力定義は，暴力が「そのものとし
て何か」を言い当てているものとは受け取りがたい。それはむしろ，私たち誰もが
発する「人を殴ったり暴言を浴びせたりすることだ」というメノン的例示を緻密化
した先にあるもののように思える<sup>（脚注5）</sup>。

　また第二に，いくら選言肢を次々と接着していったとしても，「これをもって完結」
などという確信などどうすれば持てるというのか。物理的あるいは心理的あるいは

---

（脚注5）実際，この暴力定義を導き出すオーディの議論は，まさに「浮上するさまざまな事例を選言肢
として組み入れていく」という積み上げ方式のものである。すなわちまずシンプルな暴力定義——「暴
力とは，なんらかの人物に物理的危害を加えることである」（Audi, 1971, p.53）——をたたき台的に提
示し，それではカバーされない事例——必ずしも危害があるわけではないとか，物理的なもの以外に心
理的な危害もあるとか——を次々に思い浮かべては選言肢として付け加えていく，というやり方である。

物品的，といえば一見網羅的にみえるかもしれないが，例えばヨハン・ガルトゥングがとなえて有名になった「構造的暴力」（Galtung, 1969）——不公正な貿易慣行などにおいて現出する，社会構造そのものとしての暴力——や，近年注目されている「マイクロアグレッション」（スー，2020）——ステレオタイプ的な定型発話等に無意識のうちに埋め込まれた微細な暴力——などのいっそう多様な暴力を，そこに無理なく位置づけることができるのか。私はむしろ，焦点化される文脈が時代とともに変遷するのに応じて，それまで意識に上らなかった暴力が改めて名指されたり，新たに創造されたり，それらに合わせて暴力の領域が再編成されたりするような動きが，たえまなく起こっていると考えるほうがよいと思う。

　オーディによる暴力定義はだから，暴力の確定的領域を一義的に囲い込むことに失敗しているのではない。そうではなく，そもそも明確に囲い込めるような確定的な領域などないことをはからずも示している，価値ある試みなのである。暴力概念はこのように，不定形で流動的なものだと考えるべきだ。もっといえば暴力とは，「暴力」やその同族の言葉（脚注6）が発せられるたびに，その個別特定の状況でその都度のコミュニケーション的役割を遂行することを本務とする言葉なのだ。「あ，それ知ってる」によって遂行される知識概念の役割や，「それならそこにあるよ」によって遂行される存在概念の役割と同じように。

　ではそのコミュニケーション的役割とはどのようなものか。さしあたり典型例だけ挙げるなら，まずは「非難」「糾弾」「抗議」といったタイプの言語行為とかなり強く結びついていることがあるだろう。「それは指導ではなく暴力だ」といった発話は，「それはコンニャクではなく葛餅だ」のような発話とは異なり，純粋な事実言明として聞くことがひじょうに難しい。そこにはほとんどつねに，非難等のより特化した発語内の力が織り込まれてしまう。「ハラスメントだ」「ヘイトだ」「フェイクだ」といった同族の言葉に範囲を広げてみても，これは共通するだろう（脚注7）。実は私はこの延長線上に，暴力概念がかえって「正当化」等と親密に結びついてしまうジレンマを見出すのだが，その件は第二節に回し，ここでは「その都度の個別具体的なコミュニケーション的役割」と並ぶ暴力概念の特徴として，「裾野の曖昧性」

---

（脚注6）「暴力」の同族に数え入れられる語は，とりわけ近年さまざまに増殖しているように思われる。前述の「アグレッション（攻撃）」もそうだし，「いじめ」「ハラスメント」「ヘイト」「フェイク」なども同様だ。これらの語彙は互いに絡まり合い，すぐに述べるような「暴力的なるもの」の屹立した頂きや，うっすらと広がる裾野を形成しているだろう。

（脚注7）ただし「フェイク」については，ドナルド・トランプによる濫用のせいで，「自分自身フェイクな人が，気にいらない報道等に悪態をつく言葉」という妙なニュアンスをまとってしまっているが。

を指摘しておきたいと思う。

　その都度の創造性や即興性といったありようにおいて，ともあれ暴力とその同族の言葉はその適用領域をさまざまに形成していくわけだが，しかしそれはけっして輪郭のはっきりしたものではなく，曖昧な裾野を広く形成するようなものである。考えてみれば私たちは，強い響きを持つ「暴力」という語を剥き出しで使う代わりに，「暴力的に感じられる」とか「ある種ハラスメント的な」といったぼかした言い回しを使うことも多い。つまり暴力概念は——その他多くの概念と同様に——白黒二値的なものではなく，程度や度合い，あるいは濃度といったあり方をなしつつ，曖昧な境界領域を形成するように思われるのである。もちろん殺人，暴行，拷問，虐待，監禁，戦争，テロなど，濃度100パーセントの暴力事象はたくさんある。しかしそれらが形成する頂きの周縁には，さまざまな濃度で暴力性をはらむ事象が広くなだらかな裾野を形成している。どこからが山なのかが一義的に確定しがたいのと同様に，どこからが文字通りの暴力なのを確定するのも難しい。

　ところで，その「暴力濃度」を測る尺度はあるのか。以前私は，行為や出来事のうちに暴力性を見るときに私たちがしばしば読み取っている「いくつかの概念の層」なるものを提案したことがある（飯野，2019，pp.224-231）。ここではそれを少し改変して，「行為や出来事の暴力性の度合いを測るさいのいくつかの尺度」として再提示してみたい。

　それは，①危害性，②意図性Ⅰ（行為そのものの意図性），③意図性Ⅱ（危害への意図性），④非免責性——の4つである。それぞれの名称からしてくわしい説明は必要ないと思うが，要は危害が大きければ大きいほど，行為の意図性が高ければ高いほど，危害への意図が明確であればあるほど，そして免責される事情が希薄であればあるほど，その行為や出来事の暴力性は増す，ということである。それぞれは何かが暴力であるための定義的な必要十分条件ではないし，必要条件ですらない。なぜなら危害を欠いた暴力はありうるように思われるし（例えば，空振りしたパンチ），危害への意図はもちろんのこと（過失傷害など），そもそも意図概念を適用しにくい暴力もある（例えば，前出の構造的暴力）。免責性についてもさまざま考えられるが（強制のもとでの行為など），より制度的に免責されているものとして，軍事力や警察力を挙げることもできるだろう。これらすべて欠いた暴力がありうるのかどうかわからないが，しかしそれぞれが不可欠ではないのは確かである。そして，いずれも白黒二値的なものではなく，多様な度合いを持つこともまた確かだ。これらによって構成される暴力性の濃淡の度合いが，ときに暴力の屹立した頂きを構成し，ときにうっすらと広がる裾野を形成するのである。

以上，論証というよりコンパクトなヴィジョン提示にとどまるものではあるが，暴力概念——より正確には暴力「概念の所持」——のありようを描き出してみた。暴力概念は行為や出来事の集積がなす大地の確定的な領域を囲い込むものではなく，その都度のコミュニケーション行為において暴力事象をきわ立たせる流動的なものである。そして，そうした暴力事象群を集めれば，暴力性を濃淡さまざまにまとう裾野をそなえた山容が描き出されることになる。そんな流動的で曖昧なことでは，例えば法的規制をかけようという場合に困ってしまうではないか，と思われるかもしれない。確かに，それは大きな欠点である。しかし一方で，以前なら視野から外れていた暴力が新たに焦点化され，あるいは創造され，さまざまな名称を与えられて流通していく現代社会のありようをみるとき，こうした寄る辺ない暴力概念のとらえ方も一定のリアリティを持つのではないだろうか。

## Ⅱ　暴力と正当化，そして弁解

　私が視野に入れてきたのはおもに哲学者たちによる暴力論だから，ジャンルの性格による偏りもあるかもしれない。しかしともあれそれらを当たっていくと，やがて一つの傾向があることに気付く。「正当化（justification）」というテーマに焦点が当てられることが多い，という傾向である。

　前述のように，そもそも暴力概念には「倫理的に非難される」という悪の烙印が最初から押されている。しかしだからこそ，正当化という「救済措置」が必要とされるのである。なぜなら，なんとか救済すべきと感じられる暴力事象が，実際に多々あるからだ。その典型はなんといっても圧政に対する抵抗であり，その延長線上にある革命等々である。ということで，「暴力とその正当化」を主題とする論考の多くにおいて，そのような政治的文脈における「暴力の正当化」が検討される次第となる（例えば Audi, 1971；Nielsen, 1981；Reitan, 2002 など）。

　また，そのようにして「正当化された暴力」という概念が獲得されたなら，続けて「正当化があまりに自明なため，暴力として意識されなくなっている——もしくは，意識してはいけなくなっている——暴力」も浮上してくる。前節で一瞥した軍隊や警察は「正当化された暴力手段を独占・管理する機関」として位置づけることができるし，広くいえば法を措定して維持し，そのもとで人びとにあれこれを課し，場合によっては刑罰を執行する国家というものも，「正当化された暴力機関」とみることができる。「暴力の正当化」という主題はこのように，国家論的な方向にも接続されうるのである（古典的なものとして，ウェーバー，2018）。

その他，それがもたらす益（健康や娯楽）が害を上回るものとして，侵襲的な医療（手術など）や格闘的な競技（ボクシングやラグビー）が功利主義的に正当化される[脚注8]など，暴力の正当化論にはいろいろな切り口があるようだ。しかし総体として主軸を占めるのは，政治的・国家論的な観点のもと，暴力正当化の是非や正当化された暴力のありようを検討する，スケール観のある議論である。それらはもちろん興味深いものだし，また必要な議論でもあるだろう。しかしここではむしろ，より日常的で，私たちのコミュニケーションに密着し，しかしそのぶんより見えにくくもなっている，暴力の正当化の機制に焦点を合わせてみたい。

シンプルな具体例で考えてみる。大学教員による学生へのアカデミック・ハラスメントや，競技指導者による選手へのスポーツ・ハラスメントを想定しよう。こうした事例の報道で私たちはしばしば，次のような加害者の応答を目にする。

**「私のつもりとしては，あくまでも指導であった。少し熱が入りすぎたかもしれないが」**

全面的ではないにせよ，部分的な正当化と受け取れる応答である。「少し熱が……」の部分で自身の有責性を一部認めつつも，「つもり」における暴力性は否定しているからだ。前節終盤で提案した暴力尺度でいうなら，③意図性Ⅱ（危害への意図性）を否定し，そのことをもって行為の暴力性をいくぶんかでも薄めようとする，部分的な正当化である。

一方，次のような応答がなされることも想定できる。

**「考えてみれば，自己の権威への固執があったかもしれない」**

こちらは正当化の様相はだいぶ薄まる。主観的な「つもり」から離れて客観的な視点で自分を見つめ直す，「反省」のニュアンスが強い応答である。ただし一方で，その「固執」が自身にも隠された要因であったことを匂わせる点で，有責性をいくぶんかでも差し引こうとする構えも感じられる。

Ｊ．Ｌ．オースティンは，論文「弁解のための抗弁」（Austin, 1956）[脚注9]で，私たちが自らの行為を非難されたときに行う自己弁護的な応答を，大きく二つに分類している。一つはその行為を行った理由を与えることによる「正当化」で，自分

---

（脚注8）功利主義は，暴力を正当化する場合のおそらくもっともわかりやすい方略だろう。例えば圧政への抵抗も，それによってもたらされる益（あるいは除去される害）の総量が圧政による害の総量を上回ることをもって正当化される。Starr（2006）での原理的な考察では，暴力を正当化しうる道徳理論の候補として自然法倫理，徳倫理，義務論，功利主義が順に検討され，けっきょくあるヴァージョンの功利主義のみが見込みのある理論として残るとされている。

（脚注9）邦訳タイトルは「弁解の弁」。

は確かにその行為を行ったものの，しかし理由に照らせば悪くない，とする方向である。もう一つはたしかにその行為は悪いものであったと認めつつも，しかし自分がその行為を行ったとは無条件には言い切れない，とする「弁解（excuse）」である。例えばその行為は誰かの影響下にあったり，意図しないものだったり，別の行為に付随した生じた副次的なものだったり，といった具合に。オースティンはこの対比を包括して述べる。

　　　……一方の弁護において私たちは，行為の責任は受け入れるが，その行為が悪いことを否定する。そしてもう一方の弁護においては，それが悪いことは認めるが，責任を部分的，もしくは全面的に受け入れないのである。(ibid., p.176)

　これはほぼそのまま，私たちの事例と重ね合わせることができる区別である。すなわち，「あくまで指導であった」のほうは，その行為はまさに自分が行ったことだと認めつつ（つまりその面での行為責任は受け入れつつ），しかし理由に照らせばその限りにおいて自分は悪くないとする。一方「権威への固執があったかもしれない」のほうは，悪い行為であることは認めつつ，しかし自己にとってはある意味外的な無意識の固執を引き合いに出すことで，責任をすくなくとも部分的に否定する（もっと露骨に外部的な要因——例えば「脅されてやったことだ」——を引き合いに出すなら，責任の棄却範囲はより広がりうるだろう）。オースティン本人は後者の弁解により積極的な興味をいだき，その探究が開くであろう行為論の展望——「意志による／意志によらない」や「自発的／非自発的」といった二値的な枠組みを溶解させ，より精妙な行為像につながりうる展望——を示したのだった。

　ここではオースティンの区別を踏襲しつつ，正当化の原理である「理由」に対して弁解の原理として「原因」を立てたうえで，それらと暴力概念の絡み合いを整理してみたい。哲学的行為論では理由や原因の概念をめぐって込み入った議論が繰り広げられているし——例えば，「行為の理由は行為の原因か否か」をめぐって熱い議論が繰り広げられてきた——，また日常のコミュニケーションで両概念は，区別されるかと思うと大幅に重なり合いもして——「葛餅がコンニャクと見間違えられる原因」と言ってもいいし，「見間違えられる理由」と言ってもいい——かなり融通無限な使われ方がされている。しかしここでは日常において区別される場合の両概念の使われ方に軸足を置き，考えてみる。

　理由と原因の日常的な区別とは，どういうものか。まず理由は何より，「最終的には行為者当人による説明を受け入れるかどうかによって定まる，主観的な行為の

起点」と特徴づけることができるだろう。つまり理由とは行為者当人がそれへの特権的なアクセスを最終的には独占するものであり、哲学でおなじみの言葉でいえば「観察によらない知識」というあり方をなすものである[脚注10]。もちろん、特権的とはいえ本人が申し立てる理由を他人が疑うことはできる——「そんな理由じゃないはずだ」、と。しかしそれに代わる本当の理由は、あくまで本人の正直な言明を待つか、他人による推定を本人が認めるかして見いだされるほかなく、特権的ありようは保持されていく。

　一方原因は、「因果的な探究の結果見いだされる、客観的な行為の起点」と特徴づけられるだろう。自身の心理的プロセス等を「観察によらない知識」として豊富に手にしうる点で当事者は有利な位置にいるものの、しかし因果的探究はあくまで誰にでも開かれている客観的なものである。当人こそかえって思い込みから目を曇らされがちで、他人による純客観的な観察によってはじめて真の原因が露わになる、といったこともあるだろう。「考えてみれば、自分の権威への固執が……」といった弁解は、当人があえて客観的な自己観察に切り替えた先に見出される原因を述べているものだといえる。

　こう整理してみると、理由を語ることが正当化に、原因を語ることが弁解に強く結び付く事情が、だいぶ明確に見えてくる。理由は当人における特権的なものであり、最終的には他人がどうこう言うことはできない。「なんと言われようとあくまで指導のつもりだった」と、どこまでも言い張ることができてしまうのだ。結果はともかく理由の部分ではその行為は悪くはなく——つまり高濃度の暴力性からそのぶんだけ差し引かれ——すくなくとも部分的な正当化は保持しうる。もちろん、どこまでその正当化が世間で通るかはわからない。ハラスメントをはじめとする多くの暴力事象では、結果としての暴力性こそが重大であり、その起源の理由における正当化など、それほど考慮されないかもしれない。しかし、たとえ自分勝手な「つもり」にとどまるものでも、正当化がいつでも特権的に提示されうるという構図は、どこまでもついてまわるのである。

　一方、原因はときに当人にとっては外的なものであり、そういうものとして提示

---

（脚注10）ただし「理由の外在主義」という立場もある（それに対してここで依拠しているのは「理由の内在主義」）。これは例えば「本人は気づいていないが、彼には禁酒をする理由がある」といった言い方に表れるように、理由は当人の特権的アクセス外に客観的に存在しうるという考え方である（O'Brien, 2015, p.46）。ここでは深入りできないが、私はこうした言い方は「理由」の融通無碍な用法の一つとして理解できるのではないかという感触を持つ。つまりこの種の発話は、「もし自覚するなら禁酒をする理由になるような事情（例えば彼の健康状況）がある」という内在主義的言明の経済的な言い方ではなかろうか、と。

される場合，責任を差し引く試みとしての弁解に結び付く。なぜなら原因の因果的探究というフェイズに移るとき，暴力事象の行為者は，理由において能動的に動く主体というよりも，原因によって否応なく動かされる因果連鎖のいち客体として，定位し直されるからである。たしかに私は悪いことを行ったが，しかしそれは，自分ではどうにもならない「権威への固執」につき動かされてしまったからだ……。もちろんそんな弁解は甘ったれた言い訳だ，といっそう非難されるかもしれない。しかし，命令されて，強制されて，誘惑されて，フェイクにはまって，薬物を盛られて，催眠をかけられて等々，弁解を構成しうる原因のヴァリエーションを並べてみると，そこには濃淡さまざまな程度で当人の能動性が割り引かれうる様子が見てとれる。それに応じてさまざまな程度の弁解への道が，開かれていくのである。

　以上，第一節では暴力概念が出来事の確定的領域を囲い込むようなものではなく，その都度のコミュニケーション行為において濃淡を伴いつつさまざまな働きを果たすものではないか，というヴィジョンを提示した。そして第二節では，暴力概念が理由や原因というものを媒介にして，正当化や弁解に強く結び付いていく構図を描き出した。

　両者を橋渡しするのは，暴力概念は典型的には非難のような言語行為を構成する，というごく当たり前の観察である。しかしそこにさらに「行為の理解」という概念をかませてみると，ある種ジレンマ的な絵柄が浮かび上がってくる。

　理由という概念は，同族のさまざまな概念と隣接している。「意図」「動機」「思惑」「目的」といった諸概念が大きく重なり合いながら，それぞれのありようで機能しているのである。また，原因という概念も，理由の一族と重なり合いながらその外部をも大きくカバーして働く。そしてこれらは，行為理解のうえで中心的に働くものでもあるように思われる。どういう行為かを理解する際に何といっても中心になるのは，どういう理由や原因から行われたものなのかとか，どういう意図で何を目的とするものなのか等々をつかむことであろうからだ。ゆえにそもそも暴力行為を暴力として位置づける当初の段階からして，その理由，意図，目的，原因などを見定める必要がある。

　しかし，それら理由や原因は，見てきたように正当化や弁解と強く結びつくものである。もちろん，暴力行為の説明や理解がすべて正当化や弁解になってしまうわけではない。しかし，「何を言っても言い訳みてしまう」という袋小路的な実感は，おそらく多くの人が経験するところではないだろうか。自分の行いをいくら正直に説明しようとしても，正当化や弁明に聞こえる響きになってしまう，という隘路で

ある。これは，とりわけ他者から非難を受けているような文脈では，自己の行為を純客観的に説明することが困難であるという事情を照らし出す。そこで結論的にいうなら，「暴力を暴力として理解することには，そして説明することにおいてはいっそう，正当化や弁解へと接続される回路がいつでもあらかじめそなわっている」というある種ジレンマ的な状況があるように思われるのである。

　私の印象では，この回路は暴力がそもそも行われるさいにも，陰に日に働いている。あらかじめの正当化や弁解をいわば構えとして保持しつつ対他者行為に踏み出すとき，私たちはついつい自らの暴力性の閾値を下げてしまう。暴力概念がそのような，「行為をあらかじめ漂白する構図」をそなえていることを，まずは心構えだけでもよいから，意識することが大事だと思う。そしてまた，どんな場や関係性が特にそうした構図になりがちか，という問題意識を持つことも。

## 文　　献

Austin JL（1956）A Plea for Excuses. reprinted in JL Austin（1979）Philosophical Papers：Third Edition, pp.175-204. Oxford University Press.（服部幸弘訳（1991）弁解の弁 .（坂本百大監訳）オースティン哲学論文集，pp.276-331. 勁草書房）

Audi R（1971）On the Meaning and Justification of Violence. in JA Shaffer（ed.）Violence，pp.45-99. David McKay Company.

Baz A（2012）When Words Are Called For：A defense of ordinary language philosophy, Harvard University Press.（飯野勝己訳（2022）言葉が呼び求められるとき―日常言語哲学の復権．勁草書房）

Galtung J（1969）Violence, Peace and Peace Research. Journal of Peace Research, No.3：217-232.（高柳先男・塩屋保・酒井由美子訳（1991）暴力・平和・平和研究.（同訳）構造的暴力と平和，pp.1-66. 中央大学出版部）

Gert B（1969）Justifying Violence. reprinted in V Bufacchi（ed.）（2009）Violence：A philosophical anthology, pp.66-75, Palgrave Macmillan.

飯野勝己（2017）フォースとヴァイオレンス―暴力を世界のなかに位置づける . 国際関係・比較文化研究 , 15（2）：209-223.

飯野勝己（2019）ひとつの暴力，いくつもの暴力―場所への暴力 .（飯野勝己・樋口浩造編著）暴力をめぐる哲学 , pp.217-243. 晃洋書房.

Nielsen K（1981）On Justifying Violence. reprinted in V Bufacchi（ed.）（2009）Violence：A philosophical anthology, pp.209-241, Palgrave Macmillan.

O'Brien L（2015）Philosophy of Action. Palgrave Macmillan.

プラトン著，渡辺邦夫訳（2012）メノン―徳について．光文社古典新訳文庫.

Reitan E（2002）The moral justification of violence：Epistemic considerations. Social Theory and Practice, 28（3）：445-464.

Starr B（2006）Can there be moral justification for state violence? the case of America. in FÓ Murchadha（ed.）
　　Violence, Victims, Justifications：Philosophical approaches, pp.55-72.　Peter Lang.
ステッカー R 著，森功次訳（2013）分析美学入門．勁草書房.
スー DW 著，マイクロアグレッション研究会訳（2020）日常生活に埋め込まれたマイクロアグ
　　レッション―人種，ジェンダー，性的指向：マイノリティに向けられる無意識の差別．明石
　　書店.
ウェーバー M 著，野口雅弘訳（2018）仕事としての政治．（同訳）仕事としての学問　仕事と
　　しての政治 , pp.89-218. 講談社学術文庫.

## 2

# 言語と行為の暴力論

飯野勝己

## I　力と暴力—言葉はなぜ暴力になるのか

　前章でも登場したオースティンは，やがて「言語行為論」と呼ばれることになる
営みの起点に位置する哲学者として知られる。早世した彼は青写真的な思考のス
ケッチ——理論構築への希望と脱構築への欲望が奇妙に入り混じった思想表現——
を提示するにとどまったが<sup>(脚注1)</sup>，しかしその過程で，後世に引き継がれるさまざ
まな概念を創造した。そのひとつに，「発語内の力（illocutionary force）」がある。
これも前章で伏線的に一度だけ言及したが，そこでは「暴力」やその同族語を含む
発話が「純粋な事実言明」にとどまることは困難で，「非難」や「糾弾」といったよ
り特化した発語内の力を通常どうしても持ってしまう，という事情を述べたのだった。

　ただしオースティンが言う発語内の力は，何もこうした物々しいものばかりでは
ない。「助言」「依頼」「約束」「謝罪」など，ごくごく日常的な多くのものが，その
概念のもとに帰属する。それは一般に，「その発話は，どういう趣旨のものか？」
という問いに応答する際に，明確にされるものだと言えるだろう。例えば「あそこ
にクマがいる！」という発話は，言語的意味としては同一でも，ある状況（例えば
ハイキング中）では「警告」の，別の状況（例えば動物園で）では「（「見に行って

---

（脚注1）オースティンは1960年に48歳で死去した。言語行為に関する思考の起源は彼の20代にまで
さかのぼるが，それが最終的にある程度まとまった形で提示されたのは死の5年前に行われたハーヴァー
ド大学での連続講義（ウィリアム・ジェイムズ講義）であり，そのために準備されたノートから再構築
された死後刊行の著作『言語と行為』（Austin, 1962）であった。

みようよ！」という）誘い」の趣旨で発せられる。私たちの発話理解は一般に，言語的意味だけでなくこうした趣旨の理解もあって初めて十全なものになるのだから，発語内の力の帰属はコミュニケーション一般において（自明的にせよ意識的にせよ）行われているものだと考えられる[脚注2]。

　そういうこともあってか，illocutionary force を「発語内効力」のように訳す向きも，よく目にする[脚注3]。それは例えば約束なら，まず発話の趣旨が約束であることが伝わり，かつ発話内容や状況が約束成立のルール[脚注4]に合致することで実際に約束としての効力——話し手の行為が拘束されるとか，聞き手が約束をあてにすることが正当化されるとか——が発効する，といった理解に基づくものだろう。しかし私は，force はあくまでそのまま「力」と訳すのが正しいと思ってきたし，そう実践してもきた。というのは——と，ここで当初の「物々しい」視点に立ち戻るのだが——発語内の力はそのような明確なルールや効力が同定できるものばかりではないからだ。すでに言及した「非難」や「糾弾」，そして以降検討する暴力的な発語内の力は，ルールとか効力とかいった枠組みというより，もっと露骨で直截な源泉——例えば怒りや憎しみ，悪意等の表出——から発するものとみたほうが，ずっと自然ではないだろうか。発語内の力はルールに則って折り目正しく発効する「効力」ばかりでなく，しばしば剥き出しでリアルな「力」として発現するものなのだ。

　よく知られるようにオースティンは，言語行為を発語行為（locutionary act）−発語内行為（illocutionary act）−発語媒介行為（perlocutionary act）の三層構造[脚注5]

---

（脚注2）もちろん「あそこにクマがいる！」の発話には，純粋な事実言明と思えるケースもある。例えばクマの生息数調査で発せられるような場合である。しかしそうしたケースでも，結局「報告」や「主張」といった趣旨が帰属されてこそ十全な発話理解になるわけで，その点では「警告」や「誘い」と変わらない。オースティンの思想の一つのかなめは，哲学者たちに偏愛されてきた（そしてオースティン以降も多くが偏愛し続ける）純粋な記述や描写，事実言明と思えるものでも，他者に向けられた特定的な趣旨をもつ言語行為であるほかない，という事実を明るみに出すことにあった。

（脚注3）とりわけ，言語学での語用論の一角をなすものとしての言語行為の理論において。例えば，ヴァンダーヴェーケン『意味と発話行為』（ヴァンダーヴェーケン，1997）などで，「発語内効力」の訳語が充てられている。

（脚注4）約束行為成立のためのルールは，サールの『言語行為』（Searle，1969）の第三章で主題的に分析され，彼が言う「言語行為の構成的規則」の基本線が提示されている。

（脚注5）おおまかに言えば，発語行為は一定の意味内容をそなえた言語表現を発する行為，発語内行為はそのことにおいて（in）行われる行為，発語媒介行為はそのことによって（by）結果的に行われたことになる行為である。例えば「あそこにクマがいる！」の場合，その文や命題内容を発するという発語行為が行われ，そのことにおいて「警告する」という発語内行為が行われ，それによって結果的に「警戒させる」や「怖がらせる」等の発語媒介行為が行われたことになる。

をなすものとしてとらえた。その枠内で，例えば「警告する」は発語内行為を表す動詞ということになるのだが，しかしオースティンそれとは別に発語内の力——この場合は「警告」——の概念を設定したのだった。「警告する」という発語内行為は「警告」という発語内の力を持つというのだから，これは一見同じことを反復しているだけのようにも思える。しかしオースティンは，それをあえて別建てにしているのである。

　なぜか？　もちろん，行為そのものとその効力を区別するということもあるだろう。しかしそれだけでなく，発語内行為において他者に向けて行使されるリアルな力が現出する，というありようを際立たせる効果もあるように，私は思う。先にみたように，リアルな力の源泉はルールへの合致に由来する場合もあるだろうし，より直接的な（人格的，心理的，社会的等々の）力に由来する場合もあるだろう。また，それらは物理的な力とは別の独自のものかもしれないし，物理的な力に還元されうるものかもしれない（法の力が，最終的には国家が独占・管理する物理的な力に還元される，という見方が成り立ちうるように）。しかしそうした委細はともあれ，他者の言葉が私たちを行動へと駆り立てたり，心を揺さぶったり，ときには至福や絶望をもたらしたりする現実的な力を持つことは，私たちの言語生活上否定しようのない事実である。何はともあれ，言葉は現実的な力なのだ。

　『言語と行為』の元となった講義以降のオースティンは，言語行為に限定されない行為一般の哲学へと向かい[脚注6]，「言葉の力」の思想を展開させることはなかった。彼が遺したのは実質，発語内の力という概念にとどまる。しかし際立った存在感をもつこの概念は，言語とコミュニケーションに関するあるヴィジョンを開示してくれるように思える。すなわち，言葉のやりとりとは私たちの間で行われるさまざまな力のやりとりであり，無数の力が飛び交いながら絶え間なく蠢いているのが私たちのコミュニケーション空間，ひいては私たちが他者とともに生きる場＝社会のありようである，と。つまり，コミュニケーション空間としての社会がまず成り立っていて，その中で力＝言葉のやりとりがあるのではない。そうではなく，力＝言葉のやりとりのネットワークこそが，コミュニケーション空間としての社会そのものなのである。

　もちろんこれもまた，論証というより大風呂敷なヴィジョンの提示にすぎない。オースティンの一概念から一足飛びにこんなことまで断言するなら，それはむしろ哲学的妄想に近い。しかし私は，社会なりコミュニケーション空間なりを先行する

──────────
（脚注6）前章で取り上げた「弁解のための抗弁」は，その方向での代表作である。

32  I 暴力と哲学〈暴力とケアその思想〉

確定的実体のごとく前提するのを拒む点で，こうしたヴィジョンには一定のリアリティが見込めるのではないかと考える。そして言葉の暴力（言語的暴力）について考えることは，このリアリティを——側面から，あるいはもしかしたら核心的部分から——補強してくれるようにも思うのである。

　そこで次に，力と暴力の関係についてみてみよう。それらに対応する force と violence は，哲学的暴力論の文献では，しばしば並んで取り上げられる概念ペアである。それらの関係性をどう見積もるかは論者によって違ってくるが<sup>(脚注7)</sup>，おおむね force が力一般を包括的に語るのに用いられるのに対し，violence は悪しき力の発現を語るのに特化して用いられる傾向がある。例えば古典的なものとして，デューイによる概念整理を参照してみよう。

　　それ［力＝ force］はときに活力（energy）であり，ときに強制力（coercion）もしくは拘束力（constraint）であり，ときに暴力（violence）である。活力は賞賛的な意味合いをもって用いられる力能（power）であり，仕事における目的達成のために活用されるものである。とはいえそれは，あくまでも力——そう言ってよければ野蛮な力であり，その結果のみによって合理化される力——なのである。まったく同じ力が逸脱的に用いられると，それは暴力になる。暴力への異議申し立ては，それが力の行使を含んでいる点ではなく，力を無益に，もしくは破壊的に行使している点においてなされる。（Dewey, 1916, pp.11-12, ［　］内は引用者）

　力と暴力は，並び立つものでも対立するものでもなく，包括的な前者に特定的な後者が含み込まれる関係にある，と位置付けられている。そして力は，包括的であるだけでなく，偏在的でもある。

　　力の使用なしには，いかなる目的も達成されない。それ［私（デューイ）の論］はだから，政治的，国際的，法的，経済的手段に対して，それらが力の行使を含んでいると批判的に見てとるようなものではないのだ。（ibid., p.8, ［　］内は引用者）

———————————
（脚注7）例えば Miller（1971）では，以下引用するデューイのものとはだいぶ違う，「物理／身体的実力行使」寄りの force 理解が提示されている。「私たちが追究する力（force）の概念は，人物やものを押すこと，突くこと，撃つこと，叩くこと，拘束することといった行為に共通するものである」（ibid., p.31）

「いかなる目的も達成されない」という文言は，言葉通りに受け取るべきである。ここでデューイが挙げている公共的なことがらはもちろんのこと，私たちの日常を構成するおよそあらゆる営みを貫いて，なんらかの「力の行使」が遂行され，行き交っているのだ。その力の多様なあり方をデューイと一部重複しつつ羅列するなら，法的，倫理的，社会的，政治的，経済的，制度的，物理／身体的，人格的，心理的，感情的……等々，たくさんの形容語が出てくる。私たち個々人は，ときにそうした諸力の起点となり，あるいは作用点となり，そしてしばしば結節点となりつつ，無数の力が行き交うネットワークそのものとしての社会に参与しているのだ。

この種の話をするとき，私はよく建物の譬えを使う。ビルでも家屋でも橋でも，建築物は通常ゆるぎなく安定して存在する。しかし実際は，その内部にはたえまなく膨大な諸力がみなぎっており，それらがギリギリと拮抗しつつ何とかバランスがとれている状態として，静謐な見た目が実現されているにすぎない。土台や柱，梁はコンクリートや鉄の塊の加重を受けながら，相互の精妙な配置でそれを支え，あるいは力を逃がすなどして，安定した静止状態をもたらしている。だからこのバランスは，何かの拍子で崩れることがある。例えば私たちは，巨大地震の揺れによって建物が倒壊する，などと言う。それはたしかにその通りなのだが，より正確に言うなら，地震の揺れでさらなる力が参与することにより建物に充溢する力の均衡が破れ，「潜在態」にとどめられていた力が「顕在態」へと解放され，それによって建物は自壊するのである。

この譬えで示したいことのキモは，この潜在態／顕在態の対比にある。とりわけ，力はしばしば——というよりノーマルな場合はたいがい——潜在態にとどまっている，という点が重要である。これはより正確には，諸力が均衡して潜在態にとどまっている状態を「ノーマル」と受け取る感性を私たちは持ちあわせている，ということなのかもしれない<sup>(脚注8)</sup>。しかしともあれ，ここでいうノーマルな状態とは力が不在な状態ではなく，諸力がみなぎりつつかろうじての均衡や秩序が実現されている状態のことなのである。

「力の使用なしには，いかなる目的も達成されない」というデューイ的な社会像

---

（脚注8）これは現在の日本のような社会に暮らす私たちがたまたま享受している僥倖なのかもしれない。誰もが知るように，力や暴力が剥き出しの顕在態になって飛び交うのが「ノーマル」になってしまっている地域や時代は，いくらもある。そうした視座からみれば以下しばらくの本文記述は，たまたまの僥倖的境遇を暗黙の前提にした，お気楽なものに見えるかもしれない。しかし私としては，たとえその比率はさまざまだとしても，およそあらゆる人間社会で力の潜在態／顕在態の区別は成り立ちうるのではとも考える。剥き出しの諸力がただただ荒れ狂うばかりの場では，そもそも社会も何もないだろうからである。ゆえに，以下の議論も必要な変更を加えれば，相応の一般性をもつものと考える。

は，このような建築物のあり方と同型をなす。多種多様な力がネットワーク状に行き交いつつ，通常一定ていどバランスが取れた範囲に保たれている，というその都度かろうじての均衡状態。建物と違うのは，完全な安定や静止状態というのはこの場合おそらく不可能で，社会のそこここで力は微妙に露呈して顕在態となり，さまざまな対立，軋轢，抑圧等が生じ続けている点である。とはいえ，建造物でいうなら倒壊にあたるような決定的な力の逸脱にはそうは至らないのもまた事実だ。それなしでは社会が成り立たない無数の力が，しかしおおむねのところ潜在態にとどめられている――そしてしばしば，力として意識されもしない――というのが，とりあえずのノーマルな状態なのである。

　しかし，決定的な力の逸脱がときに現実になることもまた，建築物と同様である。潜在態にとどまってきた力のいずれかが逸脱的に突出し，あるいは外部から逸脱的な力が加わり，それによって諸力の均衡が崩壊し，荒ぶる力が顕在態となって露呈する――これがすなわち，暴力が暴力として生じる場面である。より正確にいうなら，そのような力の顕在態が，前章で挙げた暴力性の尺度――危害性，行為の意図性，危害への意図性，非免責性――のいずれかもしくは複数にそれぞれの程度であてはまることにより，濃淡さまざまな暴力性をまとう事象として感受されていくのである。

　ということで，「まったく同じ力が逸脱的に用いられると，それは暴力になる」というデューイの洞察通り，力と暴力は地続きなのである。暴力は確かに逸脱的なものではあるのだが，しかしそれはあくまで，バランスのとれた状態に置かれればしばしば正当ともされ，また潜在態にとどまることも多い諸力が露呈されたものにすぎない。例えば，多くの人が正当な力とみなす軍事＝防衛力や警察力であっても，逸脱的に露呈するなら侵略戦争やクーデター，弾圧や不当拘禁等の暴力に，そのままで即座に転じうるように。

　こう見てくると，言葉が暴力になりうることも，まったく不思議ではないことがわかる。先にみたように，他者に向けて言葉を発することには発語内の力の行使が含まれ，私たちの言葉のやりとりの場＝コミュニケーション空間は，そうした力が無数に行き交うネットワークとして編み上げられる。それはたぶん，総体としての社会を構成する諸力のネットワークの言語的次元，ということになるのだろう。そうなると，話はまったく同型的に進む。すなわち，力が均衡するノーマルな状態→それが崩れての逸脱的な力の露呈→（いくつかの基準にあてはまることにおける）暴力としての感受，という具合に。コミュニケーションにおける言葉は発語内の力をもち，それはリアルな対他者的力である，というオースティン的描像の先には，

その逸脱的露呈としての言葉の暴力が，地続きのものとして立ち現れてくるのである。

　以上，言葉がそのままで暴力へと転じうる機制を，力と暴力という概念の対比を軸にみてきた。これはあるいは，「言語は対他者的な行為である」というオースティンの根本思想から即座に出てくることかもしれない。だとしたらここでの考察は，行為は暴力行為に転じうるという当然のことを，回りくどく述べただけのものなのかもしれない。ただ，その回り道で浮上したことから，すくなくとも二つの教訓を引き出すことができるように思う。

　第一に，発語内の力の先には，「発語内暴力（illocutionary violence）」ともいえるものが，しばしば中間的な移行領域を経て連続していることである。例えば「叱責」という発語内の力の先には，激しい叱責という移行領域を経て，「罵倒」という発語内暴力が連続する。また，「（他者の属性のついての）言明」の先には，蔑視的な言明を経て，「侮辱」が連続する。実用的な心掛けとしてさしあたり言うなら，私たちはそのような移行のレールがあることを認識し，そこについうっかり——あるいは短絡的になって，感情にまかせて等々——乗ってしまわないよう注意すべきである。また，レールに接続しやすい発語内の力はどのようなものか，という点にも注意すべきだろう。私の実感としては，指導的なもの，評価的なもの，依頼的なものなど，いくつもの言語行為タイプがそうした傾向を持つ。

　第二に，言葉の暴力は「場所への暴力」という性格を多分に持つことが挙げられる。これについて私は以前，ジェレミー・ウォルドロンのヘイトスピーチ論（Waldron, 2012）に依拠しつつ，物理／身体的暴力との連続性も視野に入れて論じたことがある（飯野，2019）。そこから簡潔に再論すれば，ウォルドロンは，ヘイトスピーチは何よりも，私たち社会の公共財である「安心（assurance）」を傷つけ破壊する暴力であると主張する（ibid., pp.81-89）。公共財たる安心は，要は私たちがそこで暮らす——暮らさざるをえない——場所としての社会がもつ性質なのだから，ヘイトスピーチは「場所への暴力」と特徴づけられることになる。一方私たちは本章で，無数の言葉の力が行き交うことにおいてその都度のコミュニケーション空間が構成される，というヴィジョンを描いたのだった。そうした空間＝場は，後続する言葉たちによって多かれ少なかれ更新・再編成され続ける。このように，コミュニケーションの場は言葉によって不断に構成され続けるのだから，暴力的な言葉は当然，そうした場を悪質なものとして更新・再編成してしまうのである。ウォルドロンの洞察は，こうした一般構造のもっとも尖端の部分を描出するものだといえる。そしてもちろんこの点でも，第一の教訓と同様に，暴力的な場へと変容しやすいタイプのコミュニケーション空間があるにちがいない。

## II 言語的暴力―発語内的なものと発語媒介的なもの

　言語的暴力はときに，「結局はただの言葉であり，ゆえに事実描写や意見表明であるにすぎない」といった言い分で弁護されたり，擁護されたりする。そしてそういうものとして「表現の自由」や「言論の自由」の保護下に入るのだ，とも。前章の区分けでいえば，「行為責任はあるが，悪くない」という「正当化」に分類される弁護方針である。ただしこの場合，発話の理由に訴えるのではなく，発話が属するとされる言語行為タイプ――すなわち「意見表明」のタイプ――に訴える方針ではあるが。

　とはいえ，例えばヘイトスピーチにおけるこのような開き直りを本気で主張したり，支持する人は少ないだろう。幸いにして多くの人びとは，そんな理屈など許容しがたいという倫理的直観をもつ。では，そうした直観を裏付けうる論拠としては，どういうものがあるだろうか？　実際の判例などをみると，そこではしばしば「言論の自由は絶対的なものではなく，公共の福祉に照らして制限されうる」といった趣旨が述べられている<sup>（脚注9）</sup>。また，「ヘイトスピーチは他者の言葉を封殺する発話（すなわち silencing speech）であり，それを認めるのは表現の自由の自己破壊である」といった論拠もありうるだろう。

　いずれも明解で説得的である。これらでもう十分とも思えなくもないが，しかし一方で，別路線の論拠もありうるように思われる。以上の論拠が言語的暴力を「表現」の範疇に含め，そのうえで表現の自由に制限をかける路線であるのに対し，こちらは言語的暴力（のすくなくとも一部）<sup>（脚注10）</sup>を，表現ならざる暴力行為そのものと位置づける路線である。そしてこれは，前節でたどり着いた「発語内暴力」という観点から即座に出てくるものなのだ。

　オースティンによれば発語内行為は，発話において（in）同時に，そしてそれ自体として（also and *eo ipso*）行われる行為である（Austin, 1962, p.98）。例えば発話「私は……と約束する」は，約束をしようという意思の表明ではなく，自分は約束をし

---

（脚注9）例えばヘイトスピーチ関連で初の最高裁判決は，「憲法21条1項により保障される表現の自由は，［中略］民主主義社会を基礎付ける重要な権利であるものの，無制限に保障されるものではなく，公共の福祉による合理的で必要やむを得ない限度の制限を受けることがあるというべきである」とする（令和3年（行ツ）第54号　公金支出無効確認等請求事件　令和4年2月15日　第三小法廷判決）。

（脚注10）「すくなくとも一部」とするのは，言語的暴力には後述する「発語媒介的暴力」のタイプもあり，それは「行為そのもの」とは言いにくいものだからである。

ているという行為記述でもなく，約束行為そのものである。オースティンは『言語と行為』の前半でこの種の発話を「遂行的発話（performative utterance）」として抽出したのち，後半で言語行為一般を貫く三層構造の一層をなす発語内行為として再定位した。「同時に，それ自体として」とは要するに，そこにはただ一つの出来事しかないということである。「……と約束する」という言語的発話が行われ，その結果として「約束する」という別の出来事が生じるのではない。野球での「ホームに生還する＝得点する」と同様に，両者はただ一つの同じ出来事なのだ。ただ一つの出来事が，見た目の観点からは前者のように記述され，競技ルールや言語慣習の観点からは後者のように記述されるのである。

　となると，発語内の力の一事例であり，発語内の力の逸脱的顕在態として発現する発語内暴力もまた，発話そのものと同一であることになる。ある種の発話は，同時にそれ自体として暴力なのである。高圧的な罵倒，あからさまな侮辱，排斥的な脅迫——ここからはもう暴力そのもの，という具体的な線引きをどう見定めるかという課題はあるにせよ，すくなくとも明白に行われたそれらは，この観点では「ただの言葉」とはみなされない。したがってそもそも表現の範疇には入らず，暴力行為そのものとして法的規制の対象となる。例えばヘイトスピーチなら，ヘイトクライムとは区別される言説や表現——すなわち「言うこと」——の一種ではなく，まさに差別犯罪を「行う」ことの一種として，ヘイトクライムの領域内に位置づけられるわけである。

　こうしてオースティンの行為主義的な言語観は，言語的暴力への法的規制に強力な論拠を与える可能性を持つ。もちろんこれもまた，何も面倒な議論を経ずとも，「言語は行為」という根本思想から即座に出てくることかもしれない。しかしここではそれを，言語行為の内部構造に踏み入って，「発語内暴力」としてより特定的に規定したわけである。それには私なりの狙いがあって，すなわち発語内暴力とはまた別に，「発語媒介暴力」というべき領域があることを際立たせたいからである。そしてこれが，言語的暴力をいっそう複雑で根深いものにしているように思うのだ。そこで本章の残された紙幅で，この発語媒介暴力について手短に検討してみたい。

　そもそも発語媒介行為とは，先に脚注5で一瞥したように，ある言語表現を発話することによって（by）結果的に行われたことになる行為である。「あそこにクマがいる！」の発語内行為が「警告」だとしたら，そのことによって話し手は聞き手を警戒させたり，怖がらせたりする。そこに共通するのは「……させる（let, makeなど）」という使役的な行為性だ。ゆえに発語媒介行為は，使役的行為一般と同様に，行為者だけで行うことはできない。相手が何か反応してくれてようやく，そこから

あらためてさかのぼり，結果的に行為者が行ったことになるタイプの行為なのである。

　そのため発語媒介行為は，警告なら警告，約束なら約束と，あるていど一義的に確定される発語内行為とはおよそ対照的な，きわめて漠然としたありようを示すことになる。第一にそれは，話し手の意図とはかかわりなく，際限なく多様な可能性に開かれている。もちろん警告なら通常，「警戒させる」といったことが，話し手の意中の発語媒介行為ではあるだろう。しかし他人がどう反応するかはあくまで他人次第なのだから，それはしばしば話し手の意図から大きく逸脱する。ただただ怯えてしまったり，その場へへたり込んだり，無謀にも立ち向かったり，等々。それらもまた，話し手が「させたこと」として，特段の追加規定をほどこさないかぎり<sup>（脚注11）</sup>，発語媒介行為に含まれてしまうのだ。

　また第二に，発語媒介行為は意中のターゲット以外の対象においても，話し手が関知しないままに行われうる。ハイキングの同行者に向けた私の警告は，声が届く範囲にいる見知らぬ人びとにも，さまざまな反応を生じさせるかもしれない。

　そして第三に，原理的には際限なく続く後続的結果の連鎖のどこまでが発語媒介行為になるか，はっきりしない。私の警告によってひどく怯えた聞き手は，そのため闇雲に逃走し，さらにそのため崖から転落し，ついにそのため死んでしまうかもしれない。すると私は，彼を怯えさせたばかりでなく，「転落死させる」という発語媒介行為まで行ったことになるのだろうか？

　オースティンの発語媒介行為を論じてグー（顧曰国）は，こうした漠然たるありようを，①多数性テーゼ，②無際限性テーゼ，③因果性テーゼ，④意図無関連性テーゼ，の四つに整理している（Gu, 1993, pp.407-409）。私が挙げた三点と重なる①②④（第一点は①②④と重なり，第二点は①④の部分をなし，第三点には①②④が複合的に関連する）に加えてグーは，とりわけ③の因果性テーゼ——発話とその効果の関係は，原因−結果関係であるとするもの——こそが発語媒介行為概念の基盤だとし，批判的なトーンでくわしく検討している（ibid., 410-422）。その仔細に踏み込むゆとりはここではないが，ともあれそれらをふまえてグーは，「発語媒介行為の概念は根本的に見当違いのものであり，新たなアプローチが必要とされるのだ」（ibid., p.406）と主張する。要はその漠然たるありようのゆえに，発語媒介行為と

――――――――――――――
（脚注11）オースティンは「私たちは，発語媒介的な目的をもつ行為と，たんに発語媒介的な後続事を生じさせるだけの行為を区別しなければならない」（Austin, 1962, p.117）と言って，こうした追加規定への端緒を示してはいる。しかしそれに続く記述は，むしろ発語媒介行為の多様性や捉えがたさを列挙するばかりで，例えば「発語媒介的な目的」を軸にしてより限定的な規定を目指す，といったような様子はみられない。

いう概念は使い物にならないのだ，というわけである。

　しかし私はむしろ，まさに漠然としているがゆえに，発語媒介行為の概念は擁護されるべきだと考える。なぜなら，私たちがもつ使役的行為一般の概念が，そもそも漠然としたものだからだ。そうしたありようを言語行為の領域でそのまま率直に映し出すのが発語媒介行為の概念であり，だからたしかにそれだけでは漠然としているものの，しかし思考の出発点としてはまずは健全なものではないかと思うのである。

　肝要なのは，そもそも私たちはなぜ使役的行為の概念をもつのか，という根本的な問いである。なぜ私たちは「……する」だけで満足せず，「……させる」という行為概念も創り出したのか？　そこにはさまざまな要因が絡み合ってくるだろうが，しかしおそらく中心的なものの一つとして関わるのは，行為責任等の倫理的観点だろう。私たちは自分のみで完結してものごとを行うだけでなく，他者に働きかけてさまざまな出来事を生じさせる。そしてそれは原理的には際限なく，多様に枝分かれしつつさらなる出来事群を引き起こしていく。そのように際限なく拡散する波及的出来事のうちどこまでが「その行為者が行ったこと」の範囲に入るかといえば，おそらく確定的な基準などない。ことの軽重，因果系列の遠近，意図性の濃淡，予測可能性と不可能性などさまざまな要因が絡まりつつ，その都度責任の度合いが見積もられ，「行ったこと」の範囲が調整されていく。かりに意図や予想が不在でも，不注意から重大な惨事を招いたなら過失責任が帰され，それをもって「その人が引き起こしたこと＝「させる」という様態で行ったこと」の線引きがなされていく。このように，「する」という直接的行為の先には，「させる」という使役的行為の領域が，その都度の見積もりや線引きという恣意性・浮動性をともないつつ，漠然と広がっているのである。

　漠然たる発語媒介行為概念は，こうした漠然たる使役的行為概念の言語的領域として，相応の整合性と存在意義をもつ。するとそこから，即座に「発語媒介暴力」の概念が立ち上がってくる。なぜなら，使役的行為の帰属がしばしば責任性の観点からなされるとしたら，暴力的な事象はその典型例となるであろうから。傷つかせること，悲しませること，怯えさせること，疎外感をもたせること，いたたまれなくさせること……。さまざまな暴力的効果が，たとえ露骨な発語内暴力によってでなくても，そして行為者当人にはそんなつもりなどなくても，発話によって結果的にもたらされていく。前章で紹介したマイクロアグレッション——ステレオタイプ的な発話等に埋め込まれた微細な暴力——などを典型として，私たちはときに無意識のうちに，それ自体はなにげない事実言明や評価言明等の発語内行為によって，発語媒介暴力をふるっているかもしれないのである。

40 I 暴力と哲学〈暴力とケアその思想〉

　以上本章では二つの節を通して，言葉がそのままで暴力へと逸脱していく機制と，言語的暴力の内実をなす二種の暴力——発語内暴力と発語媒介暴力——のあり方を，力と暴力をめぐる概念整理の試みや，オースティンの行為主義的言語観の確認等を経由しつつ概観してきた。では最後に，これら二種の言語的暴力のうち，どちらがより危険で悪質なのだろうか？

　もちろんこんな大ぶりな問いに，白黒はっきりした答えなどない。腑分けして考えざるをえないわけだが，例えばより激烈で急性の危害を及ぼしうるのは，もちろん暴力行為そのものとしての発語内暴力である。ただしあからさまな暴力だけあって，ヘイトスピーチへの法的規制のように，正面からの対処がしやすい面もある。となると，場合によっては慢性的で隠微なこともある発語媒介暴力のほうが，ある面タチが悪いかもしれない。それは発語内行為としてはたんなる事実言明（「そっちは○○人街だよ」）であることも多いし<sup>(脚注12)</sup>，場合によっては暴力と真逆な賞賛行為（「○○人ならではの躍動的なリズム感」）のことすらある。しかしだからこそ，例えば後者の例なら賞賛がなされつつ，しかしそれが反復されることで類型的決めつけがコミュニケーション空間に刷り込まれていく，といったタチの悪さもあるといえる。そしてこの隠微さゆえに，誰もが自分では気づかぬうちにふるっているかもしれないのが，こうした発語媒介暴力なのである。

　だからともあれいろいろ気を付けましょう，という間の抜けた当然事をまずは発するほかないのだが，しかし前章からの連続性でいえば，暴力に向き合うにあたって私たちにまず必要なのは，より複層的な行為観への転回であるように思われる。みてきたように言語行為を含む私たちの行為は一般に，「自発的行為／非自発的行為」のようにすっきり分けられるようなものでは実はない<sup>(脚注13)</sup>。それは理由において「する」ものであると同時に原因に突き動かされて「してしまう」ものでもあり，また自ら「する」行為であることもあれば使役的に「させる」行為であることもある。さらに使役される側に立てば，行為は自分が「する」と同時に「させられる」ものでもある。「する」「してしまう」「させる」「させられる」といった多様な様態が並立し，ときに重なり合いつつ蠢き進んでいく複雑な構造体が，行為というものなのだ。そういう複雑さをよくよく心に刻むところから，行為の逸脱態であると同時にその一部でもある暴力への対応は，始まる。

---

（脚注12）伏字の○○には当の社会でマイノリティーである人びとを指す語が入る。つまりこれは，「○○人街だから，行くと危険だ」という差別メッセージを結果としてもたらす発語媒介暴力となりうる発話である。
（脚注13）行為のこのような複雑さは，「弁解のための抗弁」などでオースティンが熱心に指摘していたものでもある。

# 文　献

Austin JL（1962）How to Do Things with Words. Clarendon Press.（飯野勝己訳（2019）言語と行為——いかにして言葉でものごとを行うか . 講談社学術文庫）

Dewey J（1916）"Force and Coercion" and "Force, Violence and Law". reprinted in V Bufacchi（ed.）（2009）Violence：A philosophical anthology, pp.5-14. Palgrave Macmillan.

Gu Y（1993）The impasse of perlocution. Journal of Pragmatics, 20；405-432.

飯野勝己（2016）侮辱と傷つけること——「発語内の暴力」序説 . 国際関係・比較文化研究 , 14（2）；229-250.

飯野勝己（2017）フォースとヴァイオレンス——暴力を世界のなかに位置づける . 国際関係・比較文化研究 , 15（2）；209-223.

飯野勝己（2019）ひとつの暴力，いくつもの暴力——場所への暴力 .（飯野勝己・樋口浩造編著）暴力をめぐる哲学 , pp.217-243. 晃洋書房 .

Lassiter Ch（2014）When words do things：Perlocutions and social affordances. in B Garvey（ed.）JL Austin on Language, pp.32-49. Palgrave Macmillan.

Miller RB（1971）Violence, Force and Coercion. in JA Shaffer（ed.）Violence, pp.9-44. David McKay Company.

Searle JR（1969）Speech Acts：An essay in the philosophy of language. Cambridge University Press.（坂本百大・土屋俊訳（1986）言語行為——言語哲学への試論 . 勁草書房 .

ヴァンダーヴェーケン D 著，久保進監訳（1997）意味と発話行為 . ひつじ書房 .

Waldron J（2012）The Harm in Hate Speech. Harvard University Press.（谷澤正嗣・川岸令和訳（2015）ヘイト・スピーチという危害 . みすず書房）

# 3

# コミュニケーションと意味の占有

三木那由他

## I　序論

　話し手が発話によって何かを意味し，聞き手がその何かを理解することで成立する営みを，本稿では「コミュニケーション」と呼ぶ。一般的に，コミュニケーションは相互理解の要であると考えられているだろうが，他方でコミュニケーションは偏見に基づく発言やヘイトスピーチを通じて抑圧や暴力を生み出すものである。ただ後者のような問題のあるコミュニケーションの事例を取り上げるときにも，コミュニケーションという営みそのものは中立的であり，それを利用して有害な結果をもたらすことが問題なのだと想定されていることが多いだろう。それに対し本稿では，コミュニケーションそのものが有害になり得るということを論じ，そのひとつの現われとして「意味の占有」と私が呼ぶ現象の存在を指摘したい。

　以下では，「II」で Grice（1957）に始まるコミュニケーションの分析哲学的研究の概要と，その基本的な前提が持つ問題点，そしてグライスらの立場に反対して私が提案する「共同性基盤意味論」という立場について紹介する。次いで「III」では，Miki（2022）における「譲歩的共同行為」という現象の存在の指摘を踏まえて，意味の占有とは何であるかを定式化する。そのうえで「IV」では，実際に意味の占有が起きていると考えられる事例として Bettcher（2013）に基づく例を取り上げ，本稿の枠組みを使ってそれがどのように記述されるかを例示する。

# Ⅱ　話し手の意味，意図，コミットメント

　本稿ではコミュニケーションを，話し手が発話によって何かを意味し，その発話の聞き手がその何かを理解することで成立する営みとして理解している。この営みがあくまで何かを意味するという話し手による行為を起点としており，聞き手はそれに対して適切な応答をおこなうというより受動的な役割を果たしていると見なすならば，コミュニケーションの分析の核は何かを意味するという話し手による行為の分析にある，と言える。この行為は現在「話し手の意味（speaker meaning）」と呼ばれている。

　話し手の意味の分析というプロジェクトは，Grice（1957）に始まる。Grice（1957）で提示された立場は，現在「意図基盤意味論（intention-based semantics）」と呼ばれるタイプの理論の典型である。すなわちグライスは，話し手の意味を話し手の意図という概念を用いて分析できると考えていた。この分析は大きな影響力を持っており，話し手の意味というトピックに取り組む論者は，多くの場合この枠組みを踏襲している。

　本節ではまずこの意図基盤意味論の概要と問題点を簡潔にまとめ，次いで意図基盤意味論に対するオルタナティブとして，三木（2019a）で提示した共同性基盤意味論という枠組みを紹介する。

## 1．意図基盤意味論

　Grice（1957）において，グライスは話し手の意味[脚注1]の成立条件を話し手の意図という概念に基づいて与えることができると論じた。そのアイデアを再構成して要約すると次のようになる[脚注2]。

　　「話し手Sがxを発話することでpと意味する」が真である⇔Sは次の条件
　　を満たしながらxを発話する：

---

（脚注1）現在では「話し手の意味（speaker meaning, speaker's meaning）」という用語が一般的だが，グライス自身は「場面意味（occasion meaning）」ないし「発話者の場面意味（utterer's occasion meaning）」という用語を使っている。混乱を避けるため，本稿では「話し手の意味」に統一して議論を進める。

（脚注2）ただし，厳密にはこれは情報伝達を目的とした直説法的な発話についての分析であり，聞き手に行動を促す命令的な発話などの事例も射程に入れる場合には分析の修正が必要となる。本稿では直説法的な事例のみを取り上げることにする。

（1）Ｓはある聞き手Ａにｐと信じさせようと意図しており，かつ

（2）Ｓは自分が意図（1）を持っているとＡに認識させようと意図しており，かつ

（3）Ｓは，Ｓが意図（1）を持っていると認識することがＡにとってｐと信じる理由となることを意図している<sup>（脚注3）</sup>

　この分析によれば，例えば私が「これから雨になるよ」と言うことで〈三木那由他はきょう買い物に行きたくない〉と意味するというのは，（1）私が聞き手に〈三木那由他はきょう買い物に行きたくない〉と信じさせようと意図し，かつ（2）自分がそうした意図を持っていると聞き手に気づかせようとも意図していて，しかも（3）聞き手に〈三木那由他は自分がきょう買い物に行きたくないのだと私に信じさせようと意図していて，ということはきっと本当にきょう買い物に行きたくはないのだろう〉と思わせようとも意図していることと同値だとされる。このように，話し手の意味の成立条件をもっぱら話し手の意図という概念に基づいて与えようとする立場を，「意図基盤意味論（intention-based semantics）」と総称する<sup>（脚注4）</sup>。

　だが，この分析には大きな問題があることが知られている。無限後退の問題である。この問題ははじめ Strawson（1964）で指摘され，のちに Schiffer（1972／1988）でより詳細に提示された。それによれば，Grice（1957）の分析で要求されている（1）〜（3）の意図を話し手がすべて持っていたとしても，（2）を聞き手に気づかせようという意図や（3）を聞き手に気づかせようという意図を話し手が持っていない場合には，話し手の意味は成立しない。それゆえ，（1）〜（3）だけでは話し手の意味の十分条件は与えられておらず，（2）や（3）に気づかせようという新たな意図が必要となるが，この新たな意図についても，それを気づかせようという意図を話し手が持っていない事例を考えると同様の反例が生じる。このプロセスは原理的には無限に続けられるため，Grice（1957）のような分析はそうした反例に対処するために無限に多くの条件を次々と付け足していかざるを得ず，分析が終わることはない。これが話し手の意味の分析について指摘される無限後退の問題だ。

---

（脚注3）グライス自身による定式化については，Grice（1957, pp.219-220, 邦訳 pp.233-235）を参照のこと。

（脚注4）厳密に言うと，意図基盤意味論は言語表現や記号が持つ規約的意味を含め，広くさまざまな意味を話し手の意図という概念によって分析する立場を指し，話し手の意味の分析はその一部をなしている。また「意図基盤意味論」という用語はグライス自身によるものではない。私の知る限りでは，この言葉は古くは Schiffer（1982）で用いられている。意図基盤意味論の概観については Borg（2006）も参照のこと。

意図基盤意味論の論者たちはそれぞれの仕方でこの問題を解決しようとしてきた。Grice（1969）では，特定のタイプの意図を話し手に禁じる条件を課すことで，ストローソンやシファーが指摘した種類の反例を一挙に退けられるのではないかという方針が検討されている。Schiffer（1972／1988）はグライスの議論では問題が解決されないと論じたうえで，「相互知識（mutual knowledge）」という概念を用いた独自の解決策を提案しているが，これもまた Harman（1974）によって問題の解決に失敗していることが指摘された。それ以降にもさまざまな試みがなされたが，この問題を解決する方法はいまだに考案されていない[脚注5]。

　本稿では意図基盤意味論についてこれ以上の検討はせず，三木（2019a）で提案した共同性基盤意味論という代案の紹介へと直ちに移りたい。ただ，「Ⅲ」との関連する限りでの意図基盤意味論の特徴を述べることは有益である。意図基盤意味論は，話し手が発話によって何を意味しているかは話し手の意図によって決まるという側面を含んでいる。それは言い換えると，話し手が発話によって何を意味しているかを決めるのは話し手自身であるということだ。もちろん，Donnellan（1968）で指摘されているように，話し手がどのような意図を形成しうるかという点については一定の制約がありうる（私たちはどう頑張っても実現の見込みがないことを真面目に意図することはできない）。しかし関連する意図を形成できる限りにおいては，話し手が何を意味しているかの決定権は話し手にあるということを，意図基盤意味論は含意する[脚注6]。共同性基盤意味論において，こうしたことは成り立たない。話し手が意味していることの決定権は話し手にも聞き手にも独占されず，むしろ両者の相互調整によって決定されるということを，共同性基盤意味論は含意する。

## ２．共同性基盤意味論

　共同性基盤意味論はギルバートの提唱する「共同的コミットメント（joint commitment）」という概念を利用して，話し手の意味の分析を与える。共同的コミットメントとは「複数の人々のコミットメント」（Gilbert 2002, p. 31）である。より具体的には「共同的コミットメントはすべて何かを一体になって（as a body）お

---

（脚注5）この問題の解決を目指したその他の試みについては三木（2019a）を参照のこと。また，意図基盤意味論の基本的前提から無限後退問題が論理的に帰結すること，それゆえ意図基盤意味論を採用する限りこの問題の解決は不可能であることを三木（2019a, 2019b）では論じている。

（脚注6）三木（2019a, 2019b）では，話し手の意味する内容が話し手の命題的態度によって決定されるという想定を「話し手の意味の表象主義」と呼び，まさにこれが無限後退問題を引き起こす前提の一つであると指摘した。

こなうことへの共同的コミットメントであり，ここでの『何かをおこなう』は信念のような心理状態，行為の規則や原理の受容などといったものを含むくらいに広く解釈される」（Gilbert 2002, pp. 32-33）とされている。さらにまた，ギルバートはこれを「目下の目的を備えた単一の物体を可能な限りエミュレートするような仕方で振る舞うよう参加者に促す指令」（Gilbert 2002, p. 33）であるともしている。

　ギルバートが好んで取り上げる例に，ふたりのひとが一緒に歩くというものがある。これをもとに共同的コミットメントについて説明する。ＡとＢというふたりの人物が一緒に歩いている場面とただ同じ速度，同じ方向で，一定の距離的な近さを保ったままそれぞれ歩いているだけである場面とを比較すると，ＡとＢがいずれの場面でも外から記述する限りではまったく同じ動きをしていたとしても，ふたつの場面には確かに違いがある。多くの論者がこの違いを意図の違いに起因するものと見なすが[脚注7]，ギルバートはそうではなく，規範的な観点から違いを論じる（Gilbert 2002, pp. 24-26）。

　ＡとＢが一緒に歩いているのであれば，ＡがＢに何も告げずに勝手に帰宅しようとし始めたなら，Ｂには「なぜそんなことをするのか」などと非難する権利が生じるだろう。同様のことはＡとＢを逆にしても言える。そして非難の権利が生じるということを裏返せば，相手に非難の権利を与えないためには一定の方向性にそった振る舞いをしなければならないということであり，言い換えればＡとＢの両者にはそうした義務が生じているということでもある。一緒に何かをする人々は，こうした相互的な権利と義務によって結びついていると考えられる。

　ギルバートは，この相互的な権利と義務が，ＡとＢの形成した共同的コミットメントからの帰結として生じていると考える（Gilbert 2002, pp. 34-35）。ＡとＢが一緒に歩くとき，ふたりは一体になって歩くことへの共同的コミットメントを形成しており，これは言い換えると，〈歩くという目的を備えた単一の物体を可能な限りエミュレートするような仕方で振る舞う〉という指令のもとで両者が行動する，ということである。つまり，ＡやＢといった個人とは異なる，あえて言えばＡ⊕Ｂのような主体[脚注8]があり，ＡとＢはまるでそうした主体の手足のように振る舞うことによって，この主体が歩いているという事態を現出させるよう方向づけられているのである。これを実現・維持するためにＡとＢは個人レベルの行為に関わる一定のコミットメントをも負うことになり，それとともにそうしたコミッ

---

（脚注7）Bratman（1993），Searle（1990），Tuomela（2005），Tuomela & Miller（1985）などが典型である。
（脚注8）Gilbert（1989）などにおいてこれは「複数形主体（plural subject）」と呼ばれている。

トメントに反する振る舞いをして A ⊕ B の実現・維持を揺るがすようなことをしたならば，相手にそれを非難する権利が生じるようになる。

　共同性基盤意味論は，コミュニケーションの核を一定のタイプの共同的コミットメントの形成に見る枠組みである。具体的には，話し手が p と意味し，聞き手がそれを理解したとき，話し手と聞き手は〈話し手は p と信じている〉と一体となって信じることへの共同的コミットメントを形成すると考える（三木，2019a，pp. 205-206）。ギルバートは共同的コミットメントの形成には各参加者からの個人的な準備（personal readiness）の表明が必要だと考えており（Gilbert，2002，p. 33），三木（2019a）ではそれをもとに，話し手の意味とは〈話し手は p と信じている〉と一体となって信じることへの共同的コミットメントに対する，話し手側からの準備の表明なのだと論じている（p. 210）。話し手の発話を受けて聞き手側からも準備の表明（相槌，返答など）があったなら，話し手と聞き手は当該の共同的コミットメントを形成することになる。本稿では詳細は割愛するが，三木（2019a）の 5 章ではこの共同性基盤意味論が意図基盤意味論に生じる無限後退を，少なくとも同じように問題のある仕方では生じさせないということが論じられている。

　この共同的コミットメントを形成したとき，話し手と聞き手は個人レベルの行為に関わる派生的なコミットメントを負うことになる。三木（2023）では，この派生的なコミットメントは話し手と聞き手において別様に生じると論じた。具体的には，話し手は p ということへのコミットメントを負い，聞き手は話し手が p へコミットしているということへのコミットメントを負う，としている（脚注9）。「これから雨が降るよ」と言うことで，〈三木那由他はきょう買い物に行きたくない〉と私が意味するという先の例を再び取り上げよう。私の友人が聞き手であるとして，友人がこの発言を受けて理解を表明したとき，私と友人は〈三木那由他は自分がきょう買い物に行きたがっていないと信じている〉と一体となって信じることへの共同的コミットメントを負う。このとき，私は〈三木那由他はきょう買い物に行きたがっていない〉ということへの派生的なコミットメントを負い，友人は〈三木那由他は〈三木那由他はきょう買い物に行きたがっていない〉ということへのコミットメントを負っている〉ということへのコミットメントを負う。それゆえ私がこのコミュニケーションのあとでうきうきと買い物へ行く準備をしたならば，友人に「嘘をつ

───────────────

（脚注9）これは言い換えると，話し手は（実際に信じているかどうかはともかくとして）p と信じているかのような振る舞いをすることにコミットし，聞き手もまた（実際に信じているかどうかはともかくとして）話し手が p と信じているかのような振る舞いをすると信じているかのような振る舞いをする，ということである。

いたの？」などと非難されるリスクを負うであろうし，友人が私と買い物に行く準備を平然と続けたなら，私に「ちゃんと話聞いてる？」などと非難されるリスクを負うことになる。共同性基盤意味論において，コミュニケーションの中核はこうした相互の規範性にあると考えることになる。

　前節の末尾では，意図基盤意味論において話し手が意味する内容の決定権は話し手にあると指摘した。共同性基盤意味論においては，共同的コミットメントの内容が話し手の意味する内容を決定するため，原則的には話し手と聞き手のいずれにも独占的な決定権はない。従って，話し手自身でさえ自分が何を意味しているかを完全に決定することは必ずしもできない。このことから含意されるのが，次節で述べる意味の占有という現象の存在である。

## Ⅲ　譲歩的共同行為と意味の占有

　前節では，意図基盤意味論と共同性基盤意味論という二つの立場がコミュニケーションをどう捉えているかを述べた。本節ではコミュニケーションを捉える枠組みに共同性基盤意味論を採用した場合に生じる帰結として，意味の占有という現象について論じる。そのためにまず，コミュニケーションに限らず，複数のひとが何かを一緒にするという共同行為（joint action）にまつわる一般的な事象として，Miki（2022）で論じた譲歩的共同行為（concessive joint action）を紹介する。そのうえで，これを共同性基盤意味論と結びつけることで，意味の占有について論じる。

　譲歩的共同行為とは，複数の参加者が共通の目的をもとに共同行為を始めながら，ある参加者がその最初に共有された目的から逸脱した振る舞いをおこない，しかし他の参加者がそれに対する非難を向けずに譲歩することによって，当初とは異なる目的が達成されることになる場合の共同行為である（Miki, 2022, p. 29）。次の例が譲歩的共同行為に当たる。

　　【しぶしぶ買い物】Ａが「公園へ散歩に行こう！」と言い，Ｂはそれを受け入れる。その途中で，Ａはアクセサリーショップを見つけ，Ｂの許可を得ずに入っていく。Ｂは「公園に行くんじゃなかったの？」と言うが，Ａは「行くよ。でもちょっとだけ。ピアスを買いたいんだ」と答える。Ｂは譲歩するが，５分後に改めて言う。「行こう！」Ａは同意する。公園に着く前に，Ａはまた立ち止まり，パン屋に入っていく。Ｂは「公園に行くんでしょ？」と叫ぶ。Ａは「行くよ。でも明日のパンを買わないと」と言い返す。Ｂはまた譲歩する。その買

い物が終わり，ふたりは公園に向かうが，今度はBが立ち止まり，Aに言う。「あなたは欲しいものを買ったんだから，私だって買い物をしていいよね？」Aは「私の買い物が終わったら公園にいくはずだったでしょ」と反論するが，結局は譲歩する。数時間が経ち，ふたりは両手に買い物袋を抱え，公園に行くには疲れ切っている。Aは「公園に行く予定だったけど，よかったら，……別の機会にしない？」と訊く。Bは同意し，「きょうは買い物の日，ということで」と言う。(ibid.)

　このふたりは〈公園へ散歩に行く〉という目的を共有して共同的な活動に取り掛かるのだが，しかしその途中でAがその目的に反する振る舞いを始める。Bは咎めようとするがうまくいかず，結果的に譲歩してしまい，ふたりは当初の目的とは違う，〈Aがアクセサリーショップで買い物をしたあとで公園へ散歩に行く〉といった目的に基づく共同的な活動へと連続的に移行してしまう。こうした逸脱と譲歩が繰り返された結果，ふたりは最終的に〈買い物をする〉という当初とはまるで違う目的を達成し，共同的な活動を終える。このとき，ふたりは〈公園へ散歩に行く〉という目的の共有から出発しながらも，最終的には〈買い物をする〉という共同行為を達成したことになる，とMiki（2022）では論じている。

　Miki（2022）では，共同行為に関する複数の哲学説を検討するために「目的の共有」という言い回しを採用しているが，本稿の文脈ではこれを共同的コミットメントとして理解することができる。

　Miki（2022）ではこの事例をこのように記述することへの正当化やありうる反論への応答も試みられているが，本稿ではそれには踏み込まない。重要なのは，譲歩的共同行為と譲歩のない一般的な共同行為を区別する特徴など，その行為の開始時点にはない，ということだ。例に出てくるふたりが行為の開始時点においてはともに真面目に公園へ散歩に行くという目的を共有していて，そのために適切な心理やコミットメントを形成していたとしても，この例で起きたような逸脱や譲歩がその遂行の過程でさまざまな偶然の事情から生じないと保証することはできない。従って，共同行為の開始時点において，その共同行為がいかなる共同行為であるかを決めるものはない，ということを譲歩的共同行為の存在は示している。

　ここで注目すべきは，逸脱と譲歩が起き，共同行為がそのアイデンティティを変化させる過程において，それでもなおその共同行為の参加者のあいだでは一定の共同的コミットメントが維持され続けるということである。先の例におけるAがアクセサリーショップに行ったとき，AはBと，形成していたはずの共同的コミッ

トメントに反する振る舞いをしており，それゆえにBには非難の権利が生じていた。しかし，Bはその権利を行使しようとしながらもうまくいかず，譲歩をした。けれどだからといって，AとBのあいだに共同的コミットメントが何もなくなったわけではなく，Aがそのまま勝手に帰ったり，あるいはBがAを無視して公園に向かったりしたならば，相手から非難されるリスクを負うであろうし，またその非難には一定の正当性がある。

　この点は，共同的コミットメントに階層構造を与えることでうまく理解できる。共同的コミットメントへの言及を内容に含まない共同的コミットメントを一階とし，n階の共同的コミットメントへの言及を内容に含む（そしてそれ以上の階の共同的コミットメントへの言及を含まない）共同的コミットメントをn+1階とする。【しぶしぶ買い物】の例において，AとBはこの共同行為の開始時点において，〈一体となって公園へ散歩に行く〉という一階の共同的コミットメントと，〈一体となって自分たちがある一階の共同的コミットメントを形成していると信じる〉という二階の共同的コミットメントを形成しているとしよう。一階の共同的コミットメントからの逸脱と譲歩が生じたとき，それでもなお二階の共同的コミットメントは機能し，AとBは勝手に帰宅したりはせず，あくまで一階の共同的コミットメントがあるという体裁を繕うことへと方向づけられるようになり，そのためにもとの一階の共同的コミットメントとは違うものであったとしても，何らかの互いに妥協しうる一階の共同的コミットメントが存在する状況を実現しようとする。そのように考えることで，【しぶしぶ買い物】事例をうまく捉えることができるだろう。こうした二階の共同的コミットメントのゆえに，ふたりは逸脱と譲歩のただなかにおいてさえある種の相互的な義務と権利を負い続けていると考えられる。Miki（2022）では，行き違いのゆえに初めに一階の共同的コミットメントがそもそも形成できていないにもかかわらず二階の共同的コミットメントは形成されていて，それゆえに事後的に一階の共同的コミットメントが調整されるかたちで共同行為が遂行される事例も挙げ，これも譲歩的共同行為の一種と捉えられると論じている（pp. 35-36）。

　さて，【しぶしぶ買い物】では，AとBのあいだに何らかの力の差があるとは想定されておらず，両者のいずれも共同的コミットメントからの逸脱と相手の逸脱に対する譲歩をおこなっていた。しかし，現実の状況においては，ともに何かをするふたりのあいだで力の差があり，そのために一方が他方に比べて譲歩への強いインセンティブをとりわけ持つ場合がある。【しぶしぶ買い物】の例をわずかに修正し，Aが厳格な上下関係を重んじる会社の上司であり，Bが部下であるとしよう。AとBは【しぶしぶ買い物】のときと同じように，〈一体となって公園へ散歩に行く〉

という共同的コミットメントを形成し，それに基づいて行為を始めたとする。そしてまた同様の仕方で，Aはそのコミットメントから逸脱し，買い物を始めたとする。しかしAとBのこの力関係のもとでは，Bは【しぶしぶ買い物】の場合以上に，Aに対して非難の権利を行使しづらくなるだろう。逆に，Bが当初のコミットメントから逸脱したときには，Aは容易にそれを非難し，Bの逸脱を撤回させることができる。こうした状況で譲歩と逸脱が生じ，譲歩的共同行為が成立したならば，それはBよりもAにとって都合のいいものとなりやすいということが容易に想像できる。ポイントとなるのは，共同的コミットメントからある参加者が逸脱したとき，ほかの参加者にはそれを非難する権利は生じるが，それを実際に行使する，行使できるとは限らないということである。そしてその権利が行使されなかったならば，その逸脱は容認されることになるのだ。そのような容認は，参加者が対等である場合にも生じうるが，参加者間で力の差があるときにより起こりやすくなるだろう。

さて，共同性基盤意味論において，コミュニケーションは話し手と聞き手のあいだに〈話し手はpと信じている〉と一体となって信じることへの共同的コミットメントをもたらすものと捉えられる。三木（2019）では十分に論じられていないが，この見解の重要な特徴は，それが話し手と聞き手の将来の行為へと焦点を当てているという点にある[脚注10]。すなわち，発話の時点において話し手や聞き手がどのような心理や情報を持っていたかではなく，形成された共同的コミットメントを維持するために発話の時点以降の話し手と聞き手はどのように振る舞うことになるのかに目を向けることになる。そして話し手と聞き手はその共同的コミットメントに従って，相互的な権利と義務の結びつきのもとで，必要に応じて互いの振る舞いを非難しながら，行為を相互に調整していくことになる。重要なのは，コミュニケーションの成立はその後の共同行為の出発点なのであり，何らかの共同行為の終わりではない，ということだ。それゆえ，コミュニケーションによって始まる共同行為も譲歩的になる余地を持つ。

コミュニケーションがもたらす共同的コミットメントは，〈話し手はpと信じている〉と一体となって信じるという内容を持つとされていた。この共同的コミットメントに従った話し手と聞き手のその後の振る舞いの中で逸脱と譲歩が起きたならば，この共同的コミットメントとは違う共同的コミットメントへのずれが生じることになる。すなわち，pとは異なる命題qについて，〈話し手はqと信じている〉と一体となって信じるという共同的コミットメントが話し手と聞き手に採用される

---

（脚注10）三木（2023）では，これがコミットメント概念を採用することの意義のひとつであると論じている。

場合があるということである。すでに述べたように，これは最初の共同的コミットメントが終わり，いったん両者が自由になったうえで新たな共同的コミットメントが採択されるということではない。この間，この両者は二階の共同的コミットメントを保ち続けている。それゆえ，話し手か聞き手のいずれかが当初の共同的コミットメントから逸脱したとしても，このふたりは何らかの命題 q に関して，〈話し手は q と信じている〉と一体となって信じるということへの一階の共同的コミットメントへと互いに妥協するべく動機づけられることになる。もちろん，非難の権利が行使され，それがうまくいき，もとの共同的コミットメントが維持される場合もある（q=p）。だがそうではなく，q が p と異なる命題となる場合もあり，しかもその共同的コミットメントが話し手と聞き手の一方にとって都合が悪いにもかかわらず，他方が持つ力のゆえに非難の権利が行使できず，やむをえず採用される場合もある。このとき，話し手が何を意味しているかという，本来は話し手と聞き手の相互的調整の中で決定されるべき事柄が，話し手と聞き手の一方に権利がもっぱら委ねられるかたちで決定されることになる。これを「意味の占有」と呼びたい。

　意味の占有をもたらす力関係の差は，さまざまな事情から生じうる。例えば話し手が銃を持っていた場合，聞き手は話し手がかなり理不尽な逸脱をしたとしても，譲歩せざるをえないだろう。話し手と聞き手のあいだに上司と部下，親と子，教師と生徒などといった社会的に力の差のある関係が成立している場合にも，同様のことが起こりうる。また，周囲の人々の協力の有無やアクセスできる情報によって差が生じる場合もある。次章は，具体例をもとに実際に意味の占有として捉えられる現象が存在することを論じる。

# IV　事例の検討

　まず Bettcher（2013）の記述を取り上げたい。ベッチャーは次のように述べている。

　　さて，自らをアイデンティティのもとに位置づける「私はトランス女性だ」という主張を考えてみよう。しばしば支配的な文化の文脈において「トランス女性」という表現は「女性として生きる男性」を意味するものと理解される。これはあるひとが単に表現の意味を誤解しているという事例なのだろうか？　そうではない。そのような意味が多くのひとに，それどころかメディアや法執行機関，家庭内暴力やホームレスのシェルターなどにも頻繁に受容されている

のだから。だが私がこの表現（「私はトランス女性だ」）を主流ではないトランスの文化において使うとき，この表現は率直に言ってそのようなことを意味しない。(Bettcher, 2013, p. 235)

　ベッチャーは，トランスジェンダーコミュニティにおいて「トランス女性（trans woman）」という語は別の使われかたをしていると指摘する（Bettcher, 2013, pp. 240-241）。すなわち，①あるひとが端的に「女性」であるか「男性」であるかの判断が先になされたうえで「トランス女性」といった言葉が適用されるのではなく，まず基本表現として「トランス女性」が適用され，さらに②トランス女性であることは女性であるための十分条件として理解される，というのである。
　この引用では，同じ発話に対するふたつの解釈の可能性が語られている。支配的な文化においては「トランス女性」であるかどうかを問われる前に「女性」であるかどうかを問われ，しかもそれはトランスジェンダーを考慮しない基準のもとで判断される（例えば外性器の形状や性染色体の型，出生時の判別を記載した書類など）。そのうえで，「男性」が適用される相手が，それにもかかわらず女性として暮らしていたならば，「トランス女性」が適用される。しかしトランスジェンダーコミュニティでは，まずあるひとが「トランス女性」であると言われ，「それゆえ女性である」と推論されることになる。こうした違いから，「私はトランス女性だ」は支配的な文化において〈話し手は男性である〉を意味の一部とし，他方でトランスジェンダーコミュニティにおいては同じ発話が〈話し手は女性である〉を意味の一部にしていることになる。
　さて，一方が「支配的な文化」であり他方が「主流でない文化」である場合，前者に属す人々は後者に属す人々との会話において，一般的に意味の占有をおこないやすくなる。仮に「支配的な文化」に属するＡと，トランスジェンダーコミュニティに属するＢが会話をしているとしよう。そしてＢが「Ｃはトランス女性だ」と言ったとする。それによってＡとＢは〈ＢはＣがトランス女性であると信じている〉と一体となって信じることをその内容の一部とするような共同的コミットメントを形成したとする。ただし，支配的な文化に属するＡは，これが〈ＢはＣが男性であると信じている〉と一体となって信じることへの共同的コミットメントを包含すると認識するが，ＢはＡと自分が〈ＢはＣが女性であると信じている〉と一体となって信じることへの共同的コミットメントを結果的に形成したものと理解している。このとき，ふたりは〈ＢはＣがトランス女性であると信じている〉という同じ命題に同意するであろうが，ふたりが形成した相互的な規範の内実については理解が

食い違っており，それゆえ互いに規範的に期待するその後の行為にもずれが生じる。

こうしたずれは，例えばＡが，「このあいだのあれって，Ｃさんが本当は男性だってことだったんだね」などと言い出した場合に露わになる。Ｂはこれを共同的コミットメントに反する言動として非難するだろうが，Ａはそうした非難そのものがむしろＢ本人の言に反する発言だと非難するだろう。そしてそうした状況が生じたなら，一階の共同的コミットメントの調整が始まる。この場面で，むろんＢはＡの理解に異を唱えうるし，ＡがたまたまきちんとＢの話を聞き自分の認識を修正する人物であったということもありうる。だが，Ａがさまざまなメディアを通じていかに「トランス女性」が男性を指してきたかを語り，「トランス女性」という言葉を使った以上，Ｂとのあいだには〈ＢはＣが男性であると信じている〉と一体となって信じることへの共同的コミットメントがもともと成立していたのであり，共同的コミットメントに反しているのは自分ではなく，Ｃを「トランス女性」と呼びながら女性扱いしようとするＢなのだと言い，Ｂを非難し始める可能性もある。その場合，Ａが支配的文化に従った理解をしている以上，Ａには自分をサポートする情報も豊富に得られる。他方で，Ｂは支配的な文化から外れてしまっているために，Ａと共有できる材料が相対的に少ない。それは，数が少ないというだけでなく，情報源を示しても，Ａに理解されず相手にされないということもありうる。また周囲の人々の助力も，多くの場面でＡのほうが得やすいだろう。こうした状況で，「Ｃはトランス女性だ」という発言をもとにＢが「Ｃは実は男性だ」と意味していたことにされ，それが広まるとしたら，そこでは意味の占有が起きている。Ｂはそのようなことを意味する気はなかったのに，それでもひとたびこうしたことが起きたならば，ＢはＣが男性であると思っているかのように振る舞うよう周囲に期待され，それに反して「Ｃは女性なのだ」と訴えると，「男が女装しただけで女になると信じている」，「男が自分は女だと言っただけで女になれると信じている」などと理解されたうえで，「あなたの言っていることはおかしい」，「不合理だ」といった非難を受けるようになり，そしてその非難は正当なものと見なされるようになる。このとき，共同的コミットメントに反しているのはＢのほうになってしまっているのである。ここで生じているのは，単に同じ言葉がコミュニティによって違うふうに理解される，ということではない。異なるコミュニティに属すふたりがおこなう会話において，どちらのコミュニティの慣習がより支配力を持ち，その後のふたりの行為の方向性を決定するのか，というコミュニケーションにおける力学が問題なのだ。

意味の占有は単なるその場限りの誤解ではなく，その後の会話参加者の行動を方

向づける規範的な力を持つ点にその重要性がある。たとえ先の例のBにそのつもりがもともとまったくなかったとしても，いま見たような意味の占有が生じたならば，BはCを男性扱いするよう規範的に方向づけられることになり，それに反すると自分の言ったことも理解していない人間として周囲に非難の権利が生じるようになる。これは実際，トランスジェンダーをめぐる「議論」でしばしば起きていることだろう。同様のことはもちろんほかのさまざまな場面でも日常的に生じうる。

　以上，ひとつだけだが意味の占有の例として扱いうるものを挙げた。これらの事例を意味の占有として捉えたならば，社会慣習とその個別の会話との繋がりを具体的に理解できるようになり，またその会話がそれ以降の会話参加者の振る舞いにどのように影響を及ぼすのかを認識することもできるだろう。

# V　結論

　本稿では，コミュニケーションに関する二つの立場として，意図基盤意味論と共同性基盤意味論を挙げ，特に後者を前提として議論を進めた。共同性基盤意味論のもとでは，コミュニケーションは共同的コミットメントの構築を核とした営みとなるが，しかし譲歩的共同行為の例を通じてわかるように，共同的コミットメントはひとたび形成されるとそのまま固定されるようなものではなく，以後のやり取りの中で逸脱と譲歩を通じて姿を変えうる。しかもそれは，参加者間に力関係の不釣り合いがある場合に，その不釣り合いを利用してとりわけ生じやすくなる。その結果として，話し手が意味したことが会話参加者の一部によって一方的に決定されるという意味の占有が生じる。本稿では「トランス女性」という語の解釈をめぐる例を取り上げ，意味の占有がどのように起こり，会話参加者に影響するかを論じた。

　意味の占有という現象の存在を認めるならば，コミュニケーションは常に中立で公平なものではないということになる。私たちはしばしば，力関係において差がある者同士のあいだでもコミュニケーションを通じて相互理解を深め，対等な関係を探っていけると想定している。しかし，コミュニケーションという営みの本性は，それを保証しない。コミュニケーションにそうした役割を期待するならば，それがいつでも意味の占有という暴力的な現象を起こしうる営みなのだと認識し，とりわけ意味の占有を起こす力をより多く持つ者が，それを避けるべく努力しなければならない。コミュニケーションは，決してそれをしさえすればよいというものではないのである。

# 文　　献

Bettcher Talia Mae（2013）Trans women and the meaning of "Woman". In N Power, R Halwani & Soble A（eds.）The Philosophy of Sex：Contemporary readings（6th Ed.）. pp.239-249, Rowman & Littlefield Pub. Inc.

Borg E（2006）Intention-Based Semantics. In Lepore & Smith（eds.）The Oxford Handbook to the Philosophy of Language. pp. 250-266. Oxford University Press.

Bratman ME（1993）Shared intention. Ethics, 104（1）；97-113. Reprinted in Bratman（1999）, 109-129.

Bratman ME（1999）Faces of Intention：Selected essays on intention and agency. Cambridge University Press.

Donnellan KS（1966）Putting humpty together again. The Philosophical Review, 77（2）；203-215.

Gilbert M（1989）On Social Facts. Princeton University Press.

Gilbert M（2002）Acting together. In G Meggle（ed.）Social Facts and Collective Intentionality．pp.53-72．Hansel-Hohenhausen. Reprinted in Gilbert（2014）pp.23-36.

Gilbert M（2014）Joint Commitment：How we make the social world. Oxford University Press.

Grice HP（1957）Meaning. The Philosophical Review，66（3）；377-388．Reprinted in Grice（1989）pp. 213-223.

Grice HP（1958）Postwar oxford philosophy. In Grice（1989）pp.171-180.

Grice HP（1989）Studies in the Way of Words. Harvard University Press.（清塚邦彦訳（1998）論理と会話（抄訳）．勁草書房）

Harman G（1974）Meaning by Stephen R. Schiffer. Journal of Philosophy, 71（7）；224-229.

三木那由他（2019a）話し手の意味の心理性と公共性―コミュニケーションの哲学へ．勁草書房.

三木那由他（2019b）意図の無限後退問題とは何だったのか．科学哲学，52（1）；47-65.

三木那由他（2023）コミットメントの意義と種別―コミットメント概念の活用のために．KLS Selected Papers，5；143-158.

Miki N（2022）Concessive Joint Action：A new concept in theories of joint sction. Journal of Social Ontology，8（1）；24-40.

Schiffer SR（1972／1988）Meaning（Paperback Ed.）. Clarendon Press.

Schiffer SR（1982）Intention-Based Semantics. Notre Dame Journal of Formal Logic，32（2）；119-156.

Searle SR（1990）Collective Intentions and Actions. In Cohen PR, Morgan J & Pollack ME（eds.）Intentions in Communication．pp.401-426. The MIT Press.

Strawson PF（1964）Intention and Convention in Speech Acts. The Philosophical Review，73（4）；439-460．Reprinted in Strawson（1971／2004）pp.149-169.

Strawson PF（1971／2004）Logico-Linguistic Papers.（2nd Ed.）Ashgate.

Tuomela R（2005）We-intention revisited. Philosophical Studies, 125；327-369.

Tuomela R & Miller K（1985）We-Intentions and Social Action. Analyse & Kritik，7；26-43.

# 4

# 共感と非人間化

八重樫　徹

## I　はじめに

　優れた「ユダヤ人ハンター」に私がなれたのは，多くのドイツ兵と違い，ユ
ダヤ人のように考えることができるからです。多くのドイツ兵はドイツ人のよ
うに考えることしか，より正確に言えばドイツ兵のように考えることしかでき
ません。ドイツ人の気質を動物に譬えるなら，抜け目ない捕食者である鷹です。
それに対して，ユダヤ人の気質を動物に譬えるなら，鼠です。〔……〕私は鼠
に譬えることを侮辱だとは思っていません。〔……〕ユダヤ人を匿っていると
思われる家をドイツ兵が捜索する。鷹はどこを見るでしょうか？　納屋や屋根
裏や地下室を捜すでしょう。つまり自分だったらここに隠れると思う場所を捜
すのです。しかし，鷹が思いつかない場所は沢山ある。〔……〕私には分かり
ます。尊厳を捨てた人間はとてつもない真似をする。（強調引用者）

　これはクエンティン・タランティーノ監督の映画『イングロリアス・バスターズ』
(2009) の印象的な悪役，ハンス・ランダの台詞である。ナチス親衛隊大佐である
ランダは占領下のフランスでユダヤ人を見つけ出して拘束（ないし殺害）する任務
についている。彼は酪農家ラパディットを訪ね，はじめはフランス語で愛想よく語
りかける。ラパディットが英語を話せると知ると，会話を（潜伏しているユダヤ人
の家族に聞かれないために）英語に切り替えることを提案し，右のような自慢話を
する。ラパディットがユダヤ人家族を匿っていることを自分は知っており，言い逃

れはできないということを暗に含め，彼を威圧するためである。会話の終わりにランダはラパディットの目をじっと見て，ユダヤ人家族が床下に隠れていることを自分は知っていると告げ，正確な場所を指差すよう命じる。ラパディットは観念してその場所を指差す。ランダは再びフランス語で，愛想よく別れを告げると，外で待機していた兵士たちに（ドイツ語で）指示する。兵士たちは家に入り，その場所に機関銃の乱射を浴びせる。

　タランティーノ監督の漫画的とも言える作風は周知のとおりであり，『イングロリアス・バスターズ』もその例に漏れない。中でもランダはとりわけ極端に造形されたキャラクターであり，現実にいそうな人物とは言い難い。しかし，彼の台詞からは人間一般にあてはまるかもしれないいくつかの観察を引き出すことができる。それは，他人を人間以下の存在として扱うこと（これを非人間化と呼ぶことにする）と，他人の考えを理解すること（これを認知的共感と呼ぶ）に関する観察である。

　第一に，非人間化はかならずしも人間を人間ではないものとして扱うことではない。ランダはユダヤ人を鼠に譬えているが，文字どおりに鼠として扱っているわけではない。実際，引用の末尾ではユダヤ人を「尊厳を捨てた人間」と呼んでいる。

　第二に，他人を人間として扱うことは，かならずしも他人を自分と対等な尊厳を持った存在として扱うことではない。ランダはユダヤ人を人間とみなしてはいるが，他のドイツ軍人と同じく，ユダヤ人に尊厳を認めず，生きる価値のない人間とみなしている。

　第三に，認知的共感は，他人を効果的に追いつめ傷つけたり殺したりするための手段になることもある。ランダが自負しているとおり，他人の思考や感情やニーズを正確に理解する高い認知的共感能力が彼を「有能な」ユダヤ人ハンターたらしめているのである。

　本章の議論の背景をなす大きな問いは，「共感の道徳上の役割はどのようなものか」，つまり「他人に共感することは私たちは道徳的な意味でよく生きることにどのように寄与するのか」というものである。これは倫理学と道徳心理学で扱われてきた問いであり，互いに対立するいくつもの見解が存在する難問である。これについて考える一環として，本章は他人を人間として扱うことと共感の間の関係に焦点を当てる。その際，二種類の「人間扱い」を区別し，さらに二種類の共感を区別する。その上で，一般に信じられていることに反して，他人を自分と同等の価値を持った存在として扱うこと（人間扱い2）にとって，他人の情動を感じとること（情動的共感）は積極的な寄与を果たさないことを，Bloom（2016）の見解を踏まえながら論じる。そして，共感に頼らずに人間扱い2を促進するための方法を，筆者が専門とする初期現象学の知見を援用しながら論じる。

## Ⅱ　人間扱いと共感を細かく切り分ける

### 1．人間扱い１——他人を人間的行為者として扱うこと

　ランダはユダヤ人をある意味で人間として扱っていた。殺されたくないという
ニーズを持ち，そのために知恵を働かせ，ときには追いつめる側であるドイツ人に
は思いつかないような大胆な手段を用いる，「尊厳を捨てた人間」として。これは
ミニマルな意味における人間扱いだとは言える。それは他人を人間的行為者として
扱う態度である。より詳細に言い換えれば，他人を（自分と同じように）信念や欲
求や感情を持ち，（ある程度）合理的に推論し行為する存在としてみなす認知的態
度である。これを「人間扱い１」と呼ぶことにしよう。

　人間扱い１は他人を生物種としてのヒト，つまりホモ・サピエンスとみなすこと
と同一ではない。目の前の相手をヒトとはみなしているが，人間的行為者とはみな
していない場合を考えることができるからである。乳幼児や植物状態の患者に対す
る態度がその例になるだろう。

　人間扱い１はある種の相互行為や共同行為の前提となる。約束を交わす，政治的
問題について議論する，共著論文を書くなどの（高度な）相互行為および共同行為
は，互いを人間的行為者として扱うことを前提とする。

　また，人間扱い１は相手に対してある種の情動を抱くための前提にもなる。私た
ちは，自分が人間的行為者とみなしている他人から危害を受けた時には，憤りを覚
え，非難や報復へと動機づけられるのが普通であり，それは場合によっては正当で
もある（そうした感情と動機から行動を起こすことまでは普通でも正当でもないか
もしれない）。これに対して，猫に手を引っ掻かれた場合のように，人間的行為者
とみなしていない相手から危害を受けた時には，カッとなることはあっても，人間
に対して抱くような憤りを覚えたり，非難や報復へと動機づけられるのは，普通で
も正当でもない（動物に対しても報復行動をする人はいるが，それはおそらくつね
に不当である）。危害に対して憤りを覚えるような，人間的行為者に対してしか通
常は向けられない情動的態度を，Strawson は反応的態度と呼んでいる（Strawson,
1962）。

　逆に言えば，人間扱い１は，人が他人とともにおこなう活動や，他人に対して向
ける情動的態度によって表出される。つまり，ＡがＢと高度な相互行為ないし共
同行為をおこなったり，Ｂから受けた危害に対して憤りを覚えたりしているなら，
ＡはＢを人間扱い１していると考えるのが妥当である。

## 2．人間扱い２──他人に対等な価値を認めること

これに対して，他人を自分と対等な価値を持った存在として扱うことを人間扱い２と呼ぶことにしたい。これが人間扱い１とは異なる態度であることは容易に見て取れるだろう。他人を人間的行為者として扱うこと（人間扱い１）は，同じ相手を自分と対等な価値を持った存在として扱うこと（人間扱い２）を含意しない。例えばランダはユダヤ人を前者の意味では人間として扱っているが，後者の意味では人間として扱っていない。

しかし，人間扱い２が正確にはどのような態度なのかという点はさらなる明確化を必要とする。他人に自分と対等な価値を認めるとはどういうことなのか。そこで認められる価値とはどのような種類の価値なのか。人は他人を，何らかの能力や社会的地位などの点で自分よりも劣る者として見下すことがある。「あいつは仕事ができない」とか「あいつは頭が悪い」とか「あいつは育ちが悪い」などと言う場合である。しかし，このような仕方で相手を見下す時，かならずしも人は相手を人間扱いしていないとは言えない。

人間扱いしていないと言われるのは，しばしば「尊厳」と呼ばれるような，すべての人間が持っていると（近代以降の社会では）想定される道徳的地位を相手に認めない場合である。この意味で特定の個人や集団を人間扱いしない態度を人がとる典型的なケースとしては，奴隷制，人種差別，性差別や性的マイノリティへの差別，そして戦争やジェノサイドが挙げられる。こうした態度は通常「非人間化（dehumanization）」と呼ばれている（Smith, 2011；Kronfeldner, 2021）が，人間扱い１しない態度との区別が曖昧になるので，ここでは非人間化という語は使わず，一貫して「人間扱い２しない態度」と呼ぶことにする。

他人を人間扱い２しない態度は，その態度が向けられる個人や集団にしばしば明確かつ甚大な危害をもたらす。まず，そうした態度はさまざまな侮辱的な扱いや暴力を動機づける。その極端なかたちはジェノサイドである。ルワンダでのツチ族（およびフツ族穏健派）に対する大虐殺（の一部）は，ツチ族を貶め攻撃を煽るラジオ放送を聞いたフツ族の市民によっておこなわれたことが知られている。そうした放送ではしばしばツチ族を，現地語でゴキブリを意味する言葉で呼んでいた（Tirrell, 2012）。また，この例が示すように，他人を人間扱い２しない態度は，個々人がそれを持つだけでなく，社会の中で多くの人に共有されることがある。そうした場合には，侮辱や暴力を動機づけるのとは別種の危害をもたらすことがある。ある集団を人間扱い２しない態度が多くの人に共有されている社会では，その集団を劣った社会的地位に置くヒエラルキーが固定化される。つまり格差が常態化し正統化され

る。要するに，他人を人間扱い2しない態度は，構造的差別を生み出し支えるメカニズム（の少なくとも一部）として働くのである。

さて，ランダの例にかぎらず現実の多くの例が，人間扱い1をすることと人間扱い2をしないことが両立することを示している。つまり，特定の個人や集団に対して，人間にしか持てないような心的状態や能力を帰属しながら，同じ相手に自分と対等の道徳的地位を認めないこと，すなわち人格として尊重するに値しない劣った存在として扱うということは，十分に可能である。2023年10月，イスラエルの国防大臣は「私たちは人間のような動物（human animals）と戦っている」と言い[脚注1]，首相は「私たちは野生動物を見た。私たちが直面している野蛮人を見た」と言った[脚注2]。もちろんいずれもパレスチナ人を指している。これらの表現はランダの台詞を思い起こさせる。

他人を人間扱い2しない時，人はしばしば相手を動物に譬える（よく使われるのはネズミやブタやイヌやゴキブリである）が，いつもそうするわけではない。悪鬼や怪物に譬えたり，人形やロボットに譬えたりもする。これらの比喩のニュアンスの違いや，どのような場合にどのような比喩を人は使いがちなのかといったことも興味深いが，ここでは立ち入らない（cf. Haslam, 2006）。いずれの場合にも表現されているのは，相手に尊厳を認めず，奪ったり傷つけたり殺したりしてもよい存在とみなす態度である。そして，そうした態度はたいていの場合，相手を人間的行為者とみなす態度と並存している。言い換えるなら，他人を動物扱いすることはたいてい「鼠のような人間」や「ゴキブリ程度の価値しかない人間」として扱うことであり，悪鬼扱いすることはたいてい「悪鬼のような人間」として扱うことなのである。

## 3．人間扱い1と人間扱い2の関係

人間扱い1と人間扱い2の関係についてもう少し考えてみよう。前者が後者を含意しないことはすでに明らかである。ではその逆はどうだろうか。他人に自分と対等な道徳的地位を認めることは，その他人を人間的行為者として扱うことを含意するだろうか。しないと考えられる。多くの人は人間の乳幼児にも尊厳を認めており，

---

（脚注1） "Israeli Defense Minister Announces Siege On Gaza To Fight 'Human Animals'"（https://www.huffpost.com/entry/israel-defense-minister-human-animals-gaza-palestine_n_6524220ae4b09f4b8d412e0a）（2023年11月17日最終閲覧）

（脚注2） "Wild animals': Israel says Hamas shot children in head, raped young women, burnt people alive"（https://www.firstpost.com/world/wild-animals-israel-says-hamas-shot-children-in-head-raped-young-women-burnt-people-alive-13239092.html）（2023年11月17日最終閲覧）

傷つけたり殺したりしてもよい存在とはみなしていない。だが，赤ちゃんから危害を受けたとき，例えば服を汚されたり，泣き声で睡眠を妨害されたりしたときに，赤ちゃんに対して憤りを覚える人はあまりいない。このことは，多くの人が赤ちゃんを人間的行為者とみなしていないことの証左になる[脚注3]。

　人間扱い1と人間扱い2のあいだに含意関係は認められない。だが，何らかの因果的関係はあるかもしれない。特定の他人や集団に自分と対等の道徳的地位を認めない態度をとることで，その結果として，相手を十全な人間的行為者として扱わなくなることが考えられる。前節で人間扱い2を説明する際に，相手を「奪ったり傷つけたり殺したりしてもよい存在とみなす態度」という特徴づけをした。これはその相手に自分と対等な道徳的地位を認めない態度であると同時に，相手の痛みや欲求やニーズを部分的にであれ無視する態度だとも言える。ナチス・ドイツの将校の中には，ユダヤ人が自分たちと同じように痛みを感じ，悲しみ，家族や友人や財産を大切に思う存在だということを，少なくともある時期においては，考えもしなかった者がいただろう。このように，他人を人間扱い2しない態度は，同じ相手を人間扱い1しない態度を多かれ少なかれ促進すると考えられる。

　その逆の関係も成り立つかもしれない。相模原障害者施設殺傷事件の犯人である植松聖死刑囚（2023年11月現在）は，被害者となった入所者たちを含む重度知的障害者を「心失者」と呼んでいた。この犯人が犯行に至った心の動きは典型的なものではなく，また安易な解釈は避けなければならないが，障害者を人間的行為者として認めない態度が，殺してもよい存在とみなす態度につながったと考えることもできるかもしれない。しかし，たいていの人は，重度知的障害者を（ある程度）人間行為者とみなさない態度をとっていたとしても，自分と対等な道徳的地位を認めない態度はとらない——乳幼児に対してもそうであるように。したがって，他人を人間扱い1しない態度から人間扱い2しない態度への因果関係は，もし認められるとしても，逆の因果関係よりは弱いと考えられる。

## 4．共感と人間扱い

　人間扱いと共感の関係を考える前に，共感と呼ばれる心の働きを必要な範囲で切り分けておきたい。共感という語は複数の異なる働きを包括する名称だと考えられ

---

（脚注3）もちろん，子どもが成長するにつれて親や他の大人はより複雑な心的状態を子どもに帰属するようになるし，危害を受けたときに憤りを覚えるなど，反応的態度をとるようになる。こうした変化は徐々に起こる。このことは，他人に対して人間扱い1をするかしないかは単純なオン／オフの関係にあるのではなく，程度問題だということを示している。

ている。Bloom（2016）や他の論者は，ひとまず認知的共感と情動的共感を区別する。多くの場合，私たちが日常的に共感と呼んでいるのは情動的共感の方である。それは他者の情動のミラーリング，つまり他者が感じていると思われる情動を自分も感じることを意味する。これに対して認知的共感とは，他者の心的状態を理解することであり，マインド・リーディングと呼ばれることもある。人は同じ相手に対して認知的共感と情動的共感を同時に持つことができるが，一方しか持たないこともある。認知的に共感しながら情動的には共感しないことはよくあることである。相手が怒っていることを理解しているが，相手の怒りに同調しないといった場合がこれにあたる。この逆，つまり情動的に共感しながら認知的に共感しない場合がありうるのかどうかは，それほど明らかではない。しかし，先ほどそうしたように，情動的共感を「他者が感じていると思われる情動を自分も感じること」として定義するなら，情動的共感は認知的共感を前提とし，したがって認知的共感を欠いた情動的共感は不可能だと考えるのが自然である。ここではひとまずそのように考えたい。

　さて，まず人間扱い1と共感の関係はどうなっているのだろうか。人間扱い1をしない場合，つまり相手を人間的行為者として扱わない場合には，認知的共感も情動的共感もかなり制限されることになるだろう。相手にある種の欲求や信念を帰属することはできたとしても，推論的思考や複雑な意図を帰属することはできなくなる。つまり，ある種の高度な認知的共感は，人間扱い1をしないこととは両立しない。これと似たことが情動的共感についても言えるだろう。私たちは他人の羞恥心をミラーリングすることがある。つまり，恥ずかしくなるような状況に置かれた人を見て，自分も恥ずかしくなることがある。相手を人間的行為者とみなしていない場合にはこういうことは起こらない。イヌやネコ，あるいは人間の乳幼児が裸でいるのを見て羞恥心を覚える人はほとんどいない。羞恥心を抱くことができるような人間的行為者として相手を扱っていなければ，羞恥心のミラーリングは起こらないということである。このように，ある種の高度な情動的共感も，人間扱い1をしないこととは両立しないと考えられる<sup>(脚注4)</sup>。

　人間扱い2と共感の関係については節を改めて論じることにしたい。

---

（脚注4）Leyens et al.（2000）は情動を，驚きや恐怖や怒りのように比較的単純で動物にも観察される一次的情動と，希望や屈辱感や罪悪感のように複雑で人間に固有の二次的情動に分け，人は二次的情動を内集団には帰属しやすく，外集団には帰属させにくいというバイアスを見出し，このバイアスを外集団に対する下等人類化（infra-humanization）と呼んでいる。

# Ⅲ　共感は人間扱い2を促進するか

　他人に共感することをポジティブに捉える見方の一つに，共感は他人を人格として尊重することを促進する，というものがある。例えばバラク・オバマはかつて，「共感の欠如はわれわれの世界の最大の欠陥」だと語った<sup>(脚注5)</sup>。心理学者 Baron-Cohen は，悪とは共感の欠如のことにほかならないとさえ主張している（Baron-Cohen, 2011）。多くの人が同意するであろうこうした見解こそ，Bloom が標的としたものである。そしてこの見解を本稿の言葉遣いで言い換えるなら，こうなる。他人に対して人間扱い2をしないという意味での非人間化は，他人の情動のミラーリングとしての情動的共感の対極にある心の働きであり，後者を高めることによって前者を乗り越えることができる，と。

　これは本当だろうか。情動的共感は人間扱い2を促進するのだろうか。「もし A が B に対して（十分な）情動的共感を持っていたなら，B に対してあんな酷い扱いはできなかったはずだ」という言い方は馴染みのあるものである。Baron-Cohen によれば，ナチスに欠けていたのは「ユダヤ人犠牲者に対する共感以外の何ものでもない」（Baron-Cohen, 2014）。イスラエルの政府や軍の高官，あるいは兵士に対しても，パレスチナ人への共感の欠如を非難する声が世界中で上がっている。だが Bloom は言う。

　　事態の解決にはもっと共感が必要だと主張する人もいるだろう。イスラエル陣営に関して言えば，カフェに座っていた隣近所の人々のみならず，彼らを傷つけた自爆テロリストにも，またパレスチナ陣営に関して言えば，戦車で家をつぶされた兄弟姉妹ばかりでなく戦車を運転していた兵士にも共感を寄せるべきだ，というわけである。これは聞こえのよい考えかもしれないが，私たちはこれまで，共感がそのようには働かないことを示す証拠を多数見てきた。自分の子供と同程度に敵の子供に共感を寄せるよう人々に求めることは，リンゴと同程度に犬の糞に食欲を感じるよう求めるのと変わらない。それは論理的には可能だが，人間の心の正常な機能を反映するものではない。（Bloom, 2016, 邦訳，p.231）

---

（脚注5）Center for Building a Culture of Empathy, "Barack Obama and a New Spirit of Empathy"（http://cultureofempathy.com/Obama/VideoClips.htm）（2023 年 11 月 17 日最終閲覧）

4　共感と非人間化　**67**

　Bloom によれば，情動的共感はその本性からして，比較的狭い範囲の身近な人々にしか向けられないスポットライト的な心の働きである。他人の立場になって想像力を働かせ，相手が抱いている苦しみや悲しみなどの情動に同調することが，しばしばその相手に対する援助を動機づけたり，暴力性を低減させたりすることがある，というのは確かだろう。そうした効果は，情動的共感が人間扱い２を促進する証拠であるように見える。しかし，情動的共感がスポットライト的な本性を持つのだとしたら，外集団も含めたすべての人に対して人間扱い２をすることには——そもそもそんなことが可能だとしても——情動的共感は役立たないように思われる。

　Bloom はさらに，情動的共感は，比較的近しい人々が被害を受けた時に，加害者への暴力と非人間化が発動するのを助ける働きをすると主張する。こうした負の効果には Adam Smith がすでに気づいていた。

　　　ある人が別の誰かに抑圧されたり傷つけられたりするところを見ると，被害者が感じている苦痛を自分でも感じる共感は，加害者に向けられた被害者の怒りに対する仲間意識を活性化することのみに資するように思われる。そして被害者が反撃に転じるのを見ると喜びを感じて，彼を支援しようとするのである。(Smith, 1759 / 2002, p.82)

　18 世紀になされたこの観察は，パレスチナで起こっていることをテレビやインターネットを通して傍観する第三者が抱きがちな心情を見透かしているかのようである。もう少し古い例を出すなら，2000 年に米国同時多発テロが起こった後，多くのアメリカ人は犠牲者と遺族に共感し，同時にイスラム教徒を非人間化した。オバマや Baron-Cohen の見解——それは多くの人が持っている日常的直観を強調して述べたものだと言える——に反して，情動的共感は非人間化傾向を強める場合もあるのである。

　私は Bloom の議論を全面的に擁護するつもりはないし，ここではそうする必要もない。人間扱い２をしないという意味での非人間化が情動的共感によってキャンセルないし抑制されるという見解を不十分なものとみなすべき理由がある，ということが確認できれば十分である。ここで次に立てるべき問いは，すべての人を人間扱い２することに共感が役立たないとすると，他に何が役立つのか，というものである。

# Ⅳ　共感に頼らない方法

　すべての人を人間扱い２すること，つまりすべての他人に自分と対等な道徳的地位を認めることは，差別をなくしジェノサイドを防ぐために必要なことだと言える。他方で私たちは，建前としてすべての人が等しく尊厳を持つことを信じている場合でも，実践の上では，一部の人を人間扱い２しない態度をとっていることがある。よく知られているように，トマス・ジェファソンは，「すべての人間は平等に造られている」と謳うアメリカ独立宣言を起草した後も，200名を超える数の黒人奴隷を所有していた（早瀬，2017）。このような理念と実践の不一致あるいは建前と本音の不一致は，私たちの多くが抱えているものである。私たちが取り組むべき問題は，すべての人は対等な価値を持つという「建前」に単なる建前以上の実効性を与えるにはどうすればよいのか，という問いとして立てることもできるだろう。

　Bloom が提案するのは，合理的な思いやり（rational compassion）を涵養する道である。彼は思いやりを共感から区別する。思いやりは「他者に対する温かみ，配慮，気遣い，そして他者の福利を向上させようとする強い動機」（Singer & Klimecki, 2014）によって特徴づけられる情動とされる。Bloom によれば，共感がスポットライト的な本性を持ち，特定少数の（たいていは一人の）相手にしか同時に向けられないのに対して，思いやりは同時に多数の人に向けられ得る[脚注6]。その上でBloom は，思いやりを持つために共感は必要ないと主張する。たとえば，雷を怖がる子どもを思いやり慰めるために，その子の恐怖に共感する必要はない。大人は，雷に対する恐怖をいっさい共有することなく，子どもを慰めようとする動機を持つことができる。また，飢えている人を思いやって援助の手を差し伸べるために，飢えの苦しみに共感する必要はない。

　そして，思いやりは理性によって方向を定めることが容易であるという点でも，情動的共感よりも優れている。共感はスポットライト的性格のゆえにバイアスの影響を受けやすく，合理的な熟慮に逆らう傾向を持つ。これに対して思いやりはスポットライト的性格を持たないため，合理的な熟慮によって方向を定めてやることで，

---

（脚注6）「思いやりや配慮（concern）は，共感より対象となる範囲が広い。例えば，数百万人のマラリアの犠牲者『に共感する』という言い方は変だが，そのような人々『を思いやる』，あるいは『に配慮する』という言い方はまったく普通である。また思いやりや配慮は，他者の感情を反映する必要がない。誰かが拷問の被害者を元気づけるために快活な態度で介抱したとすると，その人は被害者に共感してそうしたとは言えない。むしろ，思いやりを持ってそうしたというべきであろう。」（Bloom, 2016, pp.40-41）

苦しんでいる人への公正で効果的な援助につながる。

こうしたBloomの議論は検討に値するものではある。しかしさまざまな疑問を喚起するものでもある。まず，共感がスポットライト的性格を持つことを認めたとしても，思いやりがそれを持たないことが十分に示されているとは言い難い。また，Bloomは共感と思いやりをフェアに比較していないのではないかという疑念も湧く。つまり，共感が私たちを悪い方向に導くケースを強調する一方で，思いやりについては，理性に支えられて良い方向に働くケースばかりに注目しているのではないか。要するに，共感と明確に区別できる思いやりという心の働きが本当に存在するのかはそれほど明らかではないように思われる上に，それが仮に存在するとしても，Bloomが共感と呼ぶものに帰属させている道徳的なデメリットをつねに免れるかどうかは，議論の余地があるだろう。少なくとも，そのことを示すのに十分な経験的証拠を与えるのは容易ではないだろう。

とはいえ，特定の人や集団に情動的に肩入れすることなしに，すべての人を思いやることができるなら，それに越したことはない。Bloomや彼が依拠するTania Singerは，特定の仕方でデザインされた瞑想によって，他人に対して思いやりを抱きやすくなるよう訓練することが可能だと考えている。そうした訓練はたしかにやる価値があるのかもしれない。

建前を建前以上のものにするためにできることは他にも考えられる。例えば，(日本にはまだない) 包括的差別禁止法を国が制定することは，啓発効果を発揮し，国民の本音と実践を理念に近づけることに役立つかもしれない (林，2023)。人権教育の役割も大きいだろう。人々の実践を変える方法としていまや広く試みられているナッジも役立つかもしれない。

これらの可能な方法の有効性を否定するつもりはない。要するに，私たちにできることは数多くあり，コストや副作用が大きすぎない手段であれば，どんなものでもやってみる価値がある。本稿の残りの部分で試みたいのは，これらさまざまな可能性にもう一つ，比較的容易に実践できて，しかも人々が思いつきにくいかもしれないものを付け加えることである。

# V　真正でない心情

私はここまで，いわば自分の素性を隠して議論してきた。実は私は現象学研究を専門とする哲学者である。ここで私がしようとしている提案は，現象学の伝統に属する一人の哲学者・心理学者の議論からヒントを得たものである。それはミュンヘ

ン現象学派の中心人物 Alexander Pfänder である。彼は現象学の創始者フッサールと長年にわたって親交を持ち，一時はフッサールの後任候補の一人とも目された。

Pfänder は著書『心情の心理学』で「真正でない心情（unechte Gesinnungen）」について論じている（cf. 八重樫，2019）。例としては，子どもに対する共感を挙げることができる。犬を怖がる子どもに対して，「おーよしよし，怖かったね」などと慰める時，大人は子どもの恐怖に本気で共感しているわけではない。かといって，このとき大人が子どもに対して見せる表情や声色の共感的な色合いは，心情を伴わない単なる「ふり」ではない。たしかに子どもへの共感的心情が大人の心に顕在的に生じており，ただそれは本物ではないのである。

真正な心情と比較すると，真正でない心情は「色のない素描，あるいは図式的な模倣」（Pfänder, 1913, p.383），「うつろな，空虚な，芯がない，実体がない」（Pfänder, 1916, p.1）などと形容されるような性格を持つ。しかし，それは心情の偽装ではない。真正でない心情を持つことにとって，他人を欺こうとする意図は必要ない。「真剣か戯れかという違いと真正か真正でないかという違いを区別しなければならない。真正でないからといって戯れであるとはかぎらない」（Pfänder, 1913, p.387）。ただし，真正でない心情は，私たちが多かれ少なかれ意図的に自らの心に生じさせることができるような心情ではある。他人もしくは自分を欺こうとする意図を伴っていようといまいと，真正でない心情は人が何らかの仕方で自らのうちに生起させた作為的な心情であり，「演出された心情」と呼ぶことができるようなものである。

真正でない心情を持つことは人間にとってありふれているだけでなく，場合によっては望ましいことでさえある。とりわけ重要な機能として，真正でない心情は対応する真正な心情を持つことを容易にするという点を Pfänder は指摘している。愛を例に取るなら，ある人を愛するべきだと知っていながら，その対象への真正な愛を持つことが難しい場合がある。そのような場合でも，真正でない心情であれば，私たちは自分のうちに生起させたい種類の心情を意図的に生起させることができる。だが，もしそうだとしても，真正でない心情はどのようにして真正な心情の生起を容易にするのだろうか。

Pfänder 自身の論述を見てみよう。「人が誠実な意図をもってある人に対して好意的に『振る舞う』ならば，そのことを通じて自分がその人への真正な好意に対して次第に開かれていくのを感じるだろう」（Pfänder, 1913, pp.396-397）。例えば相手との間に過去に起きたいざこざのために，ギクシャクした関係になっている（が，相手はもう過去のことを気にしてはいない）といったケースを考えてみればよい。あなたは，もっぱらあなたの側の心理的な事情のために，相手に真正な好意

を向けることが難しいと感じている。この時，さしあたり演出された好意を相手に向けることによって，阻害要因が取り除かれ，真正な好意を向けることが可能になる。こうしたケースを Pfänder は，演出された心情による真正な心情の「直接的促進（direkte Begünstigung）」と呼ぶ。これに対して「間接的促進」と呼ばれるケースでは，例えば真正な愛を向けることが何らかの事情で阻害されている相手に演出された愛を向けることによって，相手の愛すべき特徴が主体にとって際立ってくる。そのようにして顕著になった愛すべき特徴に触発されて，真正な愛を向けることができるようになる（Pfänder, 1913, p.397）。Pfänder は憎しみのケースも例に挙げており，こちらの方が理解しやすいかもしれない。演出された憎しみを向けることによって，相手の憎むべき特徴が顕著になり，真正な憎しみを向けることが容易になるというのである。

　真正でない心情を持つことが，対応する真正な心情を持つことを容易にするという関係が成り立つとすれば，これを利用して自分自身のうちに，道徳的に望ましい態度を涵養することができるかもしれない。Pfänder もまさにそのような可能性を考えている。「汝の隣人を愛せ」「すべての人に対して親切であれ」「祖国を愛せ」といった道徳的命令は，たんに人に対してある仕方で振る舞うことを命じているのではなく，特定の種類の真正な心情（愛や善意）を持つことを命じている。しかし，私たちは自分が持ちたいと思う真正な心情，あるいは持つべきだと思う真正な心情を，恣意的に自分のうちに生起させることはできない。真正な心情は意のままにならないものである。それゆえ，上に挙げた命法やそれに類する心情についての道徳的規範は，無理難題に聞こえる。「というのも，人が意志的な努力によって達成することがまったくできないことを求めるのは，不当だからである」（Pfänder, 1913, p.398）。この見かけ上の不条理が解消されるのは，問題の種類の規範を，しかじかの心情を持つように努力することを求めるものとして解釈した場合である。例えばすべての人に対して親切心を持つことが難しい場合でも，そうしようと努めることはできる。そこで可能な努力の一つが演出された親切心を持つことだ，というのが Pfänder の提案である。

　さて，私たちが取り組んでいる課題は，人間扱い２を単なる建前以上のものにすることだった。つまり，すべての他人を自分と対等の道徳的地位を持った存在として単に考えるだけでなく，実践においてもそのような存在として扱う態度をどう涵養するかを考えていたのだった。Pfänder のいう心情は他人に向けられ，行為を動機づける心の働きである。そこで Pfänder の提案を人間扱い２にあてはめると，次のような過程が考えられる。まず，すべての人を対等な道徳的地位を持つ存在とし

て尊重する（振る舞いを伴った）真正でない心情を持つ。これは自分の意志で比較的容易にできることである。これを続けることで，それに対応する真正な心情がやがて身につく。この真正な心情に動機づけられて，他人を自分と対等の道徳的地位を持った存在として扱うようになる。つまり，人間扱い2が建前以上のものになる。

　これはいわば心情の自己演出を通じた自己訓練である。こうした自己訓練はつねに成功するとはかぎらない。そもそもすべての人が対等な道徳的地位を持つことを建前としてすら受け入れていない人には意味をなさない。しかし，この建前を受け入れていながら，ある人々を劣った人間として，あるいは人間以下の存在として，扱ってしまう人は多い。そうした人にはこのPfänder的自己訓練が役に立つかもしれない。

# VI　結論

　他人を道徳的地位の劣った存在として扱うことを人類がやめるために，情動的共感を強めることは必要ではなく，むしろ逆効果かもしれない，というのがBloomの一つの論点だった。共感に頼らずに人間扱い2を促進するための方法としては，さまざまなものが考えられる。個人でできる自己矯正の一つとして，心情の自己演出というPfänder的な道を提案した。

　本心から湧き起こるのではない心情を自分の意志で演出することは，ある意味では自分に嘘をつくことだと言えるかもしれない。だが，それが本心から他人を尊重できるようになるためのことだとしたら，悪いことではないように思える。他人に対してどのような（本心からの）情動的態度を取るかを私たちは意のままにはできないという事実，この意味での人間の弱さを考慮するなら，なおさらそう言える。

　情動を自らのうちに演出することを，本物の情動を抱くことができるようになるための努力として捉える見方，あるいはより広く捉えて，自分の情動に関するある種の「嘘」を，望ましい方向への情動的変化のステップとみなす見方は，フィクション作品にもよく見られる。そうした例を二つ引用して本稿を閉じたい。

　一つは赤坂アカ・横槍メンゴ『推しの子』の星野アイの有名な台詞である。

　　　私なんて元々無責任で，どうしようもない人間だし
　　　人を愛するってよく分からないから
　　　私は代わりに皆が喜んでくれるようなきれいな嘘を吐いてきた
　　　いつか嘘が本当になることを願って
　　　頑張って，努力して，全力で嘘を吐いていたよ

私にとっては嘘は愛

　アイがここでいう「嘘」はアイドルとしてファンを愛している「ふり」に近いものであり，Pfänder の真正でない心情とは異なるものと考えたほうがよいだろう。しかし，単なる「ふり」だったとしても，それは真正な愛を抱くことのできる人間に彼女を変化させるのに貢献したように思える。アイは最期に我が子二人にこう言って息を引き取る。

　　ルビー，アクア
　　愛してる
　　ああ，やっと言えた
　　あー，良かったぁ
　　この言葉は絶対嘘じゃない

　もう一つは，浦沢直樹『PLUTO』で，殉職したロボット刑事ゲジヒトの妻でやはり高性能ロボットであるヘレナに天馬博士が言う台詞である。

　　ヘレナ，泣いてごらん
　　そんな時，人間は泣くんだ
　　そう，最初は真似事でもいい，そう
　　そうだ，素晴らしい
　　真似でもそのうち本物になる
　　私のように本当に泣けるようになる
　　これが本物の涙だ

　ヘレナが抱えていた問題は，夫の死による悲嘆の中にいて，それをどう処理したらよいかわからないというものだった。天馬博士に促されて泣く前から，彼女はすでに真正な悲しみを抱いていた。したがってヘレナの変化は本稿の主張にぴったりとフィットするものではない。しかし，より注目すべきなのは，過去に実の息子を亡くし，その代わりに生み出したアトムをも失った天馬博士が，喪失を情動的に受け止められるようになった過程である。その過程を振り返りながら彼は「真似でもそのうち本物になる」と言っている。彼が経験した情動的変化は少なくとも星野アイのそれと同程度には本稿の主張にフィットすると思われる。

# 文　献

Baron-Cohen S（2011）The Science of Evil. Basic Books.

Baron-Cohen S（2014）Forum：Against Empathy. Boston Review, August 2014.

Bloom P（2016）Against Empathy：The case for rational compassion, Harper Collins Publishers.（高橋洋訳（2018）反共感論—社会はいかに判断を誤るか. 白揚社）

Haslam N（2006）Dehumanization：An integrative review. Personality and Social Psychology Review, 10（3）；252-264.

早瀬博範（2017）ジェファソンは偽善者か？：アメリカ民主主義と奴隷制. 佐賀大学教育学部研究論文集，1（2）；21-32.

林陽子（2023）日本の人権課題と包括的差別禁止法. 国際人権ひろば，169.

Kronfeldner M（ed.）（2021）The Routledge Handbook of Dehumanization. Routledge.

Leyens J-P, Paladino PM & Rodriguez-Torres et al.（2000）The emotional side of prejudice：The attribution of secondary emotions to ingroups and outgroups. Personality and Social Psychology Review, 4（2）；186-197.

Pfänder A（1913）Zur Psychologie der Gesinnungen（I）. Jahrbuch für Phänomenologie und phänomenologische Forschung, 1；325-404.

Pfänder A（1916）Zur Psychologie der Gesinnungen（II）. Jahrbuch für Phänomenologie und phänomenologische Forschung, 2；1-125.

Singer T & Klimecki OM（2014）Empathy and compassion. Current Biology, 24（18）；R875-R878.

Smith A（1759／1976）The Theory of Moral Sentiments. Clarendon Press.

Smith DL（2011）Less Than Human. St. Martin's Press.

Strawson PF（1962）Freedom and resentment. Proceedings of the British Academy, 48；187-211.

Tirrell L（2012）Genocidal language games. In Maitra I & McGowan MK（Eds.）Speech and Harm：Controversies over free speech. pp.174-221. Oxford University Press.

八重樫徹（2019）演出された心情と徳—プフェンダー『心情の心理学』を手がかりに. 現象学年報，35；85-93.

# 5

# 精神障碍者のピアサポート活動における
# 多声性と祝祭性，そしてミメーシス
## コミュニティの再生のために

屋良朝彦

## I　序論

### 1．本論の目的

　本書の中心的な問いは，「精神科医療の構造的な問題から生じる暴力の問題」である。そもそも，精神障碍者は社会的に孤立しがちであるが，病院内でも同意のない監禁や拘束を通して疎外感に苦しんでいる場合がある。本章の目的は，障碍者の孤立という問題を解決する手掛かりとして，ピアサポート活動の有効性を示し，その意義を哲学的な側面から明らかにすることである。狭義のピアサポートとは，精神障碍の当事者同士が相互に支え合う活動である。しかしそれをこえて，当事者と地域の人々との支え合いを通して，障碍者の孤立を解消し，さらにはそれが地域自体の再活性化にもつながるということである。

　そのことを示すための手掛かりとして，近年注目されている対話的な精神療法の一つであるオープン・ダイアローグを採り上げる。その際，その哲学的基礎理論であるミハイル・バフチンの対話哲学における「多声性と祝祭性論」を検討し，さらに，精神医学哲学者ミケル・ボルク＝ヤコブセンの「ミメーシス論」を参照しつつ，その哲学的意義を掘り下げる。「ミメーシス」（模倣）とは哲学・美学的に重要な概念で，絵画や彫刻における自然や「美のイデア」の模倣がイメージされることが多い。しかし本論では古代社会の祭祀や祝祭における熱狂的な舞踏や歌唱を念頭に置いている。

## ２．問題の背景とピアサポート活動の意義

　ここ数十年で日本の精神保健福祉施策は大きな転換を迎えた，と言われる。厚生労働省が 2004 年 9 月に「精神保健医療福祉の改革ビジョン」を提示して以降，精神医療・福祉は「入院医療中心から地域生活中心へ」という地域移行・定着支援政策が実施され，障碍者を退院・退所させ，地域への定着を促す事業が推進されている。

　しかし実際には，その施策は進んでいない。日本は 2014 年に国連障碍者権利条約を批准したが，2022 年 9 月 9 日に提出された同条約の対日本審査総括所見において，日本における障碍者の強制入院や強制治療，長期入院，身体拘束等の人権問題に関して大きな懸念が示された。特に，同所見は本人の同意のない「強制入院や強制治療の廃止」や，障碍者の地域での「自立的な生活を行うための支援体制の強化」などを具体的に求めている（United Nations Human Rights Treaty Bodies, 2022）。

　他方で，厚生労働省は 2017 年より「精神障碍者に対応した地域包括ケアシステム」の再構築を打ち出している。地域包括ケアシステムにおいては，これまで公助（行政による支援），共助（介護保険や医療保険など）を中心にしていたが，互助（ボランティアなどによる地域の支え合い）や自助（自分自身のケア）を重視し，四者の連携を強調している。本論で特に注目するのは，障碍者当事者とその家族，地域の人々との互助・自助活動を促進するものとしてのピアサポート活動である。

　厚生労働省（2015）によれば，「ピアサポートとは，一般に同じ課題や環境を体験する人がその体験から来る感情を共有することで専門職による支援では得がたい安心感や自己肯定感を得られること」が期待できるものとされ，特に身体障碍者や知的障碍者，精神障碍者の自立支援への期待は高い。その具体的な効用として，精神障碍者に対しては「当事者独自の視点からの助言や指導を行える点のほか，仲間としての安心感を得たり，地域生活のヒントを得たりすることが地域移行・定着につながる」とある。また，当事者でもあるピアサポーターに対する効用として，「ピアサポート活動を通じて社会参加の機会を得たり，他者の役に立つことが自己肯定や自信を取り戻すことにつながるという効果のほか，（ピアサポーター自身の）健康を守るという観点からも，（他者に自己の経験を話すことで）自分を振り返り認めることができる」とある。

　さて，論者も 2019 年 9 月に長野県南信地域の有志と当事者数十人とともに「ピア南信　しあわせの種」を結成した。その後，コロナ禍の中短期的な中断もあったが，毎月の定例会，専門家や当事者自身による勉強会やさまざまなイベントを開催し，大学や専門学校への出張授業，学会での発表やシンポジウムなどを行っている。

本活動は，2024 年 4 月から長野県看護大学・看護実践研究センター・地域貢献活動部門「地域の健康・福祉増進のための専門職と地域住民との医療強化プロジェクト」の支援対象となった。

　先述のように，狭義のピアサポートは当事者同士の相互助け合い活動のことである。しかしこの活動を行う目的は，それを超えて地域の人々との相互支え合いの場を作ることである。そしてそのことによって地域自体が再活性化していくことを示すことである。そのことを示すための手がかりとして，時節でオープン・ダイアローグの対話技法を検討する。

## II　オープン・ダイアローグの対話理論

### 1．オープン・ダイアローグの概要

　オープン・ダイアローグは，1980 年代からフィンランドのケロプダス病院のファミリー・セラピストであるヤーコ・セイックラを中心に開発された。急性期の精神疾患に対する精神療法である。しかし，近年では軽度の精神障碍や回復期の患者，発達障碍，および引きこもりなどの支援にも応用されている。

　斎藤（2015）によれば，概要は以下の通りである。患者ないし家族から要請があれば，当事者の指定する場所（自宅など）に 2，3 名のチームで出向く。チームは患者及び家族，友人たちなど患者のキーパーソンとなる人々と，毎回 60 ～ 90 分間の話し合い，ミーティングを行うだけである。そこでは医療者は通常の意味での診察や診断を行わない。つまり，病名をつけたり，予後を推測したり，治療計画を立てるなどを行わない。ミーティングでは，参加者全員が病気に関わる問題について自由に，オープンに話し合う。チームは当事者の自発的な語りを引き出すように援助する。1 回のミーティングで何も決まらなければ，翌日にもう一度やる。そして毎日続ける。大抵の場合，2 週間程度で症状はおさまるという。

　さらにまた，このオープン・ダイアローグを精神障害者だけではなく，一般社会，つまり家庭，学校，職場，地域でのコミュニケーションの円滑化にも活用しようとする動きもある。井庭・永井（2018）によれば，

　　（オープンダイアローグの方法から学んだ）心得は，オープンダイアローグの本来の目的である精神疾患の治療ということだけではなく，より広く，組織，学校，家庭，身近な人間関係に活かすことができると私たちは考え，本書を執筆しました。

それが可能だと考えたのは，オープンダイアローグが，セラピーの方法にとどまらず，人間の心理と関係性についての深い考察・思想に基づいているためです。実際にセイックラ教授は自身の論文や講演において，オープンダイアローグは治療方法であるだけではなく，思想や哲学であるということを繰り返し強調しています。(カッコ内引用者)

　本研究も，オープン・ダイアローグをピアサポートだけでなく，一般の人々の日常生活においても活用できる対話技法として開発しようという試みの一つである。ではなぜオープン・ダイアローグが有効であるのか。次節以降で考察する。

## ２．理論的基盤：三つの詩学

　セイックラら（Seikkula & Olson, 2003）はオープン・ダイアローグの理論的基盤として，「三つの詩学 (Poetics)」を掲げている。即ち，「不確実であることへの忍耐」，「対話主義」，「社会的ネットワークにおける多声性」である（ここで「詩学」というのは，後述する対話哲学者バフチンの影響であろうが，さしあたり対話の方法論と捉える）。

### １）不確実であることへの忍耐（tolerance of uncertainty）

　先述のように，対話では医療者が診断や結論を出すことはしない。医者の「診断名」は患者にとってはよそよそしい他人事の言葉だからである。それよりも，何日も時間をかけてでも，患者自身の＜語り＞をゆっくりと引き出すことに集中する。しかし，これは患者自身だけではなく，家族にとっても恐ろしく，不安でつらい時間であろう。なぜなら，当事者の抱える問題は家族の者にとっても恐ろしく，つらいものだからである。それをあえて語ってもらうことは，この上なくデリケートな試みである。

　人はともすると，深刻な状況において安易な解決を求めがちである。医者の診断やアドバイスはある種の権威と説得力をもっており，それを聞いて家族も，場合によっては本人自身も一時的には安心するかも知れない。しかし，それはやはり当事者たちにとっては異質な言葉である。それよりも，当人自身がみずからにしっくりする言葉を引き出してくることが重要なのである。つまり，結論を急がずに，当事者たちが自分自身の「語り」（病や問題への意味付けと対処法）を見出すのを，何日もかけて根気強く待つことが重要なのである（この点に関してはべてるの家の「当事者研究」との類似性がある。石原（2018）参照）。

実際のピアサポート活動においても，当事者の体験を語ってもらうことがあるが，実際に語ってもらえるのに何カ月もかかることがある。それを忍耐強く待つことが重要なのである。

## 2）対話主義（dialogism）

患者の語りを引き出すことが必要だと述べた。しかし，語りは一人では作られない。語りは「対話」の中で作られる。たとえ独り言であっても仮想的な対話相手が必要である。ここでスタッフは，患者や家族の語りを引き出し，対話を促進することに専念する。しかし，チームのスタッフができることは，当事者たちが抱えている問題を当事者みずからの力で「言語化」「物語化」することを援助することだけである。そのために，当事者たちのどんな小さな言葉にも応答しなければならない。

さらに重要なのは，患者だけではなく，その家族や友人など，その場にいる全員も語らなければならないということだ。彼らキーパーソンとのつながりのことを，「社会的ネットワーク」と言う。病院での通常の診察やカウンセリングでは，患者は医師やカウンセラーと一対一で対話を行う。しかしそれは閉じた対話でしかない。オープン・ダイアローグでは複数のキーパーソンとの対話を重視する。というのも，患者が自分自身の問題との付き合いに苦しんでいるのと同様に，家族や周囲の者もそれに苦しんでいるからである。そして，患者の恢復のためには，家族や周囲の協力も必要であり，ある意味で彼らも「恢復」することが必要なのである。つまり，社会的ネットワークの中でみんなが癒されることが必要なのである。

## 3）社会的ネットワークにおける多声性（polyphony in social networks）

患者だけでなく家族や友人も含めた当事者全員がみずからの思いや問題を語る。しかし，必ずしも内容が一致するとは限らない。一人一人の理解に大きな食い違いがあるかも知れない。単純な事実認識も異なるかも知れない。首尾一貫性に欠けるかも知れない。しかし，それらは統一・修正される必要はない。参加者それぞれの思いや問題が，相対立しながらも共有されることが重要なのである。「お父さんはこの問題をこう考えている。お母さんはこう感じている。でも，自分はこう思う」と。

というのも，統一することはポリフォニー（多声性）をモノフォニー（単声性）にすることだからである。しかし，統一化の作業の中では誰かの声が抑圧され，抹殺される可能性がある。統一せずに，矛盾しあいながらも，不協和な音の束であっても，それが複数の声として鳴り響くことが重要なのである。これが「多声性」ということである。これは，当事者たち全員が自分たちの問題についての「多声的な

新たな物語」を構築するための作業である。

# Ⅲ　オープン・ダイアローグへの哲学的考察

## 1．バフチンの対話哲学：多声性と祝祭性

　ところで，セイックラによれば，オープン・ダイアローグの基礎理論として，対話の哲学者ミハイル・バフチンの多声性(polyphony)の理論がある。バフチン(2001)の著書『ドストエフスキーの詩学』によれば，

> それぞれに独立して互いに融け合うことのないあまたの声と意識，それがれっきとした価値を持つ声たちによる真のポリフォニーこそが，ドストエフスキーの小説の本質的な特徴なのである。……ここではまさに，それぞれの世界を持った複数の対等な意識が，各自の独立性を保ったまま，何らかの事件というまとまりの中に織り込まれてゆくのである。

　バフチンの多声性理論はもともと文学理論として発表された。従来の多くの小説は，たとえどんなに登場人物が多彩でも，そしてそれぞれが個性的で自由奔放に対話し，活動しているように見えても，最終的には単一的な物語に，つまりモノフォニック（単声的）な物語に帰着してしまう。というのも，そこにおいてはどのような登場人物も最終的には作者の思惑通りに動き，発言し，作者の思い描いた結末に向かっていくからである。

　それに対して，バフチンの多声性理論によれば，ドストエフスキーの登場人物はみんな作者ともいわば「対等」であり，作者をも巻き込みながら，しばしば作者の思惑や期待を裏切ってみずから動き回り，発言する。しかも，その理論はたんなる文学理論であるだけではなく，人間の意識の構造を示すものでもある。人間の意識は本来多声的・対話的だからである。

　バフチンはこの「多声性」概念を，1929年に『ドストエフスキーの創作の問題』という書名において提出した。しかし彼は約30年後，内容を大幅に書き換え，書名も『ドストエフスキーの詩学』に改め，新たに「祝祭性」という概念を導入した。この概念は「多声性」と対立するものではなく，むしろ「多声性」を促進し，対話を進展させるための重要な概念である。

　もちろん，ここで「祝祭性」とは，バフチンが他の著作で論評したラブレー的な乱痴気騒ぎだけを指すわけではない。ドストエフスキーの数々の悲劇の中で，真剣

で，切羽詰まった，ある時は激情に駆られ，ある時は絶望し，後悔や悲哀に満ちた対話の中にもみられる。

　実際の障碍者との対話集会では，ある種の温かさの中，みんなが安心できる雰囲気の中で行われる。そこにはなにかが起こりそうな期待感，ワクワク感がある。そして対話が進むにつれ，少しずつ気持ちが昂まってくる。笑いが起こることもあるし，悲しいことを思い出してすすり泣く人もいる。不安が高まり過ぎて気分が悪くなり，退室する人もいる。場合によっては休憩をとるか，中断してもよい。無理して継続する必要はない。すべては，参加者のそれぞれの気持ちで決まる。祝祭の中ではさまざまなドラマが生じる。しかし大事なのは，それを含めてすべてに，参加者が立ち会うことである。

　それでは，そのような祝祭性の中でなにが生じているのだろうか。バフチンに戻ろう。彼によれば，カーニヴァルにおいては，笑いと戯言，冒涜によって，あらゆる価値の転倒と混交が生じる。即ち，貴賤，貧富，聖俗，善悪，男女，老若，生死，正常異常，正気狂気，そして自己と他者の転倒と混交である。ここにおいては笑う者も笑われる者となり，すべての存在がカーニヴァルの渦の中に巻き込まれる。ここでは例えば医師のような第三者的な傍観者・観察者などは存在しない。

　　　カーニヴァルのイメージはすべて二元一体構造をしており，転換や急変における二つの対極的要素を合わせ持っている。それは例えば，誕生と死（生をはらむ死のイメージ），祝祭と呪い（死と復活を同時に願うカーニヴァル的祝福の呪い），称賛と罵倒，若さと老齢，上と下，頭と尻，愚かさと賢さである。（バフチン，2011）

　ピアサポートおいて祝祭性とは，参加者を他の視点，他の役割，他の立場（例えば当事者の抱える複数の視点，家族の視点，支援者の視点等）に立たせ，自分自身の声だけではなく，他者の声をも発生させ，多くの声が共に響き渡る場に身を委ねることを促進させることであると考えられる。では，このような祝祭性の意義とは何なのであろうか。

## ２．狂気における祝祭性の意義
### ──ボルク＝ヤコブセンのミメーシス論を通して──

　ここで文化人類学的ないし医療人類学の観点に目を転じ，より考察を深めよう。いわゆる「狂気」，現代医学では「精神障碍」と分類されるものに対して，人類が

歴史的・先歴史的にどのように対応してきたか。それに関して，歴史学や文化人類学，医療人類学には膨大な蓄積がある。例えば，精神医学者の渡辺哲夫（2007）は『祝祭性と狂気―故郷なき郷愁のゆくえ』において，沖縄のシャーマン，ユタ（巫女）を研究し，沖縄の人々が狂気を祝祭性の中でどのように対処してきたかを主題的に論じている。即ち，ユタはみずからの〈狂気〉を祝祭の中でカンカカリャ（神憑り）を利用して浄化・昇華し，最終的には社会への復帰・再適応を果たすのである。即ち，「祝祭性」とは，「狂人」として社会から排除された者が社会へ再加入するためのイニシエーションの儀式なのである。

　以上のような論点は近年，タウシグ（Taussig, 1993）やウィラースレフ（Willerslev, 2007），デ・カストロ（de Castro，2009）などの文化人類学の「存在論的転回」において，再び注目を集めている。

　この論点に関して，本論では精神医学哲学者のミケル・ボルク＝ヤコブセンのミメーシス（模倣）論を中心に検討する。あるいは，ここで哲学的には，プラトンとアリストテレスのミメーシス論を第一に論じるべきであろうが，紙幅の都合上割愛する。ただし，哲学・美学的には絵画や彫刻における自然や「美のイデア」の模倣としてイメージされることが多い。しかし本論では古代社会の祭祀・祝祭における熱狂的な舞踏や歌唱をイメージしてもらうほうが適切であろう。さて，ここでは狂気における祝祭性の意義を，ミメーシス現象の根底にあるトランス現象をもとに考察する。そもそも「トランス」とは何か。ボルク＝ヤコブセン（Borch-Jacobsen, 1991）によれば，

　　　トランス状態とは，〈自我〉と〈他者〉との通常認められる境界を転倒させるような，多かれ少なかれ特徴的な離人症的症状 (depersonalization 脱人格化 ) として特徴づけられる。トランス状態にある人の中には，自己を他の人格と完全に同一視する者（悪魔憑き，二重人格，多重人格の症例のように）もいれば，霊的なものとの異常な交流に入る者（霊媒師やシャーマンのように），あるいは精神分析家や催眠術師と神話的な関係をむすび，浅いトランスや深いトランスを引き起こすだけの者もいる。

　現代において，トランス状態は神がかり的な神秘的体験，精神病理的体験，未開，野蛮，退行的な体験などの異常な体験として捉えられる。とはいえ，ボルク＝ヤコブセンによれば，現代の精神医学は 19 世紀のメスマーやブライドの催眠療法から始まり，精神分析，カウンセリング療法へと続いているが，それらはみな，多かれ

少なかれ「トランス」を利用している。彼の挙げた例によれば，「例えば，降霊術師の覚醒したトランスや，リエボーとベルネームの「暗示的」催眠，ブロイアーとフロイトのカタルシス的催眠，精神分析における自由連想という「軽い催眠」，自己訓練法，ソフロロジー，エリクソンの催眠，感情発散療法」（Borch-Jacobsen, 1991）などである。あるいはカウンセリングにおける共感的な「傾聴」もそうであろう。傾聴とは，他者の声をみずからの声として共感的に捉えることだからだ。また，日常的にも，コンサートや祭りなどの熱狂の中での「生」「自然」「全体」「他者」との一体化の体験も「トランス状態」と言えるだろう。彼はトランスの治療効果について，次のように主張する。

　　トランスとは，拒絶したり抑制したりしなければならないバカげた病的な現象であるどころか，いわば自己同一性を侵すある種の障碍の治療を可能にする，普遍的な現象なのである。（Borch-Jacobsen, 1991）

　さて，ボルク＝ヤコブセンは文化人類学者リュック・ドゥ・ウーシュの著作の中から，アフリカ・ツォンガ族の悪魔憑きの男から悪霊を祓う儀式の事例を考察する。ツォンガ族は憑依（possession）を近隣の部族の先祖の霊魂の仕業としており，「神々の狂気」と呼んでいる。この儀式の様子を，ドゥ・ウーシュはこう書きだす（de Heusch, 1971）。

　　"憑依された"病者は厳密な意味で，一切の言語を奪われたカオスの中を生きている。彼は奇妙に身悶え，激しい発作を起こしている。

　悪魔祓いの儀式において，人々は大声で歌い，激しく太鼓を叩いている。その中で，呪医ゴベラと病者，そして周囲の者は神憑りの状態となる。ゴベラは生贄の動物を殺すとき，彼に取り憑いているものが何ものであるのか，その名前を大声で詰問する。その瞬間，憑依された患者は動物に飛び掛かり，その血をすすり，生贄台に吐き出す。それによってこれまで不吉な「悪霊」であったものが追い祓われ（悪魔祓い exorcisme），その代わりに「善き守護霊」が降臨する。この降臨をボルク＝ヤコブセンはウーシュに倣って，exorcisme（悪魔祓い）と対比させて，adorcisme（崇拝主義＝降霊術）と呼ぶ（後者は，接頭辞の ex- と ad- を対比させて作られた造語である）。その時，その者はこれまでとは別の者として生まれ変わる。ここに，祝祭性のカタルシス（浄化作用）がある。

84    I 暴力と哲学〈暴力とケアその思想〉

　ところで，なぜ悪魔祓いにおいて悪霊の名を暴くことが必要なのか。ボルク＝
ヤコブセンは次のような仮説を提示する（Borch-Jacobsen, 1991）。

　　憑依する悪霊は名指され，象徴的に特定されることによって，ただちにその
　不吉な力を失ってしまう。この儀礼の働きの本質は，憑依される人物を憑依す
　る悪霊から区別することにあるのであり，したがって，「神々の狂気」を特徴
　づける同一性の恐るべき喪失に対して，―自我と他者の―おのおのがその弁別
　される場所を見出す新たな秩序が，取って代わるのである。

　つまり，ボルク＝ヤコブセンの仮説によれば，その悪霊の名を暴くことは，その
「悪」を特定することであり，それによって憑依された人物と「悪」が象徴的に区
別され，その「悪」の特性が消失するのである。ここでこの仮説の妥当性を問うこ
とはできないが，祝祭的な儀式の中で症状を語ることの効果が示唆できるだろう。
というのも，語ることによって，当人と症状とが区別され，症状が対象化される。
そしてそれによって，その症状に対する捉え方やその対処方法を捉え返し，それに
対する新たな物語を紡ぎだす可能性が生じるからである。
　もちろん，ここに至っても，当人は医学的な意味で「治癒」しないかもしれない。
彼は発作を繰り返すかもしれない。しかしその発作は，これ以後は「善い発作」と
なる。少なくとも，それは今や共同体的に認知された発作，許容可能な発作とな
る。つまり，その発作はそれ以降，彼の守護霊のせいにされるので，彼は正常とみ
なされるのであり，発作を鎮めるために再び生贄台に犠牲をささげるだけで十分な
のである。この上なく大きな混乱を経た後で，すべてが秩序の中におさまるのであ
る（Borch-Jacobsen, 1991）。
　そして彼自身が望むなら，みずから呪医ゴベラともなり得る。この悪魔祓いの事
例で見て取れるのは，最初悪霊であるもの（病）が悪魔祓いの儀式（治療）によっ
て追い祓われ，その代わりに善霊（守護霊）が降臨し（治癒），憑かれた者が治療
者ゴベラとなるという構図である。論者の見解では，ゴベラは専門の治療者であっ
てもいいが，ピアサポーターであっても良い。

　悪霊（病）⇒　悪魔祓い (exorcisme)（治療）
　⇒　善霊の降霊（降霊術) (adorcisme)（治癒）
　⇒転生（呪医＝治療者またはピア・サポーター）

ここにおいて重要なのは，悪魔祓い（治療）は単純な脱憑依（depossession）ではなく，再憑依（repossession）であり，呪医はその憑依の担い手なのである。そして，憑依現象は患者から呪医へ，そして周囲の者へ「伝染」していく。このトランスにおいて自他の分別は融解し，全員が非人称的な無差別状態になる。

　ここで「治療」とは，病者自身及びコミュニティに承認されている「儀礼」（あるいはそれを承認させる物語，ないし「神話」）の中で，それによって病（悪）がコミュニティにとっても当人にとっても承認され，それによって治癒が成立する（悪が善に変わる），ということである。ここに，祝祭性のカタルシス（浄化作用）がある。

　以上のボルク＝ヤコブセンのトランス仮説をどのように捉えるべきだろうか。ここで「悪霊」とされているのは，患者や家族を苦しめている「悪しき声」である。そしてオープン・ダイアローグにおいてはこの声を「善い声」に置き換えたり，それが難しくても，問題として共有し合い，互いに支え合うための「声」に転換したりするということである。それによって当事者とその「やまい」は共同体によって承認される。即ち，祝祭性とは，当事者を共同体へ再加入させるためのイニシエーションの儀式ないし過程なのである。

## Ⅳ　考察：精神障碍者とのピアサポート活動における多声性と祝祭性の効用

　斎藤（2014）によれば，ナラティヴ・ベイスド・メディシン（narrative based medicine）とは，「『患者が主観的に体験する物語』を全面的に尊重し，医療者と患者との対話を通じて，新しい物語を共同構成していくことを重視する医療」のことである。斉藤は続けてこう述べる。

　　医療者は古来，物語的対話を通じて患者や家族と交流し，共に人生の不条理に対抗し，人生を共に生きてきたのである。物語を紡ぎだし共有することは，人生の避け得ない不確定性，複雑性を受け入れつつ，偶有性を創造する有力な手段となる。このような医療の原点に返ることが，現代まで発展してきた科学的医学の知見をも生かしつつ，現代の医療の困難さを，医療者と患者が共に生き抜いていくための基盤として再度見直される時が来ていると考えられる。

　われわれ人類は古来さまざまな病や困難と付き合ってきた。狂気もその一つである。その付き合い方の一つとして，物語的対話があった。これは病を当事者自身の

物語として再解釈し，同時に共同体に共有される物語として紡ぎ直そうとする試み
である。オープン・ダイアローグはその試みを現代に復活させる試みである。

　バフチンの祝祭的な多声性とは，そこでは正常と異常，病気と健康，生と死と言っ
た二項対立的な価値観が哄笑の中に転倒される事態だと考えられる。この転倒は一
時的なものであり，現実の完全な否定ではない。とはいえ，それは現実の固定され
た意味を解きほぐし，そこに新たな意味を見出す契機となる。あるいは，他者の多
彩な声を引き出す契機になる。

　もちろん，実際のピアサポート活動において，バフチン的，あるいはラブレー的
な乱痴気騒ぎを起こす必要はない。もっと静かな，つつましやかなものでよい。重
要なのは，何を発言しても自由だし，それがすべて受け入れられるという雰囲気を
作ることである。その中で，自分の声と他者の声が交じり合い，最終的にはどれが
誰の声だったかも分からなくなるような状態で，すべての声が共存し，すべての人
が問題を共有し合うことが重要なのである。そこにおいて祝祭性とは，「病」によっ
て委縮し，硬直化し，強張った関係性を解きほぐし，多彩な声の発声を促し，それ
を共同体の中で共有しやすくするものである。

　要するに，ピアサポート活動におけるミメーシスとは，共同体の全員との交流の
中で，病気あるいは生きづらさに関わる各人の物語を解きほぐし，紡ぎだし，全員
で共有しあい，それらを眺める新たな視点を見出し，そこから共存と共生の物語を
改めて織り合わせ，共同体の秩序を再構築する営みである。そうだとすると，上記
のような対話主義のエッセンス（多声性を尊重する忍耐強い対話の継続）は，われ
われ一般の人間にとっても，地域に精神障碍者（ないし孤立している人々）を受け
入れ，共存・共生していくための不可欠な一般教養になるのではないだろうか。

# V　結論

　以上のことから，精神障碍者との対話を促進するためには多声性と祝祭性の二つ
の側面が重要であることが明らかになった。多声性とは，共同体におけるすべての
関係者の声，彼らがそれぞれ抱えている問題のすべての声を，皆で共有することで
あった。そして祝祭性とは，多声性を成立させるために，本来は語り難い語りを促
し，それによって多くの声を引き出すことを促進する機能をもつのと同時に，それ
によって，当初疎外されていた当事者を共同体に再加入させるための，イニシエー
ションの儀式のことである。そして，多声性と祝祭性を発動させるものとしてミメー
シスの作用があったのである。

## ※謝辞

本研究の一部は JSPS 研究費 15K02007 の助成を受けて行われた。

また，ボルク＝ヤコブセンに関しては，宮野晃一郎氏の翻訳を参考にさせていただいた。

なお，本論は下記の既発表論文を基にしているが，一部加筆修正を行った。

屋良朝彦（2019）多声性と祝祭性—精神障碍者の地域の対話に関する哲学的考察．医学哲学医学倫理，37；34-44.

# 文　献

バフチン M 著，望月哲男・鈴木淳一訳（2011）ドストエフスキーの詩学．ちくま学芸文庫．

Borch-Jacobsen M. (1991) Le lien affectif. Aubier.

de Castro EV（2009）Métaphysiques cannibals：Lignes de' anthropologie post-structurale. Presses Universitaires de France.

de Heusch L（1971）"La folie des dieux et la raison des hommes", in Pourquoi l'épouser? Gallimard.

United Nations Human Rights Treaty Bodies（2022）Concluding observations on the initial report of Japan. https://tbinternet.ohchr.org/_layouts/15/treatybodyexternal/Download.aspx?symbolno=CRPD%2fC%2fJPN%2fCO%2f1&Lang=en（2023 年 8 月 23 日）．

石原孝二（2018）精神障害を哲学する—分類から対話へ．東京大学出版会．

井庭崇・長井雅史（2018）対話のことば—オープンダイアローグに学ぶ問題解消のための対話の心得．丸善出版．

厚生労働省（2004）精神保健医療福祉の改革ビジョン（概要）．（https://www.mhlw.go.jp/topics/2004/09/dl/tp0902-1a.pdf（2023 年 8 月 23 日）．

厚生労働省 (2015) 精神障害者に対する支援について. https://www.google.com/url?sa=t&rct=j&q=-&esrc=s&source=web&cd=&cad=rja&uact=8&ved=2ahUKEwikjonisLH6AhUSxosBHWirD-IQFnoECCYQAQ&url=https%3A%2F%2Fwww.mhlw.go.jp%2Ffile%2F05-Shingikai-12601000-Seisakutoukatsukan-Sanjikanshitsu_Shakaihoshoutantou%2F0000098140.pdf&usg=AOvVaw1KD2NFTk0KU1LR_AA-bMqH（2023 年 8 月 23 日）．

Olson ME, Seikkula J & Ziedonis D（2014）The key elements of dialogic practice in Open Dialogue. https://www.google.com/url?sa=t&rct=j&q=&esrc=s&source=web&cd=&ved=2ahUKEwi4yoPlm4GBAxWxslYBHVidCAoQFnoECBEQAQ&url=https%3A%2F%2Fwww.umassmed.edu%2Fglobalassets%2Fpsychiatry%2Fopen-dialogue%2Fkeyelementsv1.109022014.pdf&usg=AOvVaw1maZI8q-n1SRzxLlNol5pb&opi=89978449（2023 年 8 月 23 日）．

斎藤清二（2014）関係性の医療学—ナラティブ・ベイスド・メディスン論考．遠見書房．

斎藤環（2015）オープンダイアローグとは何か．医学書院．

Seikkula J & Olson ME（2003）The open dialogue to acute psychosis：Its poetics and micropolitics. Family Process, 42（3）；403-418.

Seikkula J & Arnkil TE（2006）Dialogical Meeting in Social Networks. Karnac Books（高木俊介・岡田愛訳（2016）オープンダイアローグ．日本評論社）

Taussig M（1993）Mimesis and Alterity.　Routledge.

渡辺哲夫（2007）祝祭性と狂気―故郷なき郷愁のゆくえ．岩波書店．

Willerslev R（2007）Soul Hunters Hunting, animism, and personhood among the Siberian Yukaghirs.
　University of California Press.

# Ⅱ　当事者としての精神医療における暴力

# 1

# 精神障碍当事者からみたピアサポートの有効性及びその哲学的意義
## 非暴力の側面に焦点を当てて

高橋泰宏

## I　はじめに

　精神科医療における暴力を巡っては，保護室隔離や身体拘束等，入院経験がある当事者仲間からその生々しい実態と切実な声を耳にする。2022年国連障害者権利委員会による障害者権利条約対日審査総括所見（日本政府仮訳）でも日本の精神科医療への懸念が表明され，精神科における暴力は大きな課題である。

　医療者にも危機感はあり，改善に向けた取り組みとして下里ら（2019）によるCVPPP（包括的暴力防止プログラム）の実践等もある。当事者のSOSとしての暴力と対応する医療者の苦悩や葛藤が，精神科の現場では日々繰り広げられている。

　筆者は，精神障碍者である。入院経験はないが，ひきこもりの間は，一日中布団から出られず悶々とマイナス思考を繰り返す無為な日々を過ごしていた。対人，視線恐怖が強く社会から隔絶される不安に苛まれ，職を失った。転機は，当事者仲間の卓球の会への参加だった。会場の温かな雰囲気と仲間とのつながりの安心感。ここにいていい。生きていていい。居場所が見つかった感覚。それはまさに「心の氷が解けていく感じ」（相川，2022b）だった。仲間同士の支え合いの営みをピアサポートという。後にこの体験が「ピアサポートの感覚」（加藤，2019）だったと気づいた。

　筆者のリカバリーのきっかけとなったピアサポート。精神科の暴力を考える上で，本稿ではピアサポートの非暴力的側面に着目したい。ピアサポートを概観後，「ピアサポートの場では何が起こっているか」という問いを立て分析，考察を行い，ピアサポートの有効性や課題を示す。最後にピアサポートの哲学的意義と精神科や地

域の暴力低減にピアサポートはどう寄与し得るか言及する。

# Ⅱ　ピアサポートとは何か

## 1．ピアサポートの定義，概要，成立要件

　ピアは「仲間，同輩，同じような経験をしている者同士」であり病気，障碍の意味はない。本稿では相川（2017）を参考にピアサポートを「同じような経験をしている仲間同士の支え合い活動の総称」と定義する。ピアサポートを実践する者をピアサポーターと呼ぶ。ピアサポートは多分野・多領域で実践されており，精神障碍者のピアサポートは，その一形態である。

　筆者は，精神障碍者有志のピアサポートグループ「ピア南信しあわせの種（ピア種）」で活動している。所属法人で若者の居場所「おるら」のピアサポーターもしている。元不登校・ひきこもり経験者として，社会とのつながりにくさに悩む若者と居場所で過ごしている。

　ピアサポート実践の詳細は割愛するが，一例を示す。あるピアが居場所に自作イラストを不安そうに持参する。メンバーの語りから多様な感想が生まれる。それを基にピアは新作を描き持参する。再び語りの花が咲く。ピアの表情が明るくなる。感想が形となり嬉しく感じた別のピアは，次の会に手作りクッキーを作ってきて恐る恐る差し出す。皆が感謝し，ほっこりした気持ちでクッキーを味わう。ホッとしたピアは「次はチョコチップ入りに挑戦しようかな……」とつぶやく。「今度は一緒に作ろう」そんな声に皆も笑顔でうなずく。このように生きづらさを抱えるメンバーに自然とつながりが広がるイメージである。

　こうした経験を踏まえ筆者が考えるピアサポートの成立要件を図1に示す。人間性に根差したお互いの経験を基に，心理的安全性が担保された信頼関係のある場で，対等な関係性の中，主体性を発揮し，持ちつ持たれつ，お互い様，癒しの相互性（互恵性）が発揮されると，ピアサポートが起こり，ともにリカバリーへ向かう。相互性は喧嘩やいがみ合いではなく互恵性を志向する。互いのリカバリー促進には，自己研鑽とセルフケア，傾聴・共感を含む対話力が大切である。希望のロールモデルとなれることも重要だろう。

## 2．ピアサポートの場では何が起こっているか

　ピアサポートの場では，暴力とは異なる事象が生起していると思われる。精神障碍者もピアサポートで救われる経験をする者が多い。ピアサポートの場では何が起

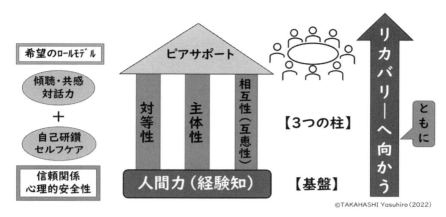

図1

きているのだろうか。

### 1）一対一のピアサポートの場合

　生きづらさという共通経験を有する二人の子どもがいると仮定しよう。図2のようにAさんが「いじめられてつらいの」と経験を差し出す。Bさんはそれを聴き，自分にも同様の経験があることから「分かるよ，その気持ち」と共感的応答を返す。次にBさんが「学校へ行くの，怖いんだ」と自分の経験を差し出す。Aさんはそれを聴き，同じような経験に「しんどいね，その気持ち」と共感的応答を示す。

　同様な経験の差し出しから生まれるのは，同じ人として向き合う対等性である。経験の物語が「接着剤」（相川，2022b）となり，対話の循環生成が起こる。その営みは「聴く」と「話す」を丁寧に分け織り重ねるものである。この繰り返しで居心地の良い場（トポス）が出現する。出現条件の基盤には，人間性（ヒューマニズム）がある。同じような経験が接点となり，お互いの信頼，心理的安全性の担保で安心感が生まれ，対話が生じる。「話していい！」「話したい！」ともにそう思えた時，お互いが主体となれる。主体性の生成である。

　こうした場では，互恵性も生じる。自他を癒しエンパワメントし合うと「私は私でいい。自分らしく生きていい」と互いを認め，肯定し合うロールモデルが立ち現れる。ともに支え，助け合おう。リカバリーへと思いが向かい，社会とのつながりを取り戻す効果が生まれてくるといえる。

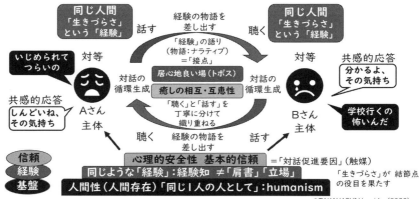

図2

## 2）集団におけるピアサポートの場合

次に集団の場合である。相川（2022a，2022b）を基に筆者なりの分析を加える。

一対一と基本は同じだが，集団では経験の物語は特定の他者ではなく，図3のように場の真ん中に差し出される。たき火を囲み，車座になり薪をくべる行為が経験の差し出しといえる。誰かが経験の語りを場の真ん中に差し出すと，皆がその語りを聴く。本人も聴く。本人含め全員が経験の語りを聴く行為が「ピアサポートの外的対話」である。この時，メンバーは経験を聴き，感じ，味わい，同時に自身の同様な経験を想起しつつ話を聴いている。これが「ピアサポートの内的対話」である。経験の語りに触発され，別の誰かが自分の経験を場に差し出す。その語りを全員で聴く。これが応答の役割を果たし，皆でまたその経験を味わう。話し終えると，違うピアが語る。これを繰り返す。人の数だけ人生経験はある。差し出す経験が増えれば，場は豊かになる。多様な経験は似ていても全く同じものはない。こうして，たくさんの声で場が豊かになると多声性（ポリフォニー）が生まれる。メンバーは場に経験を差し出し影響を与え，同時に全員が影響を受け合う。相互性が成立しているのだ。

こうした場は居心地が良く居場所（トポス）となる。トポスは中動態的世界を形成している。中動態の詳細は國分（2017）を参照されたい。能動態と受動態は「する」－「される」という関係性だが，能動態と中動態は，「内か外か」という考えになる。能動態では，動作の起点が動作主の内にあり，行為は動作主の外へ向かい，最終的

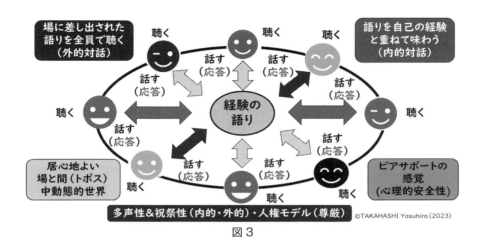

図３

な動作の終点は外となり一方通行である。他方，中動態では，動作の起点は同じく動作主の内にあり，行為は一旦動作主の外へ向かうが，外を経て再び動作主に返ってくる。行為が戻る過程では，雰囲気・空気感，メンバーの反応・表情等，多様な副産物が付随し，豊かになり返ってくる。気づきや学びが生成される。

　こうした中動態的世界では，誰もが対等で主体となれる。双方向の互恵性もある。一方的に否定・批判，攻撃される心配がない。ピアサポートは，安心・安全な場で行われる。心理的安全性が担保され，差し出す経験から学び合う。経験の語りが織りなすつながりの感覚の共有，これがピアサポートの感覚であり，ピアサポートの関係性である。また，誰もが同じ人間で対等，人として向き合う場であり人権モデルも生成されている。

　ピアサポートに必要なのは居心地の良い「場」と「間」。場の生成過程は既述した。次に「間」を考えてみよう。間には「時間・空間・仲間」の三つがある。

　まず，時間の「間」。時間と意識の流れ。前者は外的時間，後者は内的時間といえる。外的対話の時の流れが外的時間である。沈黙の間や次のピアが話し始めるまでの切り替えの余韻を味わう間も含む。内的対話を感じ味わうのが内的時間である。思考が停止する間，主観的な時の流れの緩急の間，異なる経験が想起される切り替えの間，子ども時代の経験が浮かび，時空を超え余韻に浸る間もある。

　次に，空間の「間」。物理的，心理的に居心地の良いお互いの距離感がある。物理的距離が近いと圧迫感があり，遠いと孤独を感じる。心理的に近いと依存的だが，

遠いと関わりが他人事になる。

　そして，仲間。仲間という他者がいるからピアサポートは成立する。独りでピアサポートは成立し得ない。他者の存在が不可欠である。よって，仲間の関係性という「間」も重要である。

　ピアサポートの場と間。両者に適度な遊びがあり，その余白を安心して使うことができ，思いが言える。だから心地よいともいえるのだろう。

　ピアサポートの場では，「祝祭性」（屋良，2019）を伴うことも多い。祝祭性とは一種のイニシエーションである。ピアが初めて経験を差し出す時，大変な勇気がいる。仲間のまなざしの中，恐る恐る経験を差し出し，皆が自分の語りを聴く。その時ピアが受け取るのは仲間になれた喜び，つながりの感覚である。これが内的祝祭性である。話し終えると拍手が起こることもピアサポートではよくみられる。これが外的祝祭性だ。皆に拍手，歓迎され仲間とのつながりを感じられると，安心や心地よさが増すのだ。

　ピアサポートの場は，声を響かせ場を豊かにする多声性とイニシエーション後の癒し効果を内的，外的に感じられる祝祭性を伴っている。安心を感じながら人と人とのつながりを取り戻し，人のぬくもりにふれあう場でもあるのだろう。

# Ⅲ　ピアサポートの哲学的考察①：ピアサポートの価値・目的・倫理他

　以上から，ピアサポートの価値や目的，倫理等を考察していく。

## 1．ピアサポートの価値

### 1）ピアサポートの三つの価値：「存在・経験・双方向的なつながり」

　ピアサポートの価値は，「存在」「経験」「双方向的なつながり」の三つに集約される。「かけがえのない唯一無二の存在の自己が，安心・安全な場で，経験の語りを通して他者との双方向的なつながりを取り戻す」価値がある。

### 2）存在

　まず「存在」。存在そのものに価値がある。その人の代わりは他にいない。誰もが唯一無二の存在なら，人として優劣はない。つまり対等である。ピアサポートはただそこにいること，英語で言えば「do」より「be」，「何をするか」より「いか

にあるか」が大事である。ピアとともに「いる」感覚の共有，「for you」ではなく「with you」。対等な関係性のまま，ただそこにともにいること。ピアサポートの価値の一つ目である。

### 3）経験

次に「経験」。お互いの人生経験の語り合いが大切である。経験を差し出し合うことで，同様な経験が共通性という安心感を伴う接点となり，つながりが生まれる。経験を基盤に安心してつながりを構築できること。これがピアサポートの価値の二つ目である。

### 4）双方向的なつながり

他方，人生経験に全く同じものはない。ゆえに，その違いから気づきや発見，学びがピアサポートを経てお互いに生じる。経験を語ると相互の学び，すなわち「双方向的なつながり」が生まれる。お互いの世界観を交換し合う経験の語りでは，仲間という共通性の接点が安心感を醸成するがゆえに他者性も受容しやすい。人はピアサポートを介すとつながりやすいのである。こうして生成される相互・互恵性により，人と人との関係性を取り戻し，望む方向へともに向かう姿勢が自然発生する時，人は希望を感じられるのだろう。

こうした営みは，自分らしい人生を取り戻す過程であるリカバリー概念とも軌を一にする。つまり，ピアサポートは，リカバリーに寄与する価値も内包しているといえる。

### 5）経験の語りとは

経験の語りは，自分の経験の物語を紡ぐ，差し出すことである。仲間の経験を聴くと深いレベルの受容・共感が生まれる。だが，経験は全く同じでないため，違いから気づきや自己の人生経験の内省，省察，振り返りの内的対話も起こる。

経験の語りは，感情を手放すカタルシス効果もある。苦悩を語り，共有し，手放す行為の前提には，経験の物語を聴くピアの存在が不可欠である。ピアの目に映る自己の存在を確認し自己と向き合う内的対話が起こるからこそ，存分にその経験を味わい，手放せるのだ。

一人称で経験を語る時，それは自分事の語りとなる。経験をわかちあい，思いをときはなち，リカバリーが進めばひとりだち，自立へ向かう。新たなピアサポートのフェーズへ向かう。行きつ，戻りつも可能だ。同様の経験があるとピアの語りは

自分事として主体的に聴ける。「聴く」と「話す」を丁寧に分け幾重にも織り重ねる行為の連続体がピアサポートの営みである。

## 2．ピアサポートの目的

### 1）目的：「お互いの経験を場に差し出し続けること」

ピアサポートの目的は「お互いの経験を場に差し出し続けること」である。これは精神科急性期医療において対話技法を用いた治療法として知られるオープンダイアローグの目的が対話を続けることと相似形である。オープンダイアローグで治癒は副産物といわれる。ピアサポートの副産物はリカバリーである。居心地の良い場（トポス）やつながりの関係性の生成も副産物だろう。

経験の差し出しは，言語・非言語を問わない。多様で多彩な表現形態をとる。むしろ非言語が大事だ。言葉にならない表現を求める「いのち」を差し出し皆で感じ味わう感性の対話の場ともいえる。お互いが他者を通し自己を発見し，気づき・学びを生成する。他者性の尊重から生まれる自己同一性の確立にピアサポートは大きく寄与している。

### 2）ピアサポートの三つの下位目的

ピアサポートの三つの下位目的は，日本自立生活センター協議会（2011）によれば，①自己信頼の回復，②人間関係の再構築，③社会の変革である。まず，ありのままの自分を認め，まるごと受け止め，好きになる。次に上下関係でない対等な人間関係を作り直す。その上で，小さなソーシャルアクションを起こしてみる。

筆者は以前これを①→③へ段階的に実現すると考えていた。しかし，今は図4に示すように自己・他者・社会の三者関係は互いに影響を与え合う円環的因果律で成立すると考えている。支援する－される関係性は直線的因果律に基づく考えである。原因と結果を見て，支援者が一方的に当事者を変える能動態－受動態モデル（医学モデル）ともいえよう。

他方，ピアサポートでは関係性の相互変容が起こっている。お互いが変わる双方向性が見られ中動態的である。ピアサポートとは平面的な二次元ではなく，立体的な三次元で考えるものであり，単層的でなく重層的，一面的でなく多面的，直線的でなく円環的な相互変容モデルといえる。円環的因果律で同時に起こる事象のフェーズの違いが下位目的の三つのレベルの違いといえる。こう考えるとさまざまなレベル・領域で多様なピアサポートが展開できるといえるだろう。

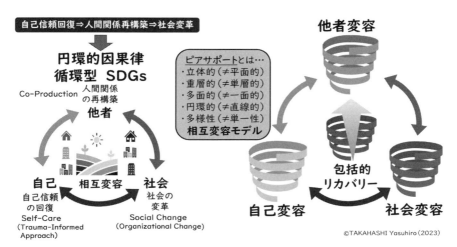

図4

## 3．ピアサポートの倫理

　ピアサポートの主要倫理は，日本自立生活センター協議会（2011）によれば「①時間を対等に分け合う，②秘密を守る プライバシーを守る，③否定・批判しない，④アドバイスをしない」の四つである。他に「一人称（私）を主語に話す」「パスしてよい」等＋αの倫理（約束事）もある。こうしたルール（倫理）でピアサポートの場の心理的安全性が担保されている。居心地のよい場を皆で創る営みが共同創造，Co-Productionであり，ピアサポートの感覚となり，その豊かな広がりがピアサポートの文化（「ピア文化」）（相川，2021）を醸成する。大事なのはピアサポートの感覚の体感である。

## 4．ピアサポーターの資質

　ピアサポーターに必要な資質は，深いレベルの受容・共感。自他のリカバリーを信じられる。自他を相互にエンパワメントできる。強みや好きなこと，得意なことに着目するストレングス視点とリカバリーを深く理解し，ピアサポートを実践できる対話力・ファシリテーション力。一人一人を大切にし，全体も俯瞰する「木も見て森も見る力」。そして，自分の経験を適切に差し出す力。希望のロールモデルになれること等であろう。

## 5．類似概念

ピアサポートを多角的に考察してきたが，非暴力の側面でいえば，Rosenberg（2018）が提唱する NVC（非暴力コミュニケーション）や梅崎（2019，2022）の修復的対話実践も興味深い。Neff（2021）のセルフ・コンパッションの実践もピアサポートに通じる部分があると考える。これらの異同は，別の機会に論じたい。

# Ⅳ　ピアサポートの哲学的考察②：ピアサポートの有効性と限界

## 1．ピアサポートの有効性：「ピアサポートの場はなぜ居心地がよいのか」

ピアサポートの場では，仲間同士という安心・安全が重要な役割を果たしている。この点で興味深いのが，Porges（2018）が提唱するポリヴェーガル理論である。ポリヴェーガル理論の詳細は津田（2019，2022）を参照されたい。ポリヴェーガル理論では，自律神経系を交感神経，背側迷走神経複合体，腹側迷走神経複合体の三種類に大別して捉える。交感神経は「アクセル」，背側迷走神経複合体は「ブレーキ」，腹側迷走神経複合体は「チューニング」と考えることができ，チューニングを担う腹側迷走神経複合体は，ほ乳類以降に存在する一番新しい「つながりの中で安心を感じる」神経系とされている。

ピアサポートは同様な経験をしている仲間が集まり，つながりを作ることで成立する。仲間に出会うことで自分は独りではないという安心感が生まれる。つまり，ピアサポートの場では，人と人とのつながりを取り戻すことで安心・安全を感じられ，ホッとでき，居心地が良いのではないだろうか。これは筆者のピアサポート経験とも合致する。

ポリヴェーガル理論に依拠すれば，ピアサポートの場は，人と人とのつながりで安心を感じる腹側迷走神経複合体の賦活化，協働調整が起こる場だからこそ，居心地がよいという考察が成り立つ。逆に，暴力は交感神経の過覚醒が引き起こす事象である。ピアサポートの場が腹側迷走神経複合体優位なら，交感神経とのブレンドを作ることで暴力低減に寄与する可能性があるともいえるだろう。

## 2．ピアサポートの限界：「ピアサポートは万能薬ではない」

上記考察からピアサポートの有効性が見えてきた。だが，ピアサポートも決して万能ではない。ピアサポートの場に居心地の良さが感じられなくなった時，暴力という負の相互性が生起する場合もある。

対等性，主体性，相互・互恵性が失われ，ピアサポートの成立要件が崩れた時，暴力が介在する余地は十分あり得る。互いを支え合う場が，お互い苦しいゆえに，罵り合う場になることもある。自己主張ばかりで他人の話を聞かない。上から目線で専門職めいたアドバイスを始める。ピアの発言を論破する等，その行為が仲間にとって暴力的となる危険性も孕んでいる。

だからこそ，暴力とピアサポートは紙一重の部分もあることを肝に銘じ，ピアサポートの価値や目的，倫理等を大切にピアサポートが展開されることが肝要だ。「ピアサポートもどき」の実践とならない工夫が必要である。

ピアサポートには祝祭性を伴うことが多い。楽しいお祭りやイベントのイメージだが，そこに潜む暴力性の罠もある。お祭り騒ぎも度を越せば，大喧嘩や衝突につながる。屋良（2019）は多声性に加え祝祭性の重要性を述べているが，両者のバランスが大切と考える。過覚醒レベルの祝祭性は暴力性を帯びるリスクも高い。そうならない協働調整が大切である。安心・安全を感じる中での「ゆるやかな祝祭性」を筆者は提案したい。

ポリヴェーガル理論で捉え直せば，腹側迷走神経複合体が働きにくい場では，ピアサポートの癒やし効果は消失するといえよう。

# V　ピアサポートの哲学的考察③：
## 二項対立・二元論からから三次元立体モデルへ

### １．ポリヴェーガル理論から考えるピアサポーターの立ち位置

ピアサポートの有効性は，ピアサポートの場が腹側迷走神経複合体の活性化に寄与することから説明できた。

ポリヴェーガル理論は，三つの神経系を想定している。この三次元モデルの考えは，ピアサポーターの立ち位置を考察する上でもわかりやすく有効である（図5）。精神科医療の現場では，医療者 vs 患者という二項対立で支援−被支援の上下関係が課題となる場合が多い。二項対立はわかりやすい反面，両者の分断を煽る側面もある。三次元モデルで考えた時，ピアサポーターは，医療者とも患者とも異なる第三のポジションを占める。腹側迷走神経複合体の位置をピアサポーターが担うと仮定すれば，チューニング（調整）機能を担うため，ピアサポーターは医療者，患者（支援者，当事者）双方の架け橋となる可能性に言及できる。能動的になりすぎる支援者と受動的になりがちな当事者双方に安心・安全を届けるのがピアサポーターの活動意義ともいえる。

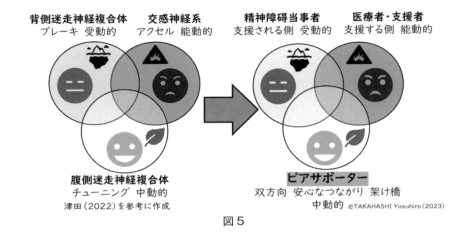

図5

## 2．三次元立体モデルの必要性

　ポリヴェーガル理論は，医療者と患者，支援者と当事者，身体科と精神科，善悪といった哲学における二項対立・二元論の脱構築にもつながる。次元を上げメタ次元，すなわち三次元立体モデルで考えた時，津田（2019）が述べる「こころ・からだ・社会」という三次元モデルが措定できる。この三次元モデルはピアサポート以外にも「性の多様性」（性別二元論・異性愛規範の脱構築）モデル等にも応用可能で，汎用性が高い。二者間の暴力も環境要因や第三者（他者）を措定する方がうまく説明できる。

　三次元立体モデルが有効なのは，われわれ人間が三次元空間を生きているからに他ならない。二項対立は二次元平面の説明となり，現実との乖離は否めない。その点，三次元立体モデルは三次元世界とフィットする。ピアサポートは三次元立体モデルで考えるのが自然であろう。

## 3．ピアサポートと他の優れた実践との共通性

　ピアサポートが腹側迷走神経複合体を活性化する営みなら，図6に示すように精神科医療で有効とされる多くの実践とも軌を一にすることがわかる。

　例えば，オープンダイアローグを，交感神経の過覚醒に用い，腹側迷走神経複合体とのブレンドを作るのが精神科急性期医療における介入であろう。逆に背側迷走神経複合体優位の低覚醒状態に，腹側迷走神経複合体とのブレンドを作る営みがひきこもりへのオープンダイアローグの応用であろう。

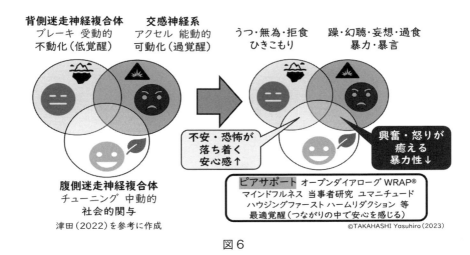

図6

　WRAP®（元気回復行動プラン）も「いい感じの時の自分（腹側迷走神経複合体が働いている状態）」を意識し，サインを感じたら（腹側迷走神経複合体が働きにくくなったら），対処法の道具を使う（腹側迷走神経複合体を活性化するよう働きかける）。マインドフルネスが今，ここに意識を集中するのは，腹側迷走神経複合体活性化に意識を向けている状態だろう。

　当事者研究，ユマニチュード，ハウジングファースト，ハームリダクション等の実践も腹側迷走神経複合体を活性化する試みといえよう。優れた実践とピアサポートとの共通性は，ポリヴェーガル理論を介した三次元立体モデルからも見出せるのではないだろうか。

## Ⅵ　結論と示唆

### 1．ピアサポートの哲学的意義
　ピアサポートの哲学的意義は，以下五点に要約できる。
　①経験の語りを接点とし，仲間としての安心・安全を感じることで，人と人とのつながりを賦活化し，孤独や孤立を生まない非暴力の地域生活や社会の実現に寄与する。
　②自他の再発見と互いの信頼，成長，自分らしさを実現するリカバリーに寄与す

るとともに，仲間という鏡に映る自己と他者（ピア）の存在，その共通点と相違点に気づき，相互の学びと洞察が深まる（自己理解，他者理解が進み，多様性と人権意識の陶冶につながる）。

③希望のロールモデルとなり，新たなピアサポートやリカバリーの好循環が生まれる。

④人間存在に対する自他への深い思いやりと慈しみ，尊重が可能となる（自らへの慈しみであるセルフ・コンパッションから相互コンパッションへの架け橋となる意義もあろう）。

⑤水平な関係性に根差す双方向的，相互・互恵的な人間関係の創出，新たな地域，社会，文化の共同創造（Co-Production）に寄与する。

これが現時点で筆者が考えるピアサポートの哲学的意義である。

## ２．ピアサポートの応用可能性

ピアサポートは，腹側迷走神経複合体を協働調整，活性化し，社会交流システムを働きやすくするものであった。ここに仲間同士のピアサポートからより広義の地域住民同士のピアサポートへの応用可能性が見出せる。

ピアサポートの場で生起する対話実践は地域づくりやコミュニティリカバリーにも応用可能と考えられる。地域の絆の希薄化等地域課題も山積する中，地域の対話やつながりの賦活化，孤独・孤立の改善にピアサポートが寄与すれば，地域社会が相互変容する。「チームピアサポ」（三浦他，2022）モデルも興味深い。社会モデルや人権モデルで地域の環境調整，ネットワーク調整が進めば，孤独・孤立の危険因子が低減し，ピアサポートの保護因子で当事者はリカバリーしやすくなる。地域のリカバリーが進み，住民がつながりの安心を取り戻し，住みよい暮らしが実現すれば，地域の暴力減少が期待できる。これは精神科急性期病棟への入院減少や，精神科医療の暴力，隔離・拘束減少にもつながるだろう。

ピアサポートは地域リカバリーに貢献し，地域の暴力減少に効果を発揮する可能性を秘めている。他方，精神科急性期医療におけるCVPPP実践も暴力低減を目指している。ここに両者の接点を見出せる。ピアサポートとCVPPPの実践は暴力低減を目指す車の両輪といえよう。

人と人とのつながりに安心を感じる支え合い，助け合いのピアサポート。暴力が生まれにくい世界を実現する一助として，ピアサポートに着目し哲学的に考察してきた。精神科医療の暴力減少を考えるヒントとなれば幸いである。

# 文　　献

相川章子（2013）精神障がいピアサポーター．中央法規．

相川章子（2017）ピア文化とコミュニティ・インクルージョン．精神科, 31(6)；538-543.

相川章子（2019）精神保健福祉領域におけるピアサポートとは．（大島巌監修）ピアスタッフ
　　として働くヒント．pp.2-8．星和書店．

相川章子（2022a）ピアサポートの不思議な力．精神保健福祉, 53(2)；150-156.

相川章子（2022b）ピアサポートにおける対話．精神科治療学, 37(10)；1117-1122.

相川章子（2022c）ピアサポート／ピアスタッフの歴史的展開と発展可能性．精神障害とリハビ
　　リテーション, 26(2)；126-133.

相川章子・ピア文化を広める研究会（2021）ピアサポートを文化に！．地域精神保健福祉機構．

Committee on the Rights of Persons with Disabilities：Concluding observations on the initial report of Japan
　　（2022）日本の第 1 回政府報告に関する総括所見（外務省仮訳）．https://www.mofa.go.jp/mofaj/
　　files/100448721.pdf（2023 年 8 月 20 日最終検索）

Copeland ME 著，久野恵理訳（2009）元気回復行動プラン WRAP．道具箱．

本田美和子, イヴ・ジネスト & ロゼスト・マレスコッティ（2014）ユマニチュード入門．医学書院．

稲葉剛・小川芳範・森川すいめい編（2018）ハウジングファースト．山吹書店．

石原孝二（2018）精神障害を哲学する―分類から対話へ．東京大学出版会．

石原孝二・河野哲也・向谷地生良編（2016）精神医学と当事者．東京大学出版会．

石原孝二・斎藤環編（2022）オープンダイアローグ―思想と哲学．東京大学出版会．

笠井清登責任編集, 熊谷晋一郎・宮本有紀・東畑開人他編著（2023）こころの支援と社会モデル．
　　金剛出版．

加藤伸輔（2019）ピアサポートの感覚を大切に．（大島巌監修）ピアスタッフとして働くヒント．
　　pp.14-18．星和書店．

國分功一郎（2017）中動態の世界―意志と責任の考古学．医学書院．

國分功一郎・斎藤環（2019）オープンダイアローグと中動態の世界．精神看護, 22(1)；4-28.

Neff KD 著, 石村郁夫・樫村正美・岸本早苗監訳（2021）新訳版 セルフ・コンパッション．金剛出版．

松本俊彦・古藤吾郎・上岡陽江編著（2017）ハームリダクションとは何か．中外医学社．

Mead S（2017）Intentional Peer Support：An Alternative Approach.

三浦典子・屋良朝彦・高橋泰宏（2022）ピアサポートと地域おこしの共同実践：精神障がい者
　　が自分らしく生きていくための地域づくり「チームピアサポ」モデルの実現に向けて．pp.9-
　　11．第 5 回日本こころの安全とケア学会学術集会・総会プログラム・抄録集．

岡知史（1999）セルフヘルプグループ．星和書店．

Porges SW 著，花丘ちぐさ訳（2018）ポリヴェーガル理論入門．春秋社．

Rosenberg MB 著，安納献監訳（2018）新版 NVC―人と人との関係にいのちを吹き込む法．日
　　本経済新聞出版．

斎藤環著訳（2015）オープンダイアローグとは何か．医学書院．

斎藤環（2018）「新しい人間主義」の潮流, 四大思想：オープンダイアローグ／ユマニチュー
　　ド／ハームリダクション／ハウジングファースト．精神看護, 21(6)；532-541.

Seikkula J & Arnkil TE 著, 斎藤環監訳 (2019) 開かれた対話と未来. 医学書院.

Seikkula J & Arnkil TE 著, 高木俊介・岡田愛訳 (2016) オープンダイアローグ. 日本評論社.

下里誠二編著 (2019) 最新 CVPPP トレーニングマニュアル―医療職による包括的暴力防止プログラムの理論と実践. 中央法規出版.

津田真人 (2019)「ポリヴェーガル理論」を読む―からだ・こころ・社会. 星和書店.

津田真人 (2022) ポリヴェーガル理論への誘い. 星和書店.

梅崎薫 (2019) 修復的対話トーキングサークル実施マニュアル. はる書房.

梅崎薫監訳 (2022) 修復的対話サークル―リソースガイド. 修復的対話の会.

屋良朝彦 (2019) 多声性と祝祭性―精神障碍者の地域の対話に関する哲学的考察. 医学哲学医学倫理, 37；34-44.

全国自立生活センター協議会 (2011) ピア・カウンセリング集中講座テキスト. p.7.

## 2

# 当事者のリカバリーと暴力

増川ねてる

## I　はじめに

　もし僕が，暴力をふるいそうになったとしたら……止めて，欲しい。

　本意であっても，不随意（？）であっても，僕は自分が暴力をふるうことはしたくない。子どもの頃から自分を抑えることが出来なくなる"時"がある僕にとって，「もし僕が，暴力をふるいそうになったとしたら……止めて欲しい」それは，こころからの想いであり，願いです。

　そして，これが，僕がCVPPPに"当事者として"関わることになった動機であり，50歳となった今，以前にも増して関わりを強くしている理由です。CVPPPは

　「暴力は止めて欲しい」

という"当事者としての願い"を叶えようとしている「プログラム」で，しかも，それを更にユーザーフレンドリーにしていこうとしている流れがある。それを研究し，実装しようとしている人（たち）がいる。これは，とてもありがたいことです。

## II　当事者とリカバリー

　僕には，自分で自分をコントロールできなくなることがあります。昔暮らしていたマンションでは，僕が自分の知らないときに叫んだりしていたために，階下の人が玄関先に鉄柵を設けたりしたことがありました。自分の知らない僕がいる……。それはずっと不安に思うことでした。当時僕は，大量に飲んでいた薬の影響もあっ

て，自分で自分を傷つけることを多くしていました。でも，そのことが，怖くなり……。だから僕は，自分で自分を針金でしばって，自分で自分を傷つけることをしないようにしていました。20代の終わりから30代の初めの頃のこと。布団の脇には針金がありました。

　でも，それは，「リカバリー」を知らなかった頃の話です。当時の僕は，僕の“病は治らない”ものって思っていました。これからどうなってしまうのだろうかと，とても不安でした。自分の意志で自分を動かせない時間。今の自分を知らない自分の存在。とても不安でした。アクセルとブレーキが機能しなくなる車の夢をよく見ていました。

　でも，リカバリーがあったのです。自分のハンドルは，“自分で”握れるのです！
　まずは，イチ“当事者として”の話をしたいと思います。

## 1．あの頃の僕─失ったもの

　今も続く僕の“症状”は15歳，高校一年生の時から始まっています。

　その日は，“突然”来ました。僕は，高校一年生でしたが，ある朝目を覚ましたら，何かヘン，だったのです。頭に何かが詰まっている感じがしていました。プールの後，耳に水が入ってもわんもわんとしている感じ。或いは，とんでもない徹夜をした後の，目は覚めたのになんだかシャキッと意識がつながらない，“エンジンがかからない”感じ。あの気持ち悪さが，その日の朝にあったのです。これは寝不足のせいだって思って，いつものように時間が経てば解消されるものだって思っていました。でも，お昼になっても，午後になっても，ソレは残り続けました。怖かったです。そんなことは，これまでになかったから……。

　そして，次の日になれば治っているって思ったのですが，次の日になってもそれは変わらず。変わらないどころか詰まっている感じは強くなりました。そして「気がつくと寝ている」ようになっていました。眠くて眠くて仕方なくなりました。授業で起きていた記憶が，高校生の頃の思い出として，ほとんど僕にはありません。起きていられなくなりました。これから自分はどうなっていくのだろうかと，不安で怖かったです。そして，実生活が上手くいかなくなりました。

　時間が経ってそれが「病気」だとわかった時，僕は安心しました。もう，一人で悩まなくていいんだとほっとしました。僕は，19歳（大学1年生）になっていました。

　主治医が出来て，悩みを相談できる人ができました。専門的な研究が行われているということも，僕に希望をくれました。そして，「この苦しみは，僕一人だけで

はないんだ，この経験をしている人は，他にもいるんだ」，というのが救いでした。「仲間（どこかで同じ経験をしている人）がいるなら，頑張れる」，「僕はまた元の僕に戻れる」って思ったのです。

　ところが，僕の"病"は，なかなか治るものではありませんでした。「この頭で，これから，どうやって生きて行ったらいいの？？」って思いながらも，僕はいい出会いがあって，生活を営み，人生の目標も持って生活をしていきました。前進していきました。

　でも，いつも「眠気」は僕の足を引っ張りました。この体でさえなかったら……。やがて僕は，精神科で薬を貰って，「病」の症状を抑えることに成功しました。頭がちゃんと僕のものとして使えたら……と思って薬の服用をしたのです。薬は効いてくれて，僕は「これこそが，僕の持って生まれた頭なのだ。これで人生，取り戻せる」って思いました。それが 27 歳の時でした。

　でも，「薬」は薬で，僕の感情や，感覚や思考，行動，を変えてもいきました。


　僕は元の能力を取り戻したのに，仕事ができなくなりました。社会で上手くやれない。医師からも，これ以上は「医療的には限界です」と言われていました。途方にくれました。薬がまだあっていないのだ。まだ足りていないのだと思いました。障害年金を受給し，やがて生活保護を受給することになりました。経済的な心配はなくなったし，医療を受けることも保障されました。よくなるために，とにかく薬を飲むたびに記録をつけて，自分にあった「飲み方」と「量」と「組み合わせ」を探します。いつか，合う薬が見つかったら，「また社会に戻れる」，社会に役割はなかったのですが「生きていけることはありがたい」って思うようになりました。でも，いつの頃からか，自分は"透明人間"のようになっていて……。

　生活保護を受けていたから，誰かからの金銭援助や，物の援助ももらえなくなりました。親から米や野菜を送って貰ったとして，それは収入として申請しないといけないのです。市役所には，収入だけでなく，差し入れして貰ったものも，書いて出す義務がありました（20 年近く前の話です。今は違うのかもしれません）。

　社会に対しての"ひっかかり"のようなものがなくなっていました。そして，僕は，「なんでこんなことになったんだ？」って思って，「自分の尊厳を取り戻したい」って思って，その為に，あの時にちゃんと検査をしてくれなかった医師を訴えようと弁護士との面談を始めました。「医療訴訟は難しい」と言われていましたが，自分の尊厳を取り戻したいという気持ちは僕を支えていました。でも……それも体がついていかなくて，断念しなくてはいけなくなって。もう行き場がなくなりました。

その頃僕は，"暴力"ではないものの，攻撃的になっていました。なんで，医療の，学者の，学説のために放り出されなければならなかったのか？？……強く，強く，怒りを持っていました。それだけが，生きている意味だとも思っていました。

やがて僕は，「もう薬は，使わない方がいい」と当時の主治医に言われて，薬物療法を止めることになります。薬に依存していた僕は，中毒になっていて，飲むベネフィットよりも，よくないことの方が大きくなっていたのです。

## 2．転機—仲間とリカバリー

そんな僕が「変化した」のは，「仲間ができた」から。大切な人ができたから，「大事な仲間の一員」に僕もなったから，です。

まず，「わかりあえる仲間」ができました。それは，僕が31歳の時。

「俺も，同じようなことがあったよ。だから，言うこと，わかるよ」

っていう言葉に救われました。僕は一人ではなくなったのです。

32歳，施設で「当事者活動」というものを知り，参加するようになると，社会にも"ひっかかり"を持てるようになりました。学会なんかで話す機会も持てましたし，WHOの大会でスピーチの機会も得ました。県の事業に関わることになり，アメリカへ研修に行かせてもらいもしました。社会に役割が出来たのです。

そして，決定的だったのが，「リカバリー」との出会いです。

## 3．リカバリーがあったから……

僕は，「治らない」と思って，絶望していたのですが，通っていた施設で，「リカバリー」って言葉を聞きました。「"リカバリー"があるんだよ」と言われ，「これからは，"リカバリー"の時代です。そして，それは私たち専門職が語るものではないのです。あなたたち，「当事者」が語るもの。リカバリーに関しては，あなたたちが専門家です」と，施設の所長から言われていました。これは，嬉しかったです。それまでは，専門職の用語を学んで，なんとかわかって貰おうとしていました。自分のことなのに専門職の方の言葉に変換しないと通用しなかった時代を経て，「自分のことを自分の言葉で語れる」，その時代がきたことが嬉しかったです。

やがて，アメリカから「当事者」の人が僕の通っていた施設にやって来て，講演会をするっていうことになり，当事者の話なら，「リカバリー」を話して欲しいね，ってなり，「リカバリー」の話なら，その企画者も「当事者」がいいね，ってなり……。僕も企画メンバーに入って……そして，その人が（うわさに聞いていた）

「WRAP®」のファシリテーターだってことで，それなら WRAP も教えて欲しい，ってなっていき……。

　実際に，「リカバリーしていた」人が僕の目の前に現れました。理想や，理念や，目標とかではなく，実際にリカバリーした人が，その方法（WRAP）と共に現れた！！

　これが大きな出来事でした。

# Ⅲ　実際の方法

## 1．WRAP®：Wellness Recovery Action Plan（元気回復行動プラン）

　僕の転機，そこで受け取ることとなった「WRAP」。それは，具体的な，自分のコントロール取り戻し技法です。WRAP は，実際にリカバリーに取り組んでいた「当事者」のグループが開発し，当事者たちの手によって世界中に広められ，そして 2010 年には EBP として認定された仕組み（システム）です。当事者の体験を当事者で集めて，実践して，その結果が科学的にも証明されたものとして，唯一無二。2012 年の日本経済新聞夕刊「らいふプラス」でも，『私の「トリセツ」つくって元気』（日本経済新聞，2012）と，紹介されています。それ以来，「ジブンの「トリセツ」」として WRAP が語られることが多くなっている印象があります。

　WRAP の特徴は，今も，実際に使っている人たちの声を集めることによって，アップデートを重ねているという点。WRAP を伝える WRAP ファシリテーターも，2 年に一回の更新研修に参加することで，WRAP に関心のある方たちに「多くの経験から見えてきたこと」を共有していく努力をしています。「経験から学び合う」ことを信じている，これも「当事者活動」から生まれた取り組みの，生活への感謝と，敬意の現れだと思います。そして，ユーザーが増えれば増えるだけ精度があがっていく……。この 17 年間 WRAP に関わっている者として，経験することの価値と，意義を実感しています。

　やがて，僕は，WRAP を学び，ピアサポートを学び，リカバリーを学びました。そして，「怒り」や，「リベンジ」が動機ではなく，

　「出会えた仲間と一緒にいたい」

　「みんなの一員として，リカバリーを推進させたい」

　「この「知恵」を分かち合いたい」

　が生きる動機になりました。そして，「もし，僕が暴力をふるいそうになったとしたら，止めて欲しい」と言うようになっていきました。

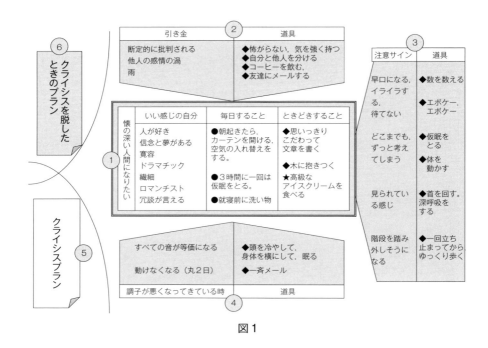

図1

## 2．WRAPとは何か？

　実物を見ていただくのが早いと思うので，僕自身のWRAPを掲示したいと思います。WRAPに出会って4年目の，2010年に作ったWRAPです。

　このWRAPを作ってから1年後，僕は20代の終わりから約10年間お世話になっていた生活保護を抜けました。僕は，38歳，福祉施設の職員になっていました。

　さて，このWRAPでまず見ていただきたいのは，①の「毎日すること」「ときどきすること」と，②③④の「道具」です。ポイントは，それが"「僕自身の"道具」であるということ。僕以外の人にとってはわからないのだけれども，僕にとっては"機能する"ツールだということです。かつて僕は，「自分は障害者だから，欠けているところを何かで補おう」としていました。必死でした。でも，僕の欠けたところを補ってくれる何かはなかなか見つからず，これだと思ったものも，いつか自分を壊すものになってしまって，どうにもならないと思っていたところにWRAPがやって来て教えてくれたのです。

　誰かの道具を使うのではなくて，「自分の道具」を使うんだよ，と。

それからは，とにかく「自分の道具」を探したのです。食べておいしかったもの
をメモしたし，人に言われて嬉しかった言葉や，誰かに教えてもらって試してみた
ら，「僕にも効いた！」ってなった生活の工夫はその後大きな「自分の道具」にな
りました。偶然みつかった，「道具」もあります。……いずれにしても，「自分の道
具」をとにかく集めました。自分の道具なので，自分の言葉で書かれています。そ
して WRAP は，この道具を資源として構築します。つまり，「自分の道具」は "い
つ使う道具なの？" ということで，整理するのです。そうして，「いつでも自分の
道具が使える」という状態を作ります。

　①は，いつもの自分。いい感じの時の私のために。

　②は，①を脅かす出来事に遭遇した時。

　③は，②に関連しているかも知れないししていないかも知れないけれども，自分
が①から少し離れてしまった時。

　④は，もうギリギリの時。

　いずれにしても，「自分で使う自分の道具」が対応させられています。

　いつでも，自分の道具が用意されているのです。

「そんなの理想論」

「それが，出来なくなったら，どうしたらいい？？？」

「それが，出来ないから困っているんだ，苦しいんだ……」

　そんな声も聞こえてきそうです。それは，本当にごもっとも。そこで用意されて
いるのが，⑤「クライシスプラン」です。これは，自分が持っている WRAP とい
うよりは，周りに託しておく WRAP です。

　①②③④が，自分で気づいて自分で使う「自分の道具」だったのに対して，⑤の
クライシスプランは，他人に気づいてもらって，他人に使ってもらう「自分の道具」
が入っています。クライシス，つまり「主観的な出来事で，自分では制御不能であ
り，それに対処するための必要な資源やコーピングスキルを自分は持ち合わせてい
ないと評価している……」（Caplan, 1964）そんな時に備えるのです。僕は，「自分
で自分のモニターが出来なくなる」ことや，「自分では適切な行動を取れなくなる」
ことがあり，その時に備えてクライシスプランを作っています。このプランのおか
げで，自分で自分を上手くコントロールできなくなっても，自分の道具が機能する
のです。それは，自分のリカバリーのためにも，その人（……つまり自分）をサポー
トしたいと思っている人のためにも（どうやって助けたらよいが明確にわかってい
るので）よいこと（リカバリー）をもたらたします。僕は，何度かこのプランで助
けられています（増川 "ねてる" 信浩，2011）。

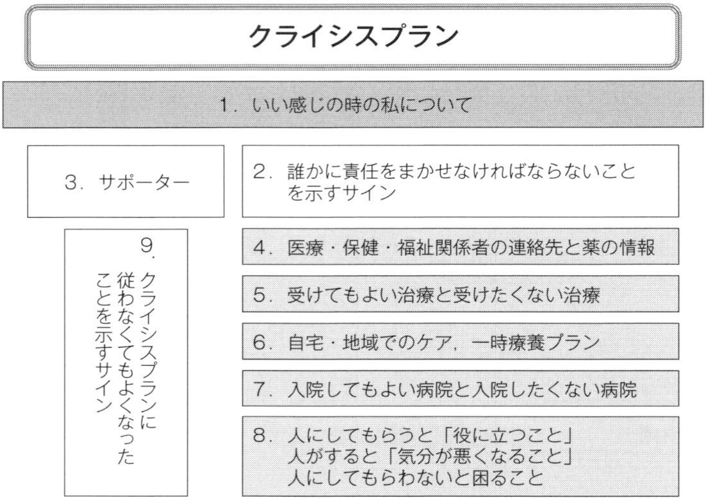

## クライシスプラン

1. いい感じの時の私について

3. サポーター

2. 誰かに責任をまかせなければならないこと
を示すサイン

9. クライシスプランに従わなくてもよくなったことを示すサイン

4. 医療・保健・福祉関係者の連絡先と薬の情報

5. 受けてもよい治療と受けたくない治療

6. 自宅・地域でのケア、一時療養プラン

7. 入院してもよい病院と入院したくない病院

8. 人にしてもらうと「役に立つこと」
人がすると「気分が悪くなること」
人にしてもらわないと困ること

図2

　そして，⑥のクライシスを脱した時のプランも脇に置かれています。これはいわゆる「病み上がり」の時のプランで，この時期の「チェックリスト」や，一旦棚上げにした役割りを再び取り戻すための予定表などが入っています。事前には立てられない箇所が多くあるので，脇に置きました。

　なので，普段使いのWRAPとしては，①②③④なのですが，⑤が用意されていて，自分でコントロールが効かなくなった時にサポーターの力でリカバリーが可能になっています。また，クライシスを脱し時の病み上がりの過ごし方のガイドもあり，WRAP全体でリカバリーを，その人・本人の手の平の中に置くことを実現しています。自分ができるときは自分でやり，自分では難しいときには，信頼する人に事前に頼んでいたサポートが働くようにしておく。じつに健全な在り方だと思います（そして，これは科学の検証にも耐え，EBPとして認定されています）。

　だれもが，自分の人生を生きることが可能になった時代なのです。
　2014年に公開されたWRAPの冊子には，次のような声が紹介されています。

　　WRAP® は，私の人生をまるっきり変えてしまいました。かつての私は，自分のことを「この精神病の人！」って思っていました。今，私は，どう自分を

ケアしたらいいかがわかっていて，困難な時には自分自身を助けることの出来る「一人の人間」です。もし，気分が悪くなったり，大変な局面に遭遇したりしたら，私は行動を起こします。そうです，"私には"，自分に出来る，簡単で安全なことが，ホント，沢山あるんです。

　　　　——WRAP の "ユーザー" の一人——(THE WAY WRAP® WORKS !，2014)

## 3．包括的暴力防止プログラム（CVPPP）

　それでは，「暴力」はどう止めたらいいのでしょうか？

　これまでの僕の WRAP における「クライシスプラン」は，病気のことに関してだったり，自分が機能しなくなる時にどうしたらよいか？に応えるものでした。そこには，「暴力防止」は入っていませんでした。でも幸いなことに，僕は，僕が手を出しそうになった時に，「止めてくれる人」がいました。

　特段僕は，「もしもの時は，僕の暴力を止めて欲しい」と，依頼をしていたわけではありません。でも，僕の周りの人は，僕の「暴力」が動き出すのを，その場で止めてくれていたのです。覚えているのは，僕の肩に，手の甲に，置かれた「あたたかい手」です。その時は，偶然が助けてくれました。近くに助けてくれる人がいて，その人たちはそっと僕に触れて，僕の「暴力」を止めてくれました。でも，いつもあるとは限りません。その時は，偶偶のラッキーで，それで助かったということかもしれない。次はないかも知れない……。

　そう思っていた時に，僕の目の前に現れたのが，「CVPPP」でした。下里誠二さんが運んで来てくれました。そして，僕もトレーナー研修に参加しました。

　下里さんの CVPPP の実践を体験すると，そこには，僕を救ってくれた，「あたたかい手」がありました。

　　「あたたかい手」は，再現可能なんだ！

　これは，おおいなる希望を僕にくれました。「あたたかい手」は，いつでも助けてくれるとは限らない……って思っていたのに，下里さんはそれを研究していた。そして，実際に，それを持っていたし，それを伝える研修も行っていた。

　感動しました（……この時僕は，48歳でした。いろんな回り道を僕はしてきましたが，ここで，暴力の防止への希望が開かれました）。僕が，欲しい「支援のプログラム」があったのです。だから，僕のクライシスプランには，今，CVPPP で僕の暴力を止めて欲しいと入っています。

もちろん，自分の暴力を止めるのに，「CVPPP」（つまり「あたたかい手」）を望む人も，いると思います。「人の手」よりも，「薬物療法」を望む人も，「拘束」を望む人もいると思います。いてもいいと思います。その中で僕は，「薬」や「拘束帯」ではなくて，「人の手」がいいから，CVPPP がいいというわけです。

# IV　当事者として暴力を止める―クライシスプランと CVPPP

止むにやまれない理由から，どんなに訴えてもわかってもらえないから，「暴力」に向かわざるを得なくなったというのは（やっぱり）理解できます。止むに止まれぬ思い……どうしても譲れないものや大切なものを護るために，あるいは，自分の命よりも大事なものを傷つけられたり汚された時に，その大事なものの名誉や尊厳，復権のために，暴力であっても行使してしっかりと訴えたい。あるいは，押さえつけられた声，届かない想いを何としても届けるために，暴力に訴えたくなる……そんな気持ちが沸き上がることはあると思います。僕もそういうふうになることは，確かにありました。

なので，もし，僕が，「暴力を使いたくない」と思っているのにも関わらず，「暴力を使うしかない」ってなった時には，僕は，僕の本来の意志，本当の想いである「暴力を使いたくない」に立ち戻ります（……それは，可能だったのです！！）。

今，この 2024 年の現在においては，「暴力を使いたくない」を現実にする方法も，仕組みも，存在しているのです。僕にとってそれは，「リカバリー」であり，リカバリーを実装するものとしての「WRAP」であり，その WRAP に入っている「クライシスプラン」であり，そのクライシスプランに入っている「CVPPP」です。

# V　社会から見た精神障害者と暴力

ところで，どんな理由からにせよ，「暴力」を使いたいって，こころの底から思う人はいるのでしょうか？僕は，そんな人はいないと思っているのですが，いわゆる「“当事者”の暴力」について，社会はどういう風にとらえているのでしょうか？

現在（執筆当時 2023 年），2017 年 7 月 16 日に神戸北区で発生した 5 名の無差別殺傷事件や，2019 年 7 月 18 日に発生した「京都アニメーション」のスタジオの放火殺人事件についての裁判が社会的に注目されています。暴力事件が起きた時に，その被疑者・加害者が“精神科通院歴がある”とか，“精神科領域の病を患っている”とか，「精神障害者保健福祉手帳」を持っている”とか……，“そういう人”なのか？

とか……。そんな気持ちが，社会の中で働くことが（2023年現在）あります。

　これらの事件をみて僕が思うのは，「リカバリー」がこの人に，この人達が暮らす地域社会に届いていたら，違っていたのに（……これは，もう可能性のことかも知れないのですが），ということです。かつては，精神科の病気は治らないし，悪くなっていくこともあり，そして心神喪失というものがあるとされてきたと思います。でも，今は「リカバリー」の方法が，そのための仕組みが開発されてるのです。

## Ⅵ　お互いに暴力を止め合う相互サポート
### ─「自分が望む人に依頼する」ということ─

　すき好んで誰かを傷つけたいと思っている人はいるのでしょうか？

　もし，すき好んで，誰かを傷つけたい……という人がいたとしても，僕はやっぱり，「暴力は止める」のがよいと思います。何故ならば，それでは，今の時代，とても生きづらいから（もちろん，傷つけられる側に回ってみれば，「止める」が絶対によいと思いますし……）。

　そして本当の想いからではないのに，「もう，それしかない」ってなって，不本意な"方法"を使わざるを得ないってなって，"暴力を使う"ってった人がいたら，それは，とても悲しいこと……苦しいことだと思います。暴力を行使していると，その「当事者」は，とても生きづらい……。その人が生活をするのが難しくなると思うから，友だちが暴力をふるいそうになったら，友だちが生きづらくなるのは僕の望むことではないですし，その人の友だちとして止めたいと思います。

　今僕は49歳（2023年9月現在）で，フリーランスの「アドバンスレベルWRAP® ファシリテーター」として，生計を立てています。かつて，僕の目の前に現れた「WRAPを使ってリカバリーしている人」と同じ職種として働いています。そして，今年から再び僕は17年前と同じように当事者活動に参加することにしました。"仲間で"知恵や想いを伝え合っていきたい，が大きくなりました。その団体の主要メンバーかめちゃん（先月一緒にアメリカに行って，当事者仲間（ピア）からリカバリーを学んできました）も，

　「私も同じです。もし，私が暴力をふるいそうになったら止めて欲しい。」

と，言っていて，僕たちは互いに気持ちを，願いを共有しています。そして僕らは，お互いに伝え合っています。全員の「当事者」に聞いたことはないのですが，多く

の「当事者の気持ち」は，そうなのではないかと思っています。すき好んで誰かを傷つけたいわけではない。なので，僕は，同じ気持ちの人たちと，「お互いに暴力を止め合おう」って伝え合って，活動をしています。

　これは2023年9月の，友人Tと僕との会話です。
T：「ねてる，何しているの？」
N：「今，『当事者のリカバリーと暴力』ってタイトルで自分の体験と，考えていることを書いているんだけれどもね」
T：「なかなか難しい問題だね」
N：「うん，テーマとしては難しいんだけれども，言いたいことはとてもシンプル。僕は，もし，僕が暴力を使いそうになったとしたら，止めて欲しい。それだけなんだ」
T：「……」（少し，沈黙）
N：「なので，T，もし僕が暴力を使いそうになったとしたら，止めてね」
T：「おおわかった。止めるよ。人として，それは止めるから。ねてる，任せておけ！」

# VII　おわりに

　もし僕が，暴力をふるいそうになったとしたら……止めて，欲しい。
　僕は，それを実現するプランを持っています。このプランのおかげで，自分が望む方法で止めてもらえます。僕はリカバリーを知っていて，WRAPがあって，WRAPのクライシスプランの中に，CVPPPを持っています。
　今は，「リカバリー」のある時代です。
　かつてのように，「リカバリー」がまだなかった時代ではないのです。
　この「リカバリー」が当たり前になる時代を願っています。方法は，もう既に，あるのですから。いつでもお問い合わせいただけると幸いです。

## 文　　献

Caplan G（1964）Principles of preventive psychiatry. In Cassivi, C, SergerieRichard S, Saint-Pierre B & Goulet MH（2023）Crisis plans in mental health：A scoping review. International Journal of Mental Health Nursing, 00；1–15. Available from： https://onlinelibrary.wiley.com/doi/10.1111/inm.13158
増川"ねてる"信浩（2011）安全・安心を保障する技術　WRAPの「クライシスプラン」体験記：1人ひとりが，自分についての専門家」. 精神科臨床サービス, 11(3).

日本経済新聞（夕刊）（2012）「らいふプラス」私の「トリセツ」つくって元気．2012 年 5 月 21 日．

WRAP Around the World（2014）The Way WRAP® Works!．Copeland Center for Wellness & Recovery.

3

# "ゴム印の最下行の1行の欄" でさえ
# 軽んじられる精神科医療の状況を変えるためには

山田悠平

## I　はじめに

　そもそも，暴力とはなんだろうか。辞書的な整理によると，暴力といわれている
ものの多くは，身体的な安全や心理的な健康を脅かす行為であり，しばしば社会的
な規範や法律に違反する行動とされている。実際，暴力は忌み嫌われるものとして，
多くの人々は想起するだろうし，筆者も例外なく目の前で展開されるようならば，
少なくとも目を背けるだろうし，その場を逃げ出したり，関係や状況次第によって
は，すかさず止めに入るだろう。いずれにしても，それは暴力によって傷つく状況
を回避したいとか，加害する人に罪を背負わしたくないとか，何かを説明するでも
なく，"反応的な行為" として行うのではないだろうか。思うに，面前で展開され
る暴力とはそれぐらい，理性で捉えることが困難なものではないだろうか。

　戦争は暴力の最も極端な形態の一つである。近代の収斂というべき国際法は，国
家間の行動や相互関係を規制し，国際的な秩序を維持するための法的な原則と規則
の体系を示している。国際社会は紛争解決の平和的な手段を奨励し，戦争を回避す
るための努力を重要視している。それにもかかわらず，戦争についての規制や制約
が設けられ，一定のルールや倫理が定められている。本来的には，正しい戦争も悪
い戦争もないはずだ。実際，戦争は国家や集団が武力を行使し，敵対勢力に対して
物理的な力や破壊力を行使するうちに，多くの場合は民間人も巻き込まれ，被害を
受けている。そして，どのような大義名分が立とうとも暴力によって傷つく人がい
るし，悲しみを覚える人がいることを忘れてはいけない。現在，ウクライナや中東

をはじめ世界各地で展開されている紛争は，憎しみの連鎖を生んでいる。愛の大切さを説く言葉が虚しく木霊する世界に生きている私たちは，このような現実を前にして，暴力について，どのような言葉を紡ぐべきなのだろうか。精神科病院での暴力について，特に近年においても事件報道で耳にすることが多い虐待の問題から筆をすすめたい。

# Ⅱ　神出病院における虐待事件を受けて

　精神科病院内での暴力については，その内容たるや耳を疑い，目を覆いたくなるようなものばかりだ。2022 年に神出病院（兵庫県）における虐待事件等に関する第三者委員会の報告書によると，病棟で行われた医療従事者から患者への凄惨な暴力・虐待についての詳述がある。当初報道で散見されていたような身体的虐待に限らない。性的および心理的虐待についても事実認定されている。

　この事案に対して，筆者が運営委員を務める全国「精神病」者集団は「医療法人財団兵庫錦秀会神出病院における虐待・暴力事件に関して」と題した声明（2020 年 3 月 18 日付）を公表した。

　　私たち全国「精神病」者集団は，1974 年 5 月に結成した精神障害者個人及び団体で構成される全国組織である。医療法人財団兵庫錦秀会神出病院（兵庫県神戸市西区）において，入院患者対して虐待・暴行を行ったとして，看護師ら 6 人が 2020 年 3 月 4 日に逮捕された。一連の報道によると，看護師らは，患者同士でキスやセックスを強要させその様子を動画撮影していた。当事者が経験した屈辱を知るに私たちの怒りの炎は消えることはない。患者への献身が期待されているはずの看護を担う者たちよ，恥を知れ。

　　本事件は，被疑者の別件での刑事事件が発端となり明るみに出てきた。これはまさに精神科医療の自浄作用の限界の露呈そのものである。昨年の 11 月には，神戸市は病院への実地指導をしているが，これだけの大問題を把握することはできなかった。監督者としての行政の責任も極めて重い。事件の真相究明と被害者の救済及びこのような事件を二度と生じさせいような厳格なチェック機能を整備することを強く求めたい。

　　神出病院は，近隣の病院群で市民グループの訪問活動を拒絶し続けてきたと聞く。地域移行が潮流とされる時代においてもなお，密室的・収容的な精神科病院は，数多い。密室の隠ぺい体質を有している病院内ではこのような事案は

氷山の一角に過ぎないのかもしれない。あまつさえ，障害者虐待防止法は病院内での虐待を通報義務としていない。地域の障害者団体や人権団体等の訪問活動を拒絶するような病院は，これを機に，むしろ医療の本旨を証明し，また発揮するためにも態度を改めるべきではないか。また，エリアに関わる当事者団体をはじめ関係諸団体が一体となり，各病院内の監視と人権救済に取り組む担保が与えられることが必要である。

　精神科病院では，これまでも数々の暴力・虐待・人権蹂躙が行われてきていることからもわかるように，この国のどこかで同様な事件が起きていると私たちは考えている。神出病院が母体なる錦秀会グループは，「やさしく生命を守る」を基本理念に掲げ，神出病院は方針として「社会の求める質のよい医療を提供します」を掲げていると聞く。これほどの言行不一致には，もはや薄気味悪さすら感じる。グループの創始者である籔本秀雄は，法人税法違反，業務上横領，私文書偽造，同行使，診療放射線技師及び診療エックス線技師法違反により有罪判決を受けており，また医師免許の取り消し処分を受けているが，これまで数々の医療法人に対して買収を繰り返し，時にはそれまで地元で評判のあった医療を崩壊させてきた。金権主義に血脈をあげた巨大な民間経営医療法人の末路を私たちは目撃している。錦秀会グループに良心のかけらがあるならば，病院経営を公に移譲し，その座から引き下がるがよい。

　最後に，私たちは，長らく精神科病院における人権問題の多くが精神保健福祉法下の帰結の問題だと繰り返し訴えてきた。精神医療審査会が当事者からの退院請求を年間およそ98％以上認めていないこと，曲がりなりにも身体拘束の運用管理を担うとされている精神保健指定医が現場対応を追認してしまっている実態など，人権制約を監視する機能が働いていないことには枚挙にいとまがない。また，上述の通り障害者虐待防止法は病院内での虐待事案を通報義務の範囲としていない。これらの法が内在する問題は，無視され長らく放置されている。このことに立法府は猛省し，即時然るべき法の撤廃，改正の対応をすることを強く求めるものである。


　この声明を出してからおよそ2年が経過しようとしている。筆者が起案担当を務めるうえで意識をしたことが二つあった。一つ目は，おかしいものはおかしいと，声を大にして訴えることであった。もう一つが，本件の課題を構造的に明らかにするために昇華させることであった。筆者は精神科病院にこれまで4回入院した経験がある。あるとき，院内で親しくなった友人のため下膳をめぐって，不条理に駆ら

れて看護師長に意見を述べたことがあった。その際，やや興奮した様相だったようで，訴えそのものが症状の問題として回収されたことがあった。とてもやるせない経験であった。必ずしも，その看護師長が悪意による対応をとったわけではないと思う。だが，これが現実である。精神医療審査会において，98％の者が精神科病院からの退院を希望しても認められないという有り様と重なるものを私は感じずにいられない。とある会員の方から，一人の意見ではなく，当事者団体の立場性から，何を変えるべきなのか社会に問うということが，どれほど重要なことかとエールをいただいたときは，とても胸が熱くなった。

# Ⅲ　国内における虐待防止に関する動向について

さて，先の声明の中で障害者虐待防止法についての言及があったところで，国内での暴力・虐待防止に対する全般の動向について確認をしたい。2000 年に施行した児童虐待防止法をはじめ，主に 21 世紀なって，配偶者暴力防止法（DV 防止法），高齢者虐待防止法，障害者虐待防止法といった法制化が進められている。精神障害者に関係する法律は，専ら障害者虐待防止法になる。この法律については改正を望む声が多くの障害者団体からあがっているが，改正の実施には至っていない。特に，通報義務の対象範囲に医療機関や教育機関や官公署が含まれていないことについては問題が指摘されている。精神障害のある者によって，医療機関との関係は密接不可分である。虐待の通報義務が規定されることによって，通報者保護が法的に担保されるのだが，ただでさえ密室性の高い病院環境における内部通報には相当のハードルが高いものとなっている。実際，神出病院での虐待事件を受けて，改めて精神科病院での虐待防止の通報義務化必要性が言われるようになった。

全国規模の障害者団体を中心に構成される日本障害フォーラム（JDF）は 2022 年 6 月に政府に対して，「障害当事者の権利が守られる精神保健医療福祉と虐待防止施策の実現について」と題した要望書を政府に提出している。その一つの項目として，精神科医療機関を含む各領域での虐待防止のために障害者虐待防止法を改正することをあげている。

現在，神出病院のある兵庫県議会や神戸市議会をはじめ国内の少なくとも 20 の自治体の議会では，障害者虐待防止法を改正し，医療機関における障害者虐待の通報義務を規定する旨の意見書が，地方自治法第 99 条の規定に基づき国に提出されています。精神科医療機関における障害者の虐待防止のために，

障害者虐待防止法を改正してください。その際，通報義務の対象について医療機関のみならず，教育機関，官公署なども含めることで，通報者保護を広げ，障害者虐待防止施策の全体設計を促進してください。

　障害者団体や専門職能組織，そして地方議会からも障害者虐待防止法改正についての意見書が国に提出されていたが，2024 年現在，障害者虐待防止法は改正されるに至っていない。法改正の手続きに際して，厚生労働省，文部科学省，法務省と省庁を越えた調整が求められるため，改正に向けての道のりは長いとも聞く。
　他方で，自治体レベルでは，虐待についての包括的な条例を設ける動きも広がっている。埼玉県においては，2018 年に埼玉県虐待禁止条例が成立している（防止ではなく禁止としている点も注目である）。2023 年の一部条例改正をめぐっては，小学 3 年生以下の子どもを自宅に残したまま保護者が外出するのを禁止することなどが盛り込まれたことに批判の声が集まってしまったが，もともとは児童虐待防止法，高齢者虐待防止法，障害者虐待防止法それぞれの枠組みを横断的に越えた全国初の内容で画期的なものであった。虐待類型を拡大し，虐待防止研修の義務化を行うなどの取り組みも独自に行っていた。この条例制定にむけた埼玉県議会自由民主党議員団埼玉県虐待禁止条例プロジェクトチームの逐条解説資料によると，条例の目的項において，以下のような解説をしている。

　　児童，高齢者及び障害者の権利を擁護すること，すなわち自分から声をあげられない・あげにくい児童，高齢者及び障害者が，他者からの不適切な扱いにより権利利益を侵害される状態や生命，身体等が損なわれるような状態に置かれないようにすること，その 権利利益を守ることを目的として掲げたものである。

　虐待の被害を受けた者が，被害の声があげにくい状況にあることの留意を説いている。柴尾（2007）によると，虐待をした者が虐待していることを自覚していないこと，そして被虐待者についても虐待されていると認識していないことが少なくないことが先行研究により報告されている。また，高橋（2009）によると，虐待を受けた人はしばしば虐待者からの脅迫や暴力の恐怖に直面しており，虐待を否認することで自己を保護しようとするため，虐待者からの脅迫が実際的な危険を伴う場合，被害者は安全を確保するために虐待を隠すことがあるという指摘がある。

# IV　虐待相談件数の推移について

　虐待を受けた声なき声は，どのように公になっているのだろうか。全国の児童相談所が2022年度に対応した児童虐待相談の件数は，21万9,170件で過去最多にのぼることが，こども家庭庁が公表した速報値データにより明らかになった。国が統計を取り始めた1990年度から32年連続で増えており，前年度より1万1,510件増加したとのことである。児童相談所に寄せられた虐待相談の経路は，「警察等」が11万2,965件（51.5％）と最多で，「近隣・知人」2万4,174件（11.0％），「家族・親戚」1万8,436件（8.4％），「学校」1万4,987件（6.8％）と続いている。なお，東京新聞等による一部の報道では，虐待ではない「非該当」のケースについても計上していた自治体が複数あることについて，調査の正当性を問う指摘がされているが，児童相談所に通報される総数それ自体が増加していることは事実のようである（図1）。

　では，これに対して障害者虐待についての通報件数はどのように推移しているのだろうか。

　養護者による障害者虐待の相談・通報件数および障害者福祉施設従事者等職員による障害者虐待の相談・通報件数については10％ほどの伸び率にあるが，相談・通報件数に対する虐待の判断件数の割合は，ほぼ横ばいの状況が続いている。虐待相談の経路は，警察が46％（3,411件）と最も多く，次いで本人による届出が13％（980件），相談支援専門員が12％（902件），施設・事業所の職員が11％（829件）となっている。なお，被虐待者の障害種別は，知的障害が46％と最も多く，次いで精神障害が42％，身体障害が18％の順となっている（図2）。

　単純に，児童に対する虐待と障害者に対する虐待を比較するのは難しいが，この統計数値の差を鑑みるに，障害者についての虐待防止がどこまで機能しているか大いに疑問である。言わずもがな，児童虐待防止法も障害者虐待法も虐待の疑いに気がついた人は市町村等へ速やかに通報する義務を定めている。医療機関や教育機関，官公署（特に，刑務所を想定したものと思われる）は，管理側の力学が働く場である。むしろ，それゆえに虐待の温床が発生しやすいとも思われるため，より一層の虐待防止のスキームが求められて然るべきと筆者は考える。

　2022年法改正により精神保健福祉法において，精神科医療機関における虐待防止に関する内容が新たに整備された。2024年度より，障害及び障害者に関する理解を深めるための研修の実施や相談に係る体制の整備を含む医療機関における虐待防止の措置の義務化と虐待を発見した者からの都道府県等への通報の義務化が行われる。

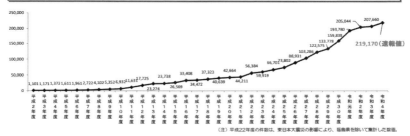

図1 児童虐待相談の件数についての推移
（子ども家庭庁，令和4年度 児童相談所における児童虐待相談対応件数（速報値））

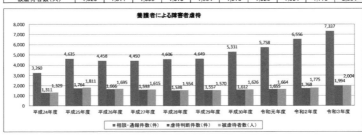

図2 養護者による相談・通報件数についての推移
（厚生労働省，令和3年度都道府県・市区町村における障害者虐待事例への対応状況等（調査結果））

# V　暴力・虐待は突発的な問題なのか

　今後，精神科病院での虐待防止の強化はどのように行われるべきだろうか。既述の神出病院における虐待事件等に関する調査報告書によると，第三者委員会として，刑事訴追されたケースとは別にもう一つのケース事件（以下，第2事件）についても触れている。虐待を行ったとされる医療従事者や同僚，そして被害を受けた当事者にヒアリング調査を行っている。また，これらの調査結果から，再発防止にむけた提言として「第2事件のような虐待行為を再発させないよう，アンガーマネージメントやCVPPP（包括的暴力防止プログラム）の研修を実施し，研修成果を看護現場に浸透させること」（神出病院における虐待事件等に関する第三者委員会，2022，p.212）と述べている。

　本事案の加害行為を擁護する意図は毛頭ないが，程度の差はあれ，人間はストレスフルな状況になれば，いささか物言いが乱暴になってしまったり，悪態をつくものではないだろうか。確かに，ある程度は一定の技術習得をして，臨機応変に対応できることもあるだろう。しかし，そもそもここで問われるべきは，虐待行為に至らしめる状況をつくっている"なにか"についてではないだろうか。

　調査報告書によると，虐待が発生した当日，虐待被害をうけた患者のつきまとい行為が身体的虐待の一旦の要因としている。しかし，これまでの関係はむしろ良好であり，少なくとも患者からの行為をつきまといと表すかは別にしても，同様の行為がまるでなかったわけではないように見受けられる。暴力・虐待の問題は，突発的な偶発的な問題ではなく，起きるべくして起きてしまったという視座が重要なのではないだろうか。提言書では事件を受けて人員配置の問題にも指摘している。

　　ア丙看護師が感情を制御できなかったことの原因には，当日の昼食時の人員配置が3人だけであり，業務負荷が高まっていたことによって精神的余裕がなくなっていたことが影響している。イ 当日はA5病棟に43名が入院しており，廊下や食道・デイルームに分かれて着席している患者や，隔離中2名，拘束中1名の患者に配膳するだけでも，3名で行うことは容易ではない。看護師としては，単に配膳するだけで足りるわけではなく，喉詰めが生じていないか，他患の食事を盗食していないかなど確認する必要があり，万が一喉詰めとなれば，直ちに処置を行わなければならないため，患者の食事の摂取状況を確認しておくことも必要である。このような事情を考慮すれば，そもそも43名の

## ＜精神科病院での虐待防止に向けての現場改善の定量化モデル＞

$$\text{看護技術} \times \text{体制整備} \div \text{病棟の看護ニーズ} \leqq X$$

例：看護技術
・職業倫理
・ストレスケア
・対人ケア etc

例：体制整備
・人員配置
・多職種連携
・治療計画/看護計画 etc

例：病棟の看護ニーズ（質は変数）
（量）入院者の人数
（質）精神疾病に伴うケアの必要度
（質）身体科ケアの必要度
（質）オムツ交換、入浴介助等の生活ケアの必要度
etc

※Xは虐待ないし不適切なケアが生じにくい状況を表す数値とする。
※Xが一定値以上になるためには、看護技術及び体制整備を高め、病棟の看護ニーズの調整を図る必要がある。
※看護技術と体制整備については、各項目ごとのアウトカムと向上のための指標化が必要である。

©山田悠平（一般社団法人精神障害当事者会ポルケ）

図3 精神科病院での虐待防止に向けての現場改善の定量化モデル

患者に対する昼食時の体制を3名としたことに問題がある。当日は，ワクチン接種等176のイレギュラーな事情が存在したものの，昼食中のX4係長や，外出した丁1主任，詰所内の休憩室にいた1名も調整すれば，より多くの職員で昼食の対応を行うことは可能であったはずである。また，そのような人員配置を行っておれば，1名が患者に付きまとわれても，他の職員が援助することによって，付きまとい行為を鎮静化させることも可能であったのである。3人で配置するにしても，係長と主任が出勤しているのであるから，両方が同時に現場から離れることは避けるべきであり，係長が先休憩をとるのであれば，主任を後休憩とすることも検討するべきであった。当日の昼食時の人員配置を決定したX4係長の判断は不適切であった。

　暴力・虐待は，このように看護技術の不足や体制整備の欠如の相互作用といった複合的な要因に加えて，病棟の看護ニーズの程度も要因となり起きることがわかる。再発防止策を考えるときに，筆者は以下のような精神科病院での虐待防止に向けての現場改善の定量化モデルをもとに今後の検討を加える必要があると考える（図3）。
　暴力・虐待の防止のためには，日常の看護実践の連続から考える必要がある。高齢者虐待防止からの知見にはなるが，柴尾（2007）は，虐待の概念を下記のように三角形で表している（図4）。

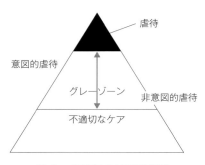

図4　虐待についての概念

　虐待と不適切なケアの間には幅の広いグレーゾーンがあり，その中には意図的なものと非意図的なものがあると説明する。意図的虐待は，実態が表面化していないだけであり，犯罪行為が行われているものを指し，非意図的虐待は介護者等にその意図がなくとも実態は虐待行為を行っている状態であり，不適切なケアは介護意欲や体力，知識，技術がないことによるものであり，周囲の支援によってやめさせることが可能である。

虐待という状態に至る前に不適切なケアというものがあり，グレーゾーンを解消することが虐待防止に資するという考えは精神科病院での虐待防止に際しても大いに参考になるのではないか。筆者の考えは，上記に述べた通りで，不適切なケアを解消するためには，直接支援にあたる者の意欲や体力，知識，技術の向上のみならず，人員配置を含む体制整備を行うことが重要だと考える。実際，神出病院では一連の虐待事件が明らかになる以前から体制整備の欠如については指摘を受けていたことが第三者委員会からの報告書でも随所で指摘をされている。例えば，身体拘束についての記録文書に扱いについては以下のものがある。

### 兵庫県精神科病院協会精神医療適正化委員会の報告書
　兵庫県精神科病院協会の精神医療適正化委員会（委員長：大塚明弁護士）は，兵庫錦秀会からの依頼に基づいて令和2年9月2日に実地検査を行い，同月7日付け報告書を作成している。当該報告書には，「9月2日の実地調査ではカルテ等も閲覧したが，身体拘束の記録はゴム印で押捺されており，そこには拘束を必要とされる理由の記載はなかった。ゴム印の最下行には必要性を記

入すると思われる1行の欄があるが，記載がなかったのである。また，この1行だけで拘束を必要とする理由が記載できるとは思われない。」と記載されており，神戸市の実地指導と同様の指摘を行っていることからしても，診療録における行動制限の根拠に関する記載は長年にわたって不十分なままであったといわざるを得ない。

　精神科病院での身体拘束については，精神保健福祉37条第1項の規定に基づき厚生労働大臣が定める基準に基づく厳格な運用が求められている。身体告示は人身の自由を制限する処置であり，患者の人権に関わるからである。神出病院から虐待事件が明らかになる以前から患者の権利に対する意識が極めて脆弱であったことがわかる。このような体制では，暴力・虐待が起こるべくして起きたといっても過言ではないのではないか。

# Ⅵ　"ゴム印の最下行の1行の欄"でさえ軽んじられる状況を変えるためには

　報告書にあるような"ゴム印の最下行の1行の欄"でさえ軽んじられる現状を変えるためには，現場の看護技術と体制整備の向上を漸進的に進める必要がある。2024年度からの法改正により実施される暴力・虐待の間接的防止策としての精神科病院での研修も一つの有効な手段である。国では，研修の内容となる参考モデルの資料を作成しているようだが，研修受講に時間の確保の苦労の声を看護の現場からは漏れ聞くところなので，より効果的な内容が期待される。その際，研修の効果測定は重要になると考える。アウトカムを設定し，成果についての指標を対個人，対組織に設定するなどして，研修の効果が現場を含めて継続的に実感できるような方法の開発が求められる。

　昨年，2022年「日本の第1回政府報告に関する総括所見」が国連障害者権利委員会において採択をされた。これに先立ち，筆者は日本障害フォーラム障害者権利条約パラレルレポート作成特別委員会のメンバーとして，国連障害者権利委員会にレポートを提出したり，2019年の予備審査と2022年の本審査に際しては，ジュネーブの国連機関を訪問してロビー活動に取り組んだ。日本国内において，西洋中心で議論を進めてきた精神保健福祉体制がシステムとして完結し硬直した現状を変えるための必要性を必死に訴えた。

　また，その前年に開催された「地域で安心して暮らせる精神保健医療福祉体制の

実現に向けた検討会」の参考人としての意見陳述の際には，障害者権利条約の政府
審査を踏まえた法律等の見直しを含む必要な措置として，「障害者権利条約第36条
及び第39条に基づく障害者の権利に関する委員会からの提案及び一般的な性格を
有する勧告（総括所見）が行われたときには，障害者を代表する団体の参画の下で，
当該提案及び勧告に基づく現状の問題点の把握を行い，法律の見直しをはじめとす
る必要な措置を講ずるべき」と述べた。

　総括所見が行われる前に，総括所見に基づいた今後の見直しのありかたを先取り
して，検討会報告書に担保することができた。総括所見において，条文内の虐待に
関する条項である「拷問又は残虐な，非人道的な若しくは品位を傷つける取扱い若
しくは刑罰からの自由（第15条）」について，以下のような懸念と勧告をしている。

33. 委員会は，以下を懸念をもって注目する。
(a) 精神科病院における障害者の隔離，身体的及び化学的拘束，強制投薬，
強制認知療法及び電気けいれん療法を含む強制的な治療。心神喪失等の
状態で重大な他害行為を行った者の医療及び観察等に関する法律を含む，
これらの慣行を合法化する法律。
(b) 精神科病院における強制治療及び虐待を防止し報告・通報することを確
保するための，精神医療審査会の対象範囲及び独立性の欠如。
(c) 強制治療又は長期入院を受けた障害者の権利の侵害を調査するための独
立した監視制度の欠如，また，精神科病院における苦情及び申立ての仕
組みの欠如。

34. 委員会は，締約国に以下を勧告する。
(a) 精神障害者の強制治療を合法化し，虐待につながる全ての法規定を廃止
するとともに，精神障害者に関して，あらゆる介入を人権規範及び本条
約に基づく締約国の義務に基づくものにすることを確保すること。
(b) 障害者団体と協力の上，精神医療の場における障害者へのあらゆる形態
の強制治療又は虐待の防止及び報告・通報のための，効果的な独立した
監視の仕組みを設置すること。
(c) 精神科病院における，残虐で非人道的また品位を傷つける取扱いを報告・
通報するために利用しやすい仕組み及び被害者への効果的な救済策を設
け，加害者の起訴及び処罰を確保すること。

国連障害者権利委員会は，パラグラフ34（b）にあるように今後の精神保健福祉医療体制の改革に障害者団体との協力について言及をしている。今回の日本審査を担当した障害者権利委員会の副委員長のラスカス委員は，日本の障害者問題の一旦をパターナリズムと称した。国連障害者権利条約は，「私たちのことを私たち抜きで決めないで（Nothing About us without us）」を合言葉に世界中の障害当事者が参加して作成され，2006年に国連で採択をされた。ラスカス委員には，2019年のロビー活動の際には，精神科病床数についての国際比較や精神科病院における身体拘束数が過去10年で2倍に増え高止まりしている国内状況を報告した。また，政策決定に際しては，精神科医療のプロバイダーの意見が尊重されて，当事者団体の声が軽んじられている状況などについても詳細にお伝えさせていただいた。

# VII　当事者参画がなぜ必要か

当事者参画に関連して，共同創造（コ・プロダクション）が，世界中でその関心が集まっている。共同創造の取り組みは，精神医療保健福祉領域の現場支援，研究，政策などのミクロからマクロに至るまで，イギリスをはじめヨーロッパ圏を中心にして広がりを見せている。「私たちのことを私たち抜きで決めないで（Nothing About us without us）」をまさに体現するようなアクションである。なお，この共同創造をめぐって，もっとも大事な視点の一つは，プロジェクトのプロセスを尊重するということである。共同創造をテーマとする取り組みとして有名なリカバリーカレッジの研究領域の第一人者である東京大学大学院医学系研究科精神看護学分野の宮本有紀（2021）は以下のように述べている

　　　リカバリーカレッジで重要なのは，講座のラインナップが何であるかではなく，リカバリーカレッジで受講者に提供するものを作るすべての過程で共同創造がなされていることだったのです。

私たちは，活動や事業などを通じて，つまるところなにを生み出したか，何を変えたかというような“結果”に意味を置くことが多いように思われる。もちろん，結果もある意味では大切なことだが，それと同様にもしくはそれ以上に共同創造が大切にしている価値は，プロジェクトの過程，プロセスであるというのである。

精神医療保健福祉の改革の道のりは遠いかもしれないが，立場を越えた協働とプロセス志向の価値観は，これから活動にかかわるあらゆる場で共有していきたい。

国連障害者権利委員会は障害のあらゆる分野でのメインストリーム（主流化）が求めている。東日本大震災後に開催された仙台防災会議(2015)で採択された文書には,「政策・計画・基準の企画立案及び実施」から当事者参画が進む必要を説いている。当事者団体もこのような規範にしっかりと応えられるように頑張らなくてはいけない。

# Ⅷ　まとめ

　本稿の冒頭では,戦争にも言及しつつ,暴力の問題を自身の当事者活動の関わりや知見をもとに考察してきた。戦争があっていいわけないし,暴力・虐待があっていいわけない。そのことは改めて,私は声を大にして言いたい。そのためには,このような価値を繰り返し共有すると同時に,具体的な課題解決のために解析度をあげること,そしてその改革に共同創造による当事者参画,プロセス志向の必要性と可能性を述べてきた。今後は具体的な取り組みがますます求められている。本稿の企画にお誘いいただいた信州大学の下里誠二さんや木下愛未さんとのシラバス作成を含む精神看護教室での共同創造については,紙幅と原稿締め切りの関係でまたの機会に譲りたい。

## 参考文献

外務省（2015）仙台防災枠組 2015-2030（仮訳）.

神出病院における虐待事件等に関する第三者委員会（2022）神出病院における虐待事件等に関する調査報告書【公表版】.

子ども家庭庁（2022）令和 4 年度 児童相談所における児童虐待相談対応件数（速報値）.

厚生労働省（2022）令和 3 年度都道府県・市区町村における障害者虐待事例への対応状況等（調査結果）.

宮本有紀（2021）共同創造のうまれる場：共同創造を目指して. 日本精神保健看護学会誌, 30(2)；76-81.

日本障害フォーラム（2022）障害当事者の権利が守られる精神保健医療福祉と虐待防止施策の実現について（提言）.

日本障害フォーラム（2023）日本の第 1 回政府報告に関する総括所見（仮訳）.

埼玉県議会自由民主党議員団埼玉県虐待禁止条例プロジェクトチーム（2018）埼玉県虐待禁止条例逐条解説資料.

柴尾慶次（2007）構造的につくられる施設内虐待. 高齢者虐待防止研究, 3(1)；8-11.

高橋千寿子(2009)家庭内暴力被害者の生きづらさと再建のプロセス―被害者の弁護士との面接分析から. 精神医学, 51(11)；1101-1108.

全国「精神病」者集団（2020）医療法人財団兵庫錦秀会神出病院における虐待・暴力事件に関
して（声明）.

# 4

# 閉鎖病棟における自由と暴力

渡邊洋次郎

　現在は支援者として働いていますが，私自身アルコール依存症者・薬物依存症者です。いままでの自分の経験と，精神科医療における暴力とケアについて，実際に患者が医療者に対して暴力を振るうこと，また医療者が患者に対して暴力を振るうことも含めて，精神科医療の持つ暴力性や医療従事者と患者の間にある力関係による暴力について述べたいと思います。

　私が初めて精神科医療につながることになったのは今から27年前，私が20歳の時です。その時はアルコール・薬物の依存症で精神科病院に入院となりましたが，アルコールや薬物の使用はそれ以前からありました。十代の頃にはシンナーの乱用で警察に逮捕されたり，少年鑑別所に入り少年審判を受けて少年院に送致されることもありました。当時から薬物依存症という言葉はあったと思いますが病気として扱われることはほとんどなく，どちらかというと司法の対象として裁かれることが多かったように思います。実際，少年院の中でも「病気の治療をする」というよりも「犯罪をおかしたのだから更生しろ」と言われることがほとんどでした。

　17歳の1年間を少年院で過ごした私は18歳になってから社会に出て水商売を始めました。仕事に就いてすぐにブランデーを一本飲む，といった大量飲酒が当たり前になり今考えると，18歳・19歳の頃からアルコール依存症の症状は現れていましたが，当時は私自身が依存症という病気に対しての理解もなく，どのような症状があるのかも知らなかったため，自分のことを依存症だとは思ってもいませんでした。

　それからしばらくして精神病院に入院することになります。その時には飲酒や薬物使用への依存が酷い状態でした。私が少年院に入る前に父親が亡くなり，母親と姉と妹がいる家で暮らしていたのですが，お酒もシンナーもやめられない，お酒に

酔っては部屋中のガラスを割ったり壁を殴りつけて穴を開けたりしていました。自分の身体を傷つけることも繰り返しました。また，その生活を続けるにはお金がなかったため，毎晩自転車に乗っては近くのコンビニでお酒を盗んでいました。考えることはお酒のことばかりで，盗むことが犯罪だとはわかっていても，自分で止めることはできず，最後は刃物を持ってコンビニに押し入るほど精神的に追い詰められました。そのような状態でも自分自身が依存症者だとは思えず，ただただ恐怖の中で身柄を拘束して欲しいと思い，警察を呼んだのです。

　初めての精神科病院への入院は強制入院でしたので，病棟も閉鎖病棟で，入った部屋は保護室でした。その時はお酒もシンナーも万引きもコントロールがきかない状態でしたので，入院をしたことで精神的にはとても楽になりました。20歳で入院してから30歳になるまでの十年間で精神科病院への入退院を48回繰り返し，実際，入院している時には「治療のために」と思ったことは一度もありません。ただ，私が社会にいると皆に迷惑をかける，社会の害になると思っていたので，精神科病院に隔離されているのは当然だと考えていたのです。

　精神科病院にもさまざまな方針があり，私が入院した病棟も開放病棟や閉鎖病棟など一様ではありませんでしたので，私にとっての精神科病院は「自分の寝泊りをする居室」があり，病棟に「一本長い廊下」があり，「食事を摂る際のデイルーム」がある，場所です。入院をする時はカミソリや髭剃りなど自分を傷つける可能性があるもの，また首を吊る可能性があるので長いタオルなどは持ち込むことができませんでした。開放病棟で外出も自由，買い物も自由にできる病院もありましたが，食べたいものは紙に書いて看護師に渡し，そのものが病棟に届くという病院もありました。電話も自由ではなく，1週間に1枚だけ50度数のテレフォンカードを渡され，自分のかけたい人にかけられる状態ではなかったです。また，公衆電話の上には人権擁護委員会の連絡先も貼られていましたが，電話が繋がることはなく，機能しているかどうかは不明でした。

　閉鎖病棟という環境で感じた暴力性の一つは，入院中に関わった医療従事者（精神科医，看護師，ソーシャルワーカー）との関係です。何とも言えない力の差のようなものを感じていました。思っていたのは，患者である私は精神科医や看護師，ソーシャルワーカーたちが仕事以外の場所でどのように生きているのか，家族構成やこれまでの生活など，ほとんど知らないことばかりであるのに，医療従事者側は私という人間のあらゆる情報を持っているという不公平さです。また，その人たちの持っている権限はとても大きなものでした。私には自らの意思で閉鎖病棟から外に出ることや保護室から病棟の中に出してもらうことを選ぶことができないのに

対し，医療従事者側はそれを自由に決めることができます。入院とは「治療のため」なので，それが当然なのかもしれませんが，私にはとてつもない力の差に感じられました。

　自分は相手のことを何も知らないのに，「私たちは対等です」「人と人としてつながっています」と言われ，「正直に何でも話してください」，「しんどいことを話してください」，とたずねられても，私自身には素っ裸にされるような怖さがありました。この人たちは，私が患者だから関心をもっているだけなのだ，と思っていました。そこには自分の弱さやみじめな気持ちもあったと思います。

　精神科医療の持つもう一つの暴力性は，患者の自由を奪っていく怖さです。確かに薬を飲むことで楽になることもあります。ただ，私の場合は生活もできないほど精神的にも身体的にもきつい状態になっていきました。また，閉鎖病棟での生活は，さきほど話したような居室と廊下，デイルームという限られた空間の中だけでの移動で，生活スペースは限られています。その生活を続けていくと，自分で考えたり感じたり決めたり，実際に行動するという力が奪われていくようでした。もともと幼少期のころから他人の顔色をうかがい，他人の評価を気にして生きてきた私にとって，入院生活をすることにより，自分が「何をしたいのか」「何を感じているのか」がさらにわからなくなっていきました。精神科病院への入院は，そうやって患者が自分で考えたり決めたりすることをさせず，また患者に薬をたくさん飲ませ，ぼんやりした状態を作り，医療従事者側にとって扱いやすい患者にしていくのだと思います。

　いま，精神科病院への入院や刑務所での生活などを振り返って考えると，生きていく上でとても重要な「自分は何がしたい」「何をしたくない」といった自分の物差しをまったく尊重されることがなく，むしろ歪んだ形で作られそうになっていると気付くことができます。精神科病院での入院は，保護室の中に入ると，ゴールが見えないまま，その保護室を出ることを目的として自分が悪いとは全く思っていないのに「悪かったです」と謝罪をしたり，精神状態が良くなってもいないのに「回復しました」と嘘をついたり，という本末転倒なことが起きていました。

　考えていただきたいことは，例えば三畳一間の部屋の中に何日間，何カ月間と鍵を閉めて閉じ込められたり，理由もよくわからないまま保護室のベッドに拘束帯によって体をぐるぐると巻きつけられてしまえば，どんな人間でも発狂してしまいませんか？　嫌だと叫んだり，その手を振り払おうとするのはまともな判断ではないのでしょうか？　しかし，精神科病院の中ではそういった異常な状態が繰り返

されていました。終いには自分の中の正常や異常もわからなくなり，それが社会での「生きづらさ」につながっていました。

　行為としての暴力に関しては，私も看護師に暴力をふるったことがあります。ただ，その環境は，さきほども述べましたが「自分がいつ外に出られるかもわからない」不安定な状態で医療従事者の力の強さに怯えてもいました。恐怖でいっぱいになると，常に身構えて威嚇をしなければならない，という考えにまで追い詰められました。

　精神科病院なのだから，精神的におかしくなっているのだから，その患者を相手にしている私たちがまともなんだということがありありと伝わってくるようなコミュニケーションをとられ，それに対する反発もあったと思います。本来の精神科医療は自分自身が望んで受けるもの，であるはずなのに，そのように感じることはできませんでした。

　現在，私は依存症の回復施設で「支援者」として依存症を持つ方々と関わっています。その中で，私が入退院を繰り返していた当時，して欲しかったことを実際に自分がいま利用者に対してできているかどうか，というのは疑問が残ります。いまになってようやく，理想はあっても現実には不可能なことがある，ということもわかってきましたし，一人ではできないことがある，さまざまな人との協力がないと実現できないことがあることもわかってきました。私としては利用者と「人間と人間」として付き合っていると思っていても，相手はそこに私が思ったような力関係の差を感じているかもしれません。

　今回のテーマである，実際の暴力行為，また見えない暴力行為に対してどのように対処することがお互いにとっていい結果を生むのか，それを考え続けることが重要だと思います。また，精神科病院という大きな組織の中で，「一人一人の患者としっかりと向きあいたい」といった医療従事者個人の思いがどれだけ尊重されるのか，患者にとって，医療従事者側にとっても安心したケアを提供できるような環境作りを整える必要があると思います。

　いま，支援者として働いている自分が気を付けなければならないことは，言い方としては相手に選択を委ねているように見えても実際は究極の選択を強いていたり，相手からの怒りや虚勢はその人の恐怖や弱さから出ているものかもしれない，という想像をめぐらせることを忘れないようにしたいと思います。

# 5

# 4人の母と，わたしと，精神科医療

葛木里依

## I　はじめに

　母が初めて精神科にかかったのは，わたしを産んですぐのことで，診断は「産後うつ」だった。母が20歳でこの診断を受けてから，53歳で生涯を終えるまでに「パニック障害」など他の診断がついた時期もあったのだが，最期に診断されていたのは「解離性障害」と「摂食障害」だった。これは，死にたくなるほどの苦しさを抱えながらも，それに抗って生きたいという，母にあらわれた症状の多様さの軌跡であるように感じられる。

　本稿は，わたしの母の病気と精神科医療について，わたしの体験をもとに，“その時起こっていたことは何か”，について考えを巡らせたものである。「II母の病気を知った時」では，母が自分自身に向けた暴力の一つである自傷行為の傷跡について，「III母と病気」では，母が幼少期に受けた暴力とその影響について，「IV 4人の母」では，4人の母を紹介しながら，家族の中で生じる暴力性について触れている。「V真夏の夜のパチンコ事件」では母が起こした事件の一つについて具体的に述べている。「VI母が語った入院体験」では精神科行われているケアに暴力性を感じた出来事について，「VII精神科医療にとって当事者“家族”とは？」では精神科の制度にある暴力性を感じた出来事について述べる。

## Ⅱ　母の病気を知った時

　母の病気を知ったのは，記憶があいまいだが，わたしが小学生の頃だったと思う。
　こたつに入って母と二人でゴロゴロしていたとき，突然，母が不安そうな顔をしながら，
　「お母さん，パニック障害ねん」
と突然の告白があったのだ（当時の診断は「パニック障害」だったらしい）。小学生のわたしにパニック障害は理解できなかったので，鳩が豆鉄砲を食らったような，間抜けな顔をしたと思う。
　続けて母は，何も語らずに左腕を出した。その腕には動脈の走行に沿って，並行に，一列に，均等な間隔で，鋭利な刃物でつけた傷跡があった。その傷跡は，生真面目で几帳面な母の性格がにじみ出ていた。
　リストカットやアームカットと呼ばれるその傷跡を見て，当時のわたしは何を言ったらよいのかわからず，何ら言葉も発することもできなかった。ただ，母自身がつけたものだとは直感的にわかっていて，何だかとても悲しかった。そして，泣きたくないのにあふれる涙をとめられなかった。わたしは自分の身に起こっていることがわからず，頬をつたった涙を拭きもせず，無言でいることしかできなかったのだが，母は，
　「泣いてくれるの。ありがとう」
と言って涙を拭いてくれた。しかし人前で泣くのは自分よりもっと幼い子どもがすることだと思っていた当時のわたしには，泣いていることがとても恥ずかしかった。
　気がつくと母も涙を流していて，ふたりでしばらく泣き合った。母の瞳にみえた不安が，次第にほっとしたような安堵の色にかわっていく様を見て，わたし自身もだんだん穏やかな気持ちになっていった。堀越（2015）によれば，悲しいときの涙は，ほかの時に流す涙と成分が異なって心身を守ってくれる特別なものなのだという。ひととおり泣いて，わたしたちは気づいたら寝てしまっていた。

　松本（2009）によれば，リストカットやアームカットなどのいわゆる自傷行為は，人の助けを借りずに，辛さに耐え，苦痛を克服するために故意に自分の健康を害してしまう行為のことをいうらしい。しかし一方で周囲の関心を集めるためのアピール的行動などという人もいるようだ。母の告白は，自分の辛さに気づいてもらうためだというよりは，わたしに自傷創のことを不用意に聞かれたらどうしよう，そん

なことになるくらいなら自分から言ってしまおう，と勇気を振り絞ったものだったように感じる。

　わたしがどんな反応を示すのか，母は不安で怖かっただろう。わたしにも幾らか自傷創があるので少しは母の思いを想像することができる。わたしにとってのそれは，自分の辛さや苦しさ，孤独や虚しさ，そんなものを可視化することで自分を癒し，壊れそうな自分を保つためのものだった。しかしその刻印が新たな苦痛を生むことも経験してきた。例えば，ある人は腕を切る仕草をして「あら，あんた切ったの？」と，「今日の朝ごはん何食べた？」とでも聞くようなノリで話しかけてきたし，ある人は自分の腕の傷を指して「この傷はリストカットじゃないですよ」とわたしが聞いてもいないことを言った。これらの人たちにわたしを攻撃をしようという意図はなかった。でも，わたしの苦痛が軽薄なものとして扱われ，偏見を持たれたように感じて傷ついた。そこで今度は肌が露出しないように過ごしていたら，自傷創があるのではないかと探って服をまくろうとしてくる人や，暑苦しいから服を脱げと言ってくる人がいて，結局傷つく体験が重なっていく。数本の成熟瘢痕（傷が治ってから長時間経って，白くなっている痕）ですらこの状態なので，おそらく母にも似たような，あるいはもっと深刻な体験があったのではないかと思う。そのような中で自分の口から自傷創について話してくれた母はとても勇気がある人だと思った。

## Ⅲ　母と病気

　母が遺してくれたノートがある。それは 2020 年の精神科病院での入院時に母がしたためたもので，母が抱えていた辛さを少し教えてもらうことができた。幼少期の辛い体験が書かれていて "女として産まれたから両親に嫌われていた" と母が考えていたこと，"女の子が生まれて，わたしは親になることがこわくて，わたしは子どもを育てられないんじゃないかと，OD（Overdose：過剰服薬）をした" とわたしを産んだときの母の苦悩が綴られていた。

　わたしを産んだことで母が直面したのは，人との親密性から社会に価値を生み出すという，人が発達・成熟していくための課題だった。その課題に直面したとき，母は人のことを十分に信じられず，自分のことも信じられないので，『子どもを育てられないんじゃないか』という大きな不安と恐怖に苛まれ，危機がおとずれたのではないか。佐々木（2012）によれば，人への信頼や自分への信頼（自信を持つこと）は，乳児期に，母親的な人（母親）がいつもそばにいて，お乳をくれたり，お

しめを変えてくれたり，あやしてくれたり，望みを叶えてくれることが起点になる
らしい。自分のことを気にかけてくれていると感じられることによって子どもは母
親への愛着を形成していくのだが，母がわたしの祖母から受けた仕打ちは，そうし
たことからは程遠く，むしろトラウマとなるものだったようだ。

　幼少期の辛いトラウマ記憶は，脳の中にあるいつもの自分とは壁を隔てられた冷
凍庫にしっかりと冷凍保存される（白川，2016）。わたしが母と同じ"女性"とし
て産まれてしまい，わたしの存在が母を"母親"にしてしまったから，「わたし」
という存在は冷凍保存をしていたトラウマ記憶を呼び覚ます引き金となって，母を
苦しめてしまったのではないか。父や祖母からもわたしが生まれてきたせいで母が
病気になったと責められたことが何度かある。しかし母がわたしを責めたことはな
かった。幼稚園の頃，
　「里依は待望の女の子やってんよ！」
　「里依が産まれてきてくれてとっても嬉しかったよ！」
と満面の笑みで言ってくれた母の言葉が，父と祖母の言葉を，そしてわたしの思考
を浄化してくれた。
　でも，これらはきっと，母が祖母から言ってほしかった言葉なのだろう。

# Ⅳ　4人の母

　母が「わたしの中に4人おる。」と言っていたことがある。それは4人の異なる
人格が母の中にいるという解離性障害（解離症）の症状のことなのだが，そのとき
のわたしは，4人いようが母は母だし，と思って「そうなん。」で済ませてしまった。
母もそれ以上は語らなかったので，その4人がどちら様でどんな人だったのかわか
らずじまいなのだが，母をカテゴライズするとだいたい4種類に分けられた。一緒
にいると楽しい気持ちにさせてくれる少女のような母や，泣きじゃくって子どもの
ような母もいたし，わたしの味方になってくれる頼もしい母と，それからまるで鬼
のようなおっかない母もいた。ここからはわたしが勝手にカテゴライズしたこれら
の4人の母について紹介したい。

## 1．少女のような母

　かわいいものが好きで，おちゃめな母である。
　いつだったか，父と母とわたしの3人で焼肉屋に行った時，母はまるで掃除機の
ように片っ端から肉を平らげていき，父とわたしは呆気にとられながら，ほそぽそ

と肉を食べたことがあった。お会計の時に金額を見た母は，

「あらー！わたしたち，たくさん食べたのねー！！」

とニコニコして満足そうだったが，わたしは『"わたしたち"じゃなくて，"お母さん"だよ！』と喉まで出かかった言葉を飲み込んだ。それを飲み込んだのは，母が美味しいものをお腹いっぱい食べて幸せそうだったからなのだが，わたしはこんな母が結構好きだった。

　少女のような母は，病気のない本来の母の人格だったのではないかと，ふと思う。それは，これから述べていく"子どものような母"も，"頼もしい母"も，"おっかない母"も，どこかで母の過酷な人生が垣間見えるからだ。しかし逆に，過酷だったからこそ，屈託ない明るい人格を，母自身が必要としていたのかもしれない。そう考えると，4人の母は，4人もいるとまわりはなかなか大変なのだが，母が生きるために必要だったのだろうと思う。

## 2．子どものような母

　祖父と口論になって泣きじゃくっていた母，精神科外来でしゃがみこんで「死にたい，死にたい」と呪文のように唱えて泣きじゃくっていた母である。母はお人よしなところがあって，知らない人にだまされてお金を取られてしまったり，子どもの面倒を押し付けられたりもするのだが，それで自分自身が苦しくなって，どうしたらいいかわからなくなって"子どものような母"になってしまう。母はわたしよりも幼い子どものように思えた。まるで子ども（母）が子ども（わたし）を育てているみたいだと感じられた。

　青年期にさしかかったころ，わたしは読書にはまっていた。フィクションではあったが，さまざまな人の人生に触れたとき，ふと，母や自分を客観的に見ようとする眼が現れた。母がわたしを産んだ年齢に近づいたからかもしれない。わたしの中に自然と出来上がっていた，『母親は子どもに無償の愛を与えてくれる』『母親になったら，みんな母性をもち，母親らしく振る舞える』という，今から思えば変な価値観だが，これらに疑問が生じ始める。例えばわたしが母だったらと考えても，母性なんてものが突然出てくる気がしないし，母親らしく振る舞える気もしない。専門家である信田（2009）も母性本能なんてものはないと言っている。それならば，この価値観を母に向けることはむしろ暴力的ではないか。勝手な価値観を人に押し付けて傷つけてはならない。子どものような母から，とても大切なことを教えてもらったような気がする。

## 3．頼もしい母

　母方のわたしの祖母は，彼女なりに生きづらさを抱えているのだが，ギャンブル嗜癖があり，人の立場に立って物事を考えることが難しい人だ。母は，祖母の心中に巻き込まれそうになったり，お金をむしり取られたりしてきたらしく，"母親"と言うものに対して葛藤を抱えていることが容易にみてとれた。"頼もしい母"はそれに抗って『こんな母親がいてくれたらよかった』という，母にとっての"理想の母親像"を体現した姿だったのではないかと思う。

　わたしは父から容姿をけなされて生きてきた。母は容姿に恵まれた綺麗な人だったが，わたしは容姿に問題があったらしい。髪質，鼻，顔の輪郭，足の形，体型に至るまでダメ出しを受けた。「鼻が低いぞ」といって無理やり鼻を引っ張られたり「お前みたいなデブに生存権はない」などの言葉に心を抉られた。そんな時母は，

　「わたしの産んだ子になんか文句あるんか！」

と父を一蹴してくれた。わたしにとっては格好良いヒーローだった。そして父は天に向かって唾を吐いている自分に気づかない愚かな人だということがわかった。

　頼もしい母は，「やりたいと言ったことはできる限りやらせてあげたい」と小学2年生だったわたしを吹奏楽部に入部させてくれ，楽器を買ってくれた。吹奏楽部でわたしは大切な仲間に出会うことができた。母が急逝して心細かった時に，「たいへんやったね」とねぎらい，「ちゃんとご飯たべるんやよ」と励ましてくれた，かけがえのない友人たちである。

## 4．おっかない母（鬼母）

　鬼母はわが家の暴君であり，鬼母に対して，父とわたしはご機嫌取りに徹することが求められた。例えば，おやつが1個しかなければ鬼母に献上しなければならないし，鬼母に「外に遊びに行きなさい」と言われたら，そのとき一緒に遊ぶ友達がいなくて家にいたいと思っても，外で何時間もぼーっとして時間をつぶさなければならないのである。

　鬼母はしつけ場面でも発動されていた。わたしはグリンピースがどうしても苦手なのだが，夕飯のグリンピースを食べられないでいると，鬼母にはだしのまま家の外に出されてしまうことがよくあった。どこかへ行ってしまおうかと思うのだが，はだしなので足が痛いし，泣きわめくと余計に怒られてしまうので，わたしはただ，めそめそと静かに泣きながら鬼母が家のドアを開けてくれるのを待つしかなかった。しかしドアが開いたら，わたしは反省の言葉を述べ，自らグリンピースを食べることを宣言し，それを行動に移さなければならない。しかもまずそうに食べよう

ものならさらに怒られるので，淡々と，速やかに遂行することが求められた。外に出されていた時間は，グリンピースを食べる覚悟を決めるための時間なのである。だったら家から出される前に食べろと非難されるかもしれないが，覚悟を決めるのにはそれなりの時間が必要なのである。開かないドアを苦々しく眺めながら，グリンピースを食卓に出さなければいいのに，母は鶏肉を食べなくても許されるのに何でわたしは食べないことが許されないのかと何度思ったか知れない。

　母は小さい頃，わたしの祖父から箒の柄で叩かれたり，裸で家の外に出されたりしたのだと人づてに聞いた。わたしの場合は平手打ちだったし（母の手が乾燥していたためとはいえ，顔から出血するくらいのやつだったが），服を着たまま外に出されていたので，母なりの配慮があったのかもしれない。しかし母の幼いころの体験が，“力”を使って子どもの行動を変えようとする鬼母の行動に繋がっているように思われた。母はわたしを“好き嫌いせず，何でも食べる子”にしたかったのだろう。佐々木（2019）によれば，躾とは，これをしてはならないという禁止と，これをしなければならないという強制を親から教えられていくことであるらしい。しかし力による支配によって教えられても，自分で自分を律する「自律」は育たず，衝動性をコントロールできるようにはならない（佐々木，2019）。わたしは衝動性をコントロールできない，キレやすい子どもだった。

　鬼母のせいで，わたしはどこか母と話をしたりするのが苦手に思ってしまっていて，母とわたしには溝ができていたように思う。

## Ⅴ　真夏の夜のパチンコ事件

　両親はわたしが13歳の頃に離婚をして，わたしは高校を卒業するまで父と暮らしていた。高校生の頃，高校になかなか馴染めず，父のアルコール問題と家庭内暴力が酷くなり，わたしは身体に不調が出るようになった。しかし医学的には身体のどこにも異常はなく，自律神経失調症などという診断名を付けられ，最後に行きついたのが精神科だった。そこでわたしは助けてほしいと思いながらも，精神科医療はわたしを助けてくれることはないのだと理解し，半年ほどで受診をやめて父の暴力に耐えながら過ごした。そんなだから大学受験がうまくいくわけもなく，高校を卒業すると予備校に通うためにわたしは母と二人暮らしをすることになった。わたしは父の暴力から解放され，少しずつ元気になっていった。しかしわたしの元気と反比例するように，鬼母率が高まっていった。

その日，母は「入院したい」と精神科病院に行ったが断られたらしく，わが家には鬼母が君臨していた。夜，わたしが勉強をしていると鬼母が後ろにやってきて，突然，

「お金ちょうだい」

とふてぶてしい様子で言ってきた。わたしの家はそこそこ貧しい家庭だったが，親からお金を求められたことはなかったので，とても驚くとともに，そのふてぶてしさが癪に障った。

何に使うのか聞くと"パチンコ"とかいうので，さらに腹が立った。わたしが教科書を買うためにアルバイトで稼いだお金を渡すまいと，断固拒否すると，

「じゃあいい！死ぬから！！」

と吐き捨てるように言って，母はばっと家の外に出た。

『パチンコができないと死ぬって何！？』と一瞬呆気にとられたが，母を止めなければならないとハッと我に返った。走って追いかけて後ろから母の左右の腕をホールドして，右足で母の右足を羽交い絞めにして一生懸命阻止しようとした。しかしわたしより身長が10センチも大きい母は力強い。両手がふさがって警察に電話ができなかったので，誰かが助けに来てくれるか，近所迷惑でもいいから誰かが警察に電話をかけてくれることを期待して大声を出したけれど，誰も助けてはくれなかった。そして数分揉み合った末，力尽きたわたしを駐車場に置いて，母は車に乗って行ってしまった。もう10年以上前のことだが，いまだに去っていく車の姿を覚えている。

『わたしは，母を殺してしまったかもしれない』という感じたことのない強い恐怖にさいなまれた。手は震え，バクバクと心臓の音が身体中を鳴り響いていた。腰が抜けて立てなくなったのは，生まれてこの方，この時だけである。パチンコに行けないなら死んでやるなんて，ふざけた話だと思ったが，死なれてしまうくらいならお金を渡したほうがよかったのではないか。汗と涙と鼻水でぐちゃぐちゃになりながら，母を止められなかった後悔と恐怖が頭の中を巡った。

なんとか家まで這って行き，やっとの思いで警察に電話をした。

すぐに警察が2名やってきた。事情を話すと，名前と車の名前を言っただけですぐに母を発見してくれた。生きて見つかったことがわかって，わたしは心からほっとした。

母はパチンコ屋さんで見つかったらしく，バツが悪そうな，ムッとした顔をして

すごすごと帰ってきた。「娘さんに心配をかけちゃいけないよ」と説教する警察官に対して，鬼母は「はぁあ？」と反抗して，キレ散らかして家に入っていった。幸いわたしが警察に連絡をしたことは咎められなかった。

　母が死んでは困ると思ったわたしは，「母の様子はとてもおかしいし，本人も希望しているから精神科病院に入院させてもらえないだろうか」と警察に訴えたが，「明日病院に行ってください」と言って帰っていった。

　なんとなく，母のこれらの行動はパチンコをするためにしているのではないことはわかっていたが，わたしは途方に暮れた。鬼母相手に病院に行くことを説得するようなことはできないし，そもそもすでに精神科病院からは入院を断られている。しかし母は死ぬと言っている。未成年の，何の知識も経験もない，ちんけな私がどうやって母の命を守ったらいいのか。高校生のときの精神科医療への不信感がよみがえった。『母のことも，わたしのことも，誰も助けてはくれない』という絶望から生まれた孤独に飲まれていった。そして母がどこかに行ってしまわないかという不安と恐怖が何度も大波のように打ち寄せてきて，その日は眠れたものではなかった。

　母も寝ていないようだった。


　次の日，母は措置入院をした。措置入院とは，自分や他人を傷つける恐れがある場合に都道府県知事の命令によって為される強制入院のことである。幸い軽微な怪我だったが，母は死のうとしてその場に居合わせただけの全く関係のない人に迷惑をかけてしまったのである。偶然居合わせたわたしは，母と一緒にパトカーに乗せられて精神科病院に連れていかれることになった。この時の母は，眼はうつろで口もだらしなく開いたまま，ささやくように「死にたい」としか言わない"子どものような母"だった。パトカーの中でわたしは，20年近く治療をしているのに，なぜ一向に良くならないのか，むしろ悪化しているのではないか，精神科医療とは何なのかと，不信感と苛立ちを募らせていた。


## Ⅵ　母が語った入院体験

　話は変わるが，10年ほど前，母が珍しく身体拘束を受けていた時のことを語ったことがあった。ある男性看護師が，「陰部洗浄をしますね」と言ってやってきたそうだ。母は膀胱留置カテーテルが入れられており，陰部を清潔に保って感染を防ぐ必要があった。

　近年異性介助の問題がクローズアップされるようになってきたが，他者に陰部を

露出し綺麗にしてもらうというのは誰しも抵抗を感じるものであり，可能であれば同性に対応してほしいと思うのは当然のことのように思われる。加えて母は性犯罪被害者でもあったので男性看護師に陰部洗浄をされることに抵抗があったのだろう。
　「いつになってもいいので，女性の看護師さんにお願いできませんか？」
　と聞いたらしい。しかしその男性看護師は，
　「患者にそんなことを言う権利はない」
　と言い放ったそうだ。

　母が否定された権利とは何であろうか。“そんなこと”とは“同性介助の希望のこと”である。人が持つ権利の中には，自分の望むことを求めたり，人を傷つけない方法で自分の感情をあらわしたり，それらを人に尊重してもらうことなどがある。これは患者であろうと看護師であろうと，人が平等に持っている権利であり，患者であることを理由に剥奪されることはない。わたしからすれば，同性介助の希望を述べる権利は母にあって，逆に，看護師が，患者が持っているはずの権利をないという権利はないのでは，と思ってしまう。
　尊重するとは，その思いや気持ちを大切にすることであって，もちろん，その望みが叶えられるかどうかはまた別の話になる。入院をしているのは母だけではない。さまざまな患者に対し，看護師は公平に援助を提供する必要があり，その公平性が保てなくなるほどの負担になるような希望が叶えられないことはやむを得ないだろう。しかし母の希望はそれほど負担になることだったのだろうか。

　男性看護師はなぜ「患者にそんなことを言う権利はない」と言ったのだろうか。
　その男性看護師は自分がやろうと思った援助を拒否されて不満に思ったのかもしれない。患者が「できれば同性に対応してほしい」と思うように，看護師だってそうしたセンシティブな援助は「できれば同性に対応したい」と思っていても不思議ではない。それでも頑張ってやろうとしたことを受け入れてもらえなかったことに傷ついたとも考えられる。ある目標に向かって行動が開始され，目標達成のための努力が始まったのに，それが途中で妨害された状態を欲求不満といい，欲求不満は攻撃的な反応を惹起するという（大渕，2012）。わたしはこの男性看護師の発言を攻撃的だと感じたのだが，こうした欲求不満（傷つき）がコントロールできずに生じたものなのだろうか。

　ところがそのあと，母はその男性看護師が，先輩の女性看護師に

「陰洗（陰部洗浄のこと）しておきましたよ！」

と，さも良いことをしたかのように言っているのを聞いたそうだ。それで母は『ああ，わたしは媚を売るために利用されたんやな』と思ったという。そうすると，「患者にそんなことを言う権利はない」という発言は，母が患者という立場で自分が看護師という権力を持った存在であることを思い知らせるために言ったのではないかと思えてくる。母に権利があるかないかは別にして，母を黙らせ，従わせるための発言である。つまり，言葉による抑圧と声の封殺（Cappelen & Dever，2019／2022）ではないか。

それでは精神科医療の中におけるケアとはいったい何なのか。

## Ⅶ　精神科医療にとって当事者"家族"とは？

精神科医療の中には，医療保護入院といって，精神保健指定医という専門的な医師が医療及び保護のために入院が必要であると判断した場合に，家族等の同意によって為される強制入院がある。この医療保護入院について調べてみると，家族が必死の思いで医療につなげた結果である場合が多く，それによって家族が葛藤したり，家族の関係に影響を与えていることも多いらしい（岡田，2020）。それからするとわたしが体験していたことは少々特殊かもしれないが，こんな患者家族もいた，くらいに思ってほしい。わたしは医療保護入院をめぐっていくらか葛藤はあったのだが，入院の同意をしたことがない。病院にとっては"厄介な患者家族"であったことだろう。

私が社会人になってからのことである。いつのころからか，教えてもいないのに精神科病院から電話がかかってくるようになった（のちにわかったのだが，教えたのは母）。しかし着信があって折り返しても「個人情報の観点からお話しできません！」と言われ，何のために電話をかけてきたのかさえ教えてもらえない。電話番号を確認したり，折り返してもらうなどの方法は面倒だったのだろう。そして叔母が医療保護入院の同意をしてくれたので，わたしは，用済みになったのだろうと解釈し，次第に着信があっても放っておくようになった（そのあと母に「入院したの？」と連絡はするのだが）。

それが1度だけ，精神科病院からの電話にでられたことがある。その頃のわたしは，母とは離れて暮らしており，SNSのやり取りのみで4,5年は直接会っていなかっ

た。その電話は，電話口の人が名乗ってくれず，誰だかわからない人で，

　「あなたの母さんが過剰服薬をして入院が必要なので同意をしてください」

　「あなたの叔母さんが電話に出てくれません」

と言った。年配の男性の声で，苛立っているようだった。

　わたしは精神科医療に対して蓄積された不信感があり，名乗らない人の説明の信憑性に強く疑問を持ったため，母の状態を自分の目で見ていないので入院が必要な状態なのかわからないと同意を渋った。でもそれだけではない。母を無理やり入院させても，遠方にいるわたしは母の入院生活や退院を支援することはできない。いろんなことを考えると，とても安易に同意できるものではないと重たく感じた。すると名無しの権兵衛は，

　「同意がないと困ります。サインをする同意書を郵送するので住所を教えてください」

と勝手に話を進めてきたのである。わたしは母が起こしたとある事件によって，通っていた大学に脅迫文が届いたことがあったため，就職後は母に住所などの個人情報を知られないように注意を払っていた。何も知らないくせに高圧的な名無しの権兵衛にわたしは怒りながらも，住所は教えたくないことを丁寧に事情から説明をした。しかし，

　「そんなこと言われたって困ります」

と名無しの権兵衛は聞く耳を持ってくれない。

　病院からすれば，わたしの生活や人生がどうなろうと，同意を得るという目的を果たしたかったのだろう。しかしそもそも電話による詐欺事件が横行している時代に，誰だかわからない人に電話口で自宅住所を教える人なんているのだろうか。これこそまさに「個人情報の観点からお話しできません！」である。あまりにも強引なのでわたしが怒っていると，母から入院の同意が取れたということでそそくさと電話が切られた。初めから本人の同意をとればよかったのではないか，この時間は何だったのかとわたしは頭から湯気が出そうだった。

　医療保護入院において，家族は何の基準をもって"同意"をしたらよいのだろうか。あのパチンコ事件の日（Ⅴ　真夏の夜のパチンコ事件）のように，家族が入院を必要だと思っても（意見を言う機会はなかったが，次の日に措置入院をしていることを考えるならば，やはりあの時の母に入院は必要だったのではと思う），医療者が必要性を判断せずに入院できないこともある。そしてその人と，その人をとりまく家族との関係は，それぞれひとりひとり違う。遠方にいる家族はその時その人

が医療と保護の必要性があるかどうかを判断できるわけがないし，医療機関との関係も希薄である。わたしはこの体験で，精神保健指定医が「この人には医療保護入院が必要だ」と判断すれば，家族に拒否権はないのだと感じた。つまり，医療保護入院は，患者と家族に対する二重の強制による入院だという印象を持った出来事であった。

医療保護入院は令和6年度の法改正で，家族等の同意が取れない場合は市区町村長の同意で済むようになった。そうすると家族等への強制は少なくなるのかもしれないが，家族等が社会から，法律から，精神科病院から担わされていることとはいったい何なのだろうか。ますますよくわからなくなった。

## Ⅷ　おわりに

本稿では，母だけでなく，家族や精神科医療のいたるところに，暴力性が秘められていることを述べた。とりわけ精神科医療についてはネガティブな側面ばかりを語ってきたが，それは暴力というテーマで語るものだったからである。これは強調したいのだが，わたしは53歳まで母の命を紡いでくれた精神科医療や福祉サービスには感謝をしている。精神科におけるケアとは何なのか，ということは結局よくわからないけれども，わたしひとりでは53歳まで母の命を守ることはできなかったし，わたしはわたしの人生を生きることはできなかっただろう。

母は2023年7月に亡くなった。母は生と死の間をゆらぎながら53歳の生涯を頑張って生き抜いたのだ。2020年の母のノートには毎日毎日「死にたい」という言葉が出てきていたが，最後に，一番太く大きな字で「本当は生きたいです。」と書かれていた。生きたいという気持ちが母の中のどこかに絶対あったはずなのに，母が詮方なく自分自身に向けるしかなかった暴力を止められなかった。わたしは53年間も頑張って生きた母をねぎらいたいけれど，でも，もっと生きてほしかった。

母がこれまでの人生でどんな体験をしてきたのだろうとか，その時どんな気持ちがしたのだろうとか，ゆっくりと時間をかけて母をもっと知りたかった。でも，母には腹を立てることも，悲しい思いも，辛い思いもたくさんさせられたから，母が4人もいたから，どんな関係を築いたらいいのかわからなくて，わからないまま母がいなくなってしまった。

母の病気を知ったときにわたしが抱いた"何だかとても悲しい"という感情は，

きっと，持っていた大切なものを失ったり，大切なものを持っていないことに気づいたりしたときに生まれる"悲しみ"（堀越，2015）だけではない。悲しみ，苦しみ，痛みを分かち合う"思いやり"だったのではないかと思う。思いやりの感情は，0〜2歳頃の乳児期の子どものこころに母親が芽をくれるところから始まる。その芽は人と喜びを分かち合う豊かな経験を積むことによってすくすくと育ち，やがて思いやりの感情が花開く（佐々木，2012）。先にわたしは衝動性をコントロールしづらい子どもだったと述べた。まだ子どもだったわたしの思いやりの芽は小さかったのだと思う。でも，社会に出て人と喜びを分かち合う経験を積む中で，人を信じられるようになり，少しずつ自分をコントロールができるようになってきた。わたしは人よりもずいぶんと時間がかかっているが，人が発達・成熟していくための課題をこなし始めている。

　母がわたしを産んだ時に抱いた『子どもを育てられないんじゃないか』という問いを，『母は子どもを，そして人を育てられた』という答えにするために，わたしはこの人生をもって母がくれた芽を大切に育てていきたい。母に何もできなかったお詫びと，これまでの感謝を込めて。

## 参考文献

Cappelen H & Dever J（2019）Bad Language. Oxford University Press.（葛谷潤・杉本英太・仲宗根勝仁他訳（2022）バッド・ランゲージ．勁草書房）

堀越勝（2015）感情の「みかた」辛い感情も，あなたの「味方」になります．pp.26-33，いきいき株式会社．

松本俊彦（2009）自傷行為の理解と援助「故意に自分の健康を害する」若者たち．pp.63-82，日本評論社．

信田さよ子（2009）タフラブという快刀「関係」の息苦しさから自由になるために．pp.90-97，梧桐書院．

岡田久実子（2020）医療保護入院制度を家族の立場から考える．（古屋龍太・太田順一郎編）医療保護入院特集—制度の廃止に向けて．精神医療，97；61-67．

大渕憲一（2011）新版人を傷つける心—攻撃性の社会心理学（セレクション社会心理学）．pp.106-118，サイエンス社．

佐々木正美（2012）あなたは人生に感謝ができますか？エリクソンの心理学に教えられた「幸せな生き方の道すじ」．pp.60-108，講談社．

佐々木正美（2019）子どもの心はどう育つのか．pp.41-45，ポプラ社．

白川美也子（2016）赤ずきんとオオカミのトラウマ・ケア—自分を愛する力を取り戻す［心理教育］の本．pp.12-17，アスク・ヒューマン・ケア．

Ⅲ　医療福祉における暴力の周辺

1

# 身体拘束と「暴力」

長谷川利夫

## I　国家による「暴力」の独占と精神保健指定医

　市民社会の中で人が人を道具を使って縛れば犯罪となる。日本の刑法 220 条は，「不法に人を逮捕し，又は監禁した者は，3 月以上 7 年以下の拘禁刑に処する。」(2022 年に「懲役」から「拘禁刑」に改正。施行日 2025 年 6 月 1 日）としている。「逮捕」とは，人の身体に直接的な拘束を加えることによって，「監禁」は一定の場所より脱出することを不能または著しく困難にすることによって，人の行動の自由を侵害することを言う。人が人を「暴力」によって押さえつけ，道具を使って人を縛れば同法に抵触し違法となる。

　しかしながら精神医療においては，人を隔離室などの閉じ込めたり，身体に対して物理的な力を加え本人に意思に反して身体拘束を行うこともできる。これらが市民社会の中で行われれば逮捕監禁罪となる。同様のことが精神科病院の中では日々行われているわけである。

　なぜ精神保健指定医が患者を隔離や身体拘束してもそれが適正であれば違法性が阻却されるかと言えば，国家のもつ権限を一部委譲されているからだとも言える。精神保健指定医は，その権限の一部を与っている。いずれにせよその正当性の根拠は「国家」にある。

　M．ヴェーバー（1980）は次のように述べる。

「国家とは，ある一定の領域の内部で——この「領域」という点が特徴なのだが——正当な物理的暴力行使の独占を（実効的に）要求する人間共同体である，と。国家以外のすべての団体や個人に対しては，国家の側で許容した範囲内でしか，物理的暴力行使の権利が認められないというということ，つまり国家が暴力行使への「権利」の唯一の源泉とみなされているということ，これは確かに現代に特有な現象である。」

ここでは，国家が暴力行使への唯一の源泉であることが述べられる。

国家は，物理的暴力を独占するのである。しかしここで注意が必要なのが「正当な」という言葉である。「正当な」ということが求められなければただの暴力集団だろう。

さて，病院外で行えば「逮捕」や「監禁」にあたるであろう行為を，なぜ精神科病院内で行っても逮捕監禁罪に問われないかと言えば，違法性阻却，すなわち，一定の条件の下で「違法とはしない」としているからである。この「一定の条件」が「精神保健及び精神障害者福祉に関する法律第 37 条第 1 項の規定に基づき厚生労働大臣が定める基準」（以下，大臣告示）である。

精神保健福祉法第 37 条には次のように記されいる。

第三十七条　厚生労働大臣は，前条に定めるもののほか，精神科病院に入院中の者の処遇について必要な基準を定めることができる。
2　前項の基準が定められたときは，精神科病院の管理者は，その基準を遵守しなければならない。
3　厚生労働大臣は，第一項の基準を定めようとするときは，あらかじめ，社会保障審議会の意見を聴かなければならない。

この 37 条 1 項にある「入院患者の処遇についての基準」が大臣告示である。隔離や身体拘束は「病院内」で行うから自動的に違法性阻却されて適法になるのではない。この「大臣告示」という規程に則って実施されるから違法ではなくなるのである。また，大臣告示は「医療」の内容を示したものではなく「処遇」の基準である点に注意を払う必要がある。甲斐（2023）は「身体的拘束は，厳密な意味での医療やケアではなく，ましてや治療そのものではない。敢えて言えば，精神科医療に付随する「措置」ないし「処置」である。」と述べている。

そしてこの大臣告示は，日本国憲法や障害者権利条約にも則った内容でなければならない。想定はしたくはないことだが，仮に裁判で身体拘束の違法性が問われる

ことが行われれば，この大臣告示の規定に基づいて身体拘束が行われたかが審理されることになる。

## II　石川身体拘束死裁判からみる「暴力」

ここからは，精神科病院内で実施された身体拘束の違法性が争われた「石川身体拘束死裁判」，精神科病院で亡くなった大畠一也さんに対して行われた身体拘束を巡る問題から，暴力について考えてみることにしたい。なぜならこの事件は患者が「暴力」を行ったという理由で身体拘束をされ，そしてその後亡くなったからである。

果たしてその「暴力」とはどのようなものだったのだろうか？　そしてそれと対比して病院側が一也さんに行ったことはどのようなものだったのだろうか？　まずは身体拘束実施と死に至る経過を追ってみたい。

亡くなった方は大畠一也さんという当時40歳の男性である。一也さんは，石川県に生まれ大工の父を手伝うなどして過ごしていた。自宅の2階に住み，音楽が大好きでさまざまな種類のギターを20本以上持ち，演奏するのが大好きな青年だった。またコンビニなど外に買い物に行った際に募金箱があると必ずお金を寄付するような心優しい青年だった。兄弟喧嘩もせず温厚で，仲の良い一家だった。

2016年12月6日に心身が不調になり，今までも入院したことがある石川県内の精神科病院に入院した。もちろんご両親は，また元気になって帰ってくることを何の疑いもなく信じていた。

2週間後に病院から電話があり母が出る。

「一也さんが亡くなりました」

病院に駆け付けると動かない息子がそこにいた。そして身体拘束されていたことを初めて聞かされる。死因は「心不全」と病院職員から言われる。しかし後に肺血栓塞栓症で亡くなっていたことが判明する。

両親は一也さんが入院中，何度となく面会しようと病院まで行っていた。しかし会わせてもらえることはなかった。

12月6日に入院し一般病室で過ごしていたが12月9日に隔離室に移動させられる。同日の診療録には以下のような記載がある。

　　病棟内で過飲水が続く
　　このため隔離を要する状態である過飲水
　　コップを預かろうとすると不穏あり

Zelle（＝隔離室）でみる

多飲あり，1日10ℓ近く飲水していると推測されるが体重変動は起床時～20時で＋1.8kg

入院時 L／b(Labo＝検査データ) で電解質も normal（＝正常）

緊急性ないが，週末にかけて飲水の動向が予測できないため，一時的に隔離開始


　ここでは「飲水の動向が予測できない」ことを理由一也さんは隔離室に移動させられている。12月9日は金曜日である。「飲水の動向」とはどういう意味だろうか？　そしてそれが「予測できない」とは？　一也さんはそのことを理由に隔離されている。これは実態としては，土日に病棟のスタッフが少なくなるので，看護スタッフが見えないところで一般病室から出て水を飲ませないために行ったと考えるのが自然だろう。

　隔離室内に移された一也さんは翌10日土曜，11日日曜は静かに過ごされていた。週明け12日月曜の看護記録をみてみよう。


主治医を見ると興奮し怒り出す。

大声で「牛乳屋の店長になりたい」（と言って手を挙げる）

「お前脱税か」等と話す内容は滅裂

隔離処置がイヤでホールに出たいようであり「こんなバイ菌だらけの部屋に入れて」「鼻ほじったら手洗いせんなん」「お前手洗いさせんのか」「週末っていっとったやろ」という

興奮して拳をにぎりしめ「なぐらせろ」というので暴力はよくないですよと説明すると「じゃあエアーげんこつさせろ」といってエイ，エイ，エイ，エイっと周囲の4名に向かって少し笑いながらエアーげんこつをする。（下線筆者）


　この記録には，一也さんの言動を「滅裂」と表現している。一也さんには確かに病気からくる妄想様の発言もあっただろう。しかし一つ一つの言動をみていけば，そこには意味が見て取れる。

　隔離室の中には手を洗う洗面台などはない。鼻をほじったら手を洗いたくなるのは当然だろう。注目すべきは一也さんの「週末っていっとったやろ」という発言である。隔離をされた9日には「一時的に隔離開始」と記述されている。この「週末っていっとったやろ」という言葉は，土日明けの月曜のものだ。医師は一也さんに対

して週末の間だけ隔離すると伝えていたことが推測される。むしろその目途を言わずに入室させたらそれは虐待だろう。一也さんの「なぐらせろ」という怒りの淵源は，その約束を破って出してくれないことにある。ここで一也さんは「じゃあエアーげんこつさせろ」と言っている。

なぜ「エアーげんこつ」なのだろうか？

それは本当に物理的な「暴力」を振るってしまったら即座に制圧されてしまうからである。一也さんはそれを認識している。またこの時点では看護師と一也さんの関係性も保たれいて，看護師もこのエアーげんこつを受け止める状況にあったことが見受けられる。

そして看護師はこう言う。

「暴力はよくないですよ」

ここで看護師が言っているところの「暴力」は患者の物理的暴力のことである。一方，看護師の背景には圧倒的な病院の"パワー"がある。それは一気に患者を制圧することができる「暴力」である。この暴力にはどのようなものが含まれるのだろうか？　複数名の看護師の物理的力，薬物による制圧，病棟自体に鍵がかかり外に自分の意思では出ることができない閉鎖病棟の存在，閉鎖病棟の中にさらに外に出られない狭い部屋に便器しかなく手も洗えない隔離室の存在，身体を直接縛ることができる拘束具の存在などが含まれる。その「暴力」は，強制力を用いて患者を制圧するために職員を集める際には共通のコードを用いるなど精神科病院の中で組織立てされている。

さて，翌12月13日。「暴力」を考える上で最も重要な場面が訪れる。

一也さんは食後の薬を服用した後，看護師から注射をすることを告げられる。その時の看護記録をみてみよう。

早めに薬を飲んでもらうことには拒否なく応じられる。

内服後注射をする旨を説明すると，「嫌や！」と易怒性を顕著にみせる。

他病棟の男性職員を含め男性5名で当人の身体を抑えるも抵抗強い。身体の力み強く，強引に立位をしようとしたり，腕を振り払おうとする。職員に対し頭突きをする行為あり。「身体を抑えて注射するのは駄目やって看護学校で習わんかったんか〜！」「公務執行妨害やろ〜！」等の言動あり。身体を抑えた後，右肩にリントン1A筋注施行する。

注射後，身体の拘束を解き，職員が退室しようとする際には殴りかかろうと

する動作あり。

　なぜ食後の薬を服用した後に注射をする必要があったのだろうか？　一也さんも
それは納得できず「嫌や！」と言っている。当然のことではないだろうか？　しか
しこれを看護師は「易怒性を顕著にみせる」と書いている。ここには，看護師自身
はあくまで「評価者」であり，対象物としての「患者」に対して一定の判断を行う
というスタンスしか見当たらない。つまり自身や病院が行っていること，それが患
者に与える影響という視点は見当たらない。
　記録にある「他病棟の男性職員を含め男性５名で当人の身体を抑える」ことはどう
考えられるだろうか？　本人の意思に反して男性５名が無理やり身体を抑えるつける
ことは「暴力」そのものだろう。しかしこれは法令（大臣告示）で定められた範囲内
で行われた時にのみ違法性が阻却されるということは強調してもし過ぎることはない。
　そしてなぜこの状態の一也さんに対して食後の注射を強制したのだろうか？　前
日の〝エアーげんこつ〟が本人が「落ち着かない」という評価をされ，その様子が
看護師より医師に伝えられ，翌日になってより「落ち着かせる」ためになされた可
能性もある。
　そして男性５名の看護師に押さえられ，一也さんは「身体の力み強く，強引に立
位をしようとしたり，腕を振り払おうとする。」
　つまり，一也さんはなんとか逃れようとしていたのである。
　そして，「職員に対し頭突きをする行為あり。『身体を抑えて注射するのは駄目やっ
て看護学校で習わんかったんか～！』『公務執行妨害やろ～！』等の言動あり。」と
なる。
　公務執行妨害という言葉は，一部妄想からくるものも含まれいるかもしれない。
たとえそうだとしてもあなた方は看護師としてどういう教育を受けてきたかを問う
叫びは，心からの叫びだったに違いない。
　この記録では「頭突き」という言葉が用いられている。頭突きとは頭で相手を攻
撃することである。しかしこの記録では，看護師５名で一也さんを押さえつけて無
理やり注射をしたことは「暴力」とはされず，それに対する「抵抗」を「暴力」と
している。私たちはこの非対称性を先ずは直視すべきである。そしてその暴力の内
実を考える必要がある。以上のことからは，「患者」が行ったことは何でも「暴力」
となり，「医療者」がやったことは違法性が阻却されるという自動思考がみてとれる。
　そして，この逃れようとする中での「頭突き」が後にとんでもない結果を呼ぶこ
とになる。

# Ⅲ 「暴力」としての身体拘束の実施，そして死

一也さんはその日はそのまま入眠する。翌日の看護記録を見てみよう。

6：00（再入眠せず過ごす）

3時30分〜再入床せず，徘徊や布団上座ったり，停立して今朝まで過ごす。大声や不穏行動なし。

夜間は全体的に睡眠はとれている。

7：30（薬服用するが意味不明な発言続く）

朝食配膳すると「ミサワホームで何軒家建てた人がおるやろ」等話し続けるが薬は拒否なく服用する。

10：00（表情硬く一方的に話す）

小窓よりNSから声を掛けると「契約いはんや」とくり返し話す。お茶の交換の声掛けにも返答もなく表情は硬い。

NSの声掛けで手指消毒に応じられ，お茶の交換に応じられる。

12：00（昼食は全量摂取し一方的に話す）

昼食を自室に配膳すると，「仕事の邪魔をするな。ミサワホーム向けに家建てた」と話す。

昼食は全量摂取し小窓より返却に応じられる。

13：45（転室）

○○DR

前日スタッフへの暴力行為あり。

四肢躯幹身体拘束開始。

（転室に抵抗なし）

拘束時も意味不明な言動あるも抵抗なし。

つまり，一也さんは保護室内で食事をし，薬を飲み，昼食を食べお皿を返却したりしていたら突如身体拘束をされてしまうのである。

この日の診療録には次のように書かれている。

昨日もstuffへの暴力があり……検温等かかわりも難しい抑制の上followするしかない

四肢・体幹・肩抑制　1日みる（医師名）

　すなわち，その理由は，「前日（昨日）」の「暴力（行為）」というのである。
　ここには二重の問題がある。必要性の疑わしい強制的な注射を5人がかりで押さえつけ強制的に行う中での必死の抵抗を「暴力」と言えるのかという問題。そして，そのことが前日にあり，翌日静かに隔離室内で過ごしていたら，その前日のことを理由に身体拘束をするという問題である。
　そして一也さんは，身体拘束されてから6日後の12月20日に看護師により身体拘束を解除される。そしてその後，床に倒れているところを看護師に発見され，そのまま肺血栓塞栓症で亡くなってしまったのである。
　「前日スタッフへの暴力行為あり」と記され身体拘束をされた12月14日の一也さんは，朝の3時30分から停立して過ごしていて，大声も不穏行動もなかった。夜間全体でも睡眠もとれていた。食事をしたり，服薬したりしていた。「契約違反や」と繰り返して言ってよっぽど悔しかったのだろう。それでも看護師の声掛けでお茶の交換にも応じている。しかし突如13時45分に四肢体幹への身体拘束をされてしまうのである。筆者はこれは「暴力そのもの」だと考える。違法性が阻却される要素はない。恐ろしいのは，このような実態は，本件がたまたま裁判になったから明らかになったことである。筆者のところにはさまざまな身体拘束事案の相談が寄せられているが，それから言えるのは，カルテ上はあたかも患者に帰責するような記載をしながら，実際は医療側の暴力としか言いようのない身体拘束は多く存在すると考えられるということである。

　さて，原告の遺族は，このような経過を辿って死に至った一也さんに対して行われた身体拘束は，法令上の要件(ア　自殺企図又は自傷行為が著しく切迫している場合，イ　多動又は不穏が顕著である場合，ウ　ア又はイのほか精神障害のために，そのまま放置すれば患者の生命にまで危険が及ぶおそれがある場合)を満たさず違法であると主張し金沢地裁に提訴した。
　一審の結果は，原告敗訴。一審判決は，医師には広い裁量があり，身体拘束の実施要件を定めた精神保健福祉法第37条1項基準にも「主として」とあるのだから本件身体拘束の開始及び継続には何ら違法性はないとした。
　原告は当然のことながら控訴した。
　原告は控訴理由書の中で，医師は「『どのような治療法を用いるか』，『どのような治療判断をするか』に関してもちろん一定のアローワンスがある」ことを認めな

がらも，「医師が医療行為を規律する法令に従って専門家としての裁量を行使したかが争点」だとして再考を求めた。

　その結果名古屋高裁では，本件身体拘束の開始時からの違法を認める逆転勝訴となった。名古屋高裁の判決文は次のように述べている。

　　本件身体的拘束の開始を判断した 12 月 14 日午後 1 時 45 分の時点では，亡一也には診察に対し興奮，抵抗はなかったこと，本件診療経過を見ても，同日朝からの亡一也の言動は意味不明な発言をしたり（午前 7 時 30 分頃），「ケイヤク違反や」と繰り返し話したり（同 10 時頃），一方的に話などしたり（正午頃）する一方で，薬は拒否なく服用し（午前 7 時 30 分頃），昼食を全て食べ食器の返却に応じた（正午頃）というのであり，早朝から暴力的言動は一切見られなかったことに照らすと，その前日までに看護師に対する暴力行為が見られたことや亡一也が大柄な男性であることなどの事情を考慮しても，本件身体的拘束を開始した時点では，告示第 130 号の「多動又は不穏が顕著である場合」（第 4 の 2 イ）に該当するとは認めがたい。

　そして判決は，身体拘束が隔離よりもさらに人権制限の度合いが著しいとし，以下のように述べた。

　　精神科病院の入院患者に対する行動の制限に当たっては，精神保健指定医が必要と認める場合でなければ行うことができないものとされ（前提事実（4）），精神医学上の専門的な知識や経験を有する精神保健指定の裁量に委ねられているとしても，行動制限の中でも身体的拘束は，身体の隔離よりも更に人権制限の度合いが著しいものであり，当該患者の生命の保護や重大な身体損傷を防ぐことに重点を置いたものであるから，これを選択するに当たっては特に慎重な配慮を要するものといえ，上記アないしウに照らすと，告示第 130 号の「多動又は不穏が顕著である場合」（第 4 の 2 イ）又は「精神障害のために，そのまま放置すれば患者の生命にまで危険が及ぶおそれがある場合」（同ウ）に該当するとして，12 月 14 日午後 1 時 45 分の時点で身体的拘束を必要と認めた A 医師の判断は，早きに失し，精神保健指定医に認められた身体的拘束の必要性の判断についての裁量を逸脱するものであり，本件身体的拘束を開始したことは違法というべきである。

以上のような判決により一也さんに対しての身体拘束は医師の裁量の逸脱があるとして，損害賠償請求を認めた。会見で父の大畠正晴さんは「（息子が入院した）12月6日に戻してくれと言いたい」「あの子が浮かばれるためにも日本の身体拘束はこれっきりにして欲しい」と涙を流して訴えた。笑顔はなかった。

被告病院側は最高裁に上告受理申立てを行った。被告病院は，北海道から九州までの私立精神科病院の理事，院長らの計56通もの「意見書」を最高裁に提出してきた。その多くの意見書には「（この判決では）日本の精神医療は崩壊する」とのくだりが見られた。

しかし最終的に，2021年10月17日に最高裁は上告受理申立てを受理しない決定をし，原告の大畠さん勝訴の高裁判決が確定したのである。

# Ⅳ 「暴力装置」の視点

私は先に，病院と入院患者さんを対比した上で，病院側のものを「暴力」と呼ぶとすればそれには，複数名の看護師の物理的力，薬物による制圧，病棟自体に鍵がかかり外に自分の意思では出ることができない閉鎖病棟の存在，閉鎖病棟の中にさらに外に出られない狭い部屋に便器しかなく手も洗えない隔離室の存在，身体を直接縛ることができる拘束具の存在，などがあることを指摘した。別の言い方をすれば，病棟に鍵がかかったり，隔離室があったり，身体拘束ができるということ自体が「暴力」なのである。とりわけ丸腰の患者からすれば暴力そのものであろう。しかし，この「暴力」性は，病院内部にいると無自覚になっていることも少なくない。

マックス・ヴェーバーが述べるように，国家とは「ある一定の領域の内部で──この『領域』という点が特徴なのだが──正当な物理的暴力行使の独占を（実効的に）要求する人間共同体」なのであるから，その権限の一部を与って存在する精神保健指定医を擁する精神科医療機関は，暴力装置の構成要素に含まれると言ってよいだろう。これは普段は交番にいて道を尋ねれば教えてくれる警察官も，いざ市民，国民が「暴力」を振るえば即座に制圧されるように，患者に対して「ケア」をする精神科病院，その組織，職員も，いざ患者が暴力を振るおうとすれば即座に制圧にかかる（これは精神科病院に入院する方が「暴力」的であるなどということを意味してはいない。理解の補助線として記していることに注意していただきたい）。異なるのは，精神科病院はそれが病院（あるいは精神科病院）であるが故に，社会から見えにくく，その中で何が行われいるかについても病院外から窺い知ることが非常に困難であるということである。つまり閉鎖性，密室性が高いということである。

したがって一也さんの必死の抵抗を「暴力」だなどとして，しかもその翌日に静かに過ごしているところを突如身体拘束を行うことすら行われてしまうのである。これはまさに身体拘束自体が暴力となり得ることを示している。

　もっと言えば，その身体拘束をされる際の状況は，身体拘束を「する」側の医療側によってのみ「記録化」されるので，身体拘束「される」側の患者の言動の解釈，何を記録に残す取捨選択は医療側にあり，極めて片面的である。客観的な証拠としての動画が残されることは稀である。これはいざ裁判となった際は，圧倒的に医療側が有利となっている。「暴力」を解釈するための前提自体がこのような片面的な状況にあることに注意を払う必要がある。

　なお，本項で用いている「暴力装置」という言葉は，主に社会学の中で用いられる学術用語であるが，2010 年 11 月 18 日に当時の仙谷由人官房長官が参院予算委員会において，防衛省が事務次官名で出した通達を巡る質疑での発言として用いられた。この時仙谷長官は「自衛隊は特段の政治的中立性が確保されないといけない」などと答弁する中で「暴力装置でもある自衛隊」の表現し当時の野党席（自民党）を中心に委員会室が騒然となった。質問者であった自民党の世耕弘委員が発言の撤回を要求し，仙谷長官は「不適当だった。自衛隊の皆さんには謝罪する」と陳謝した。その後このことを含めた 5 つの理由により「国務大臣仙谷由人君問責決議」が決議されている。

　しかしながら，「暴力装置」という言葉はこのような政治の場（政争の場）での利用のされ方と別に，価値中立的に捉える必要がある。マックス・ヴェーバーが指摘するように，国家は「正当な物理的暴力行使の独占を（実効的に）要求する人間共同体」とするならば，精神保健指定医は国家からその強制権限を与えられている存在であることは事実である。「暴力装置」という言葉はその事実を浮き彫りにする。仙谷長官が「暴力装置」という言葉を用いたのは，他の団体も政治的中立性が求められるが暴力装置（実力組織）でもある自衛隊はそれが特段に確保されなければならないという文脈において使われた。これは自衛隊法第 3 条の「（自衛隊の任務）第三条　自衛隊は，わが国の平和と独立を守り，国の安全を保つため，我が国を防衛することを主たる任務とし，必要に応じ，公共の秩序の維持に当たるものとする。」と何ら矛盾するものではない。両方（の要素）を含むということである。これと類比して考えれば，精神保健指定医を擁する精神科医療機関においては，医療法第 1 条のいうところの「医療を受ける者の利益の保護及び良質かつ適切な医療を効率的に提供する体制の確保を図り，もつて国民の健康の保持に寄与することを目的とする」ことと，精神科医療機関が国家から強制権限を与えられていることが同時に併

存している。むしろこのような認識をもつことによって，いかにその強制力による弊害を制御しつつより良きケアを追求するかという問題設定が可能になる。また，「病院は患者さんのために一所懸命やっている」「いい病院（医療従事者）もある（いる）」と言った思考停止を防ぐことにも有用だろう。

さて，石川身体拘束死裁判において，最高裁が被告の上告受理申立てを受理せず，高裁判決が確定した1カ月後に，日本精神科病院協会の山崎会長が自ら記者会見をし，同協会は声明「令和3年（受）第526号上告受理申立て事件に対する 最高裁第3小法廷の不受理決定について」を発出した。これを一部引用してみてみよう。

声　　明

公益社団法人日本精神科病院協会 会長 山崎 學

　石川県の精神科病院で入院中の患者が死亡したのは身体的拘束が原因だとして家族が病院側に損害賠償を求めた訴訟で，最高裁判所第3小法廷は10月19日付で病院側の上告を受理しない決定をした。この結果，病院側に約3,500万円の支払いを命じた二審名古屋高裁金沢支部判決が確定した。二審判決においては，身体的拘束を命じた精神保健指定医の判断は裁量を逸脱していたとして，患者の死亡結果に対し全責任を負うとして慰謝料等の支払いを命じたものである。従来，同様の訴訟において身体的拘束によって肺血栓塞栓症を来たしたことに対して，遺憾ながら肺血栓塞栓症の予防措置等に関し注意義務違反を問われる判決は散見される。しかし，今回の法律的判断はマスコミ報道にもあるように「精神保健指定医の（身体的拘束に関する）治療的判断が，その裁量を逸脱して違法である」との新たな判断が行われたものである。この判決は，以下に述べる各点において，今後の精神科医療のあり方に対して多大な影響を及ぼすものとして，到底容認できるものではない。

　①二審判決では，身体的拘束開始日には，前日までの激しい興奮や抵抗が表面的に見られなかったことをもって，身体的拘束の要件である「多動又は不穏が顕著である場合」には該当しないとされている。しかし，今回の事例のような統合失調症の緊張病症候群においては，不穏は消退したのではなく，意志の障害や思考障害により表出しなかったものに過ぎず，内的な不穏は継続していたのである。また，緊張病性興奮や拒絶症といった症状が，「急激に起こり，状況との関連や行為に一貫性がなく，了解不能なものである」ことからも，そ

の発現を予測しながら身体的拘束を含め指示を行うことは，幻覚，妄想，精神運動興奮といった精神病症状に左右された自傷・他害行為から患者の安全を確保しつつ，適切な精神科治療を進めるうえにおいて必要なことである。こうした医師の裁量権を過度に制限することは，適切な精神科医療をも制限することに他ならない。そもそも，このような非専門家による判断によって精神科医療に対して法的強制力を伴う制限を加えることは，患者に対する行動制限としての身体拘束の要否についての専門的判断は，精神保健指定医という格別の専門資格者しか行い得ないとされた精神保健福祉法の立法趣旨に正面から抵触するものである。

（中略）

何よりも，精神科医療が萎縮し，身体的拘束への過度な躊躇が生まれれば，身体的拘束を実施することにより，初めて必要かつ適切な精神科医療を受けることが可能となる精神障害者から医療による正当な社会復帰の道を閉ざすことになるおそれがある。

以上のとおり，当協会としては，二審判決とこれを追認した最高裁決定は到底容認できないことをここに表明する次第である。

この声明を見ればわかるように，同協会は，「精神保健指定医の（身体的拘束に関する）治療的判断が，その裁量を逸脱して違法であるとの新たな判断が行われた」ことに対して強く反応している。そして裁判官が判決を出すことに対して「非専門家による判断」とし，それによって「精神科医療に対して法的強制力を伴う制限を加える」ことを断固拒絶している。

しかし言うまでもないことだが，わが国は法治国家である。

高橋ら（2016）は，法治国家について次のように述べる。

「国民の"基本的人権"の保障を重視して，特に"行政権"が法律の制限の下で行動することを求めるなど，議会による行政統制が図られている国家をいう。法治国家では，行政権が私人の権利や利益を違法に侵害した場合には，裁判所が当該行政活動の審査を行い，その是正など実効的権利救済を図る。行政活動の基礎となる法律に関しては，憲法に適合した内容のものであることが要請されており，これを実質的法治主義ないしは実質的法治国家と呼ぶ。明治憲法の下でも，法治主義や法治国家が語られていたが，そこでは法律の内容に対する関心（特に憲法適合性という視点）は弱く，法律によりさえすれば私人の

権利や利益を侵害することができる点が強調され，裁判所による権利救済の仕組みも不備が多かった。また，法治主義の例外も多くみられた（"特別権利関係"の考え方や，法律に根拠をもたない"独立命令"の存在など）。このように法治主義の形式を一応は採用しているが，立法者に対する憲法の拘束が弱く，人権保障が不十分である国家を，実質的法治国家に対比して，形式的法治国家と呼ぶ。」

　わが国は法治国家であるが故に，私人の権利や利益が侵害された場合に裁判所に訴え出て権利救済を図ることはあまりに当然のことであるし，その相手方が国家からその一部権限を与えた精神保健指定医を擁する精神科医療機関であることも当然のことながらあり得ることである。精神保健指定医は神ではない。

# V　人間は間違える存在である

　以上述べてきたような自らを無謬の下に置く独善的な態度からは何が生まれるだろうか？
　自らが誤った判断を行っても，それが誤りであることはないので，その相手方となる患者，医療ユーザーに対して不利益を与えても省みることや，その反省を下に行動変容する契機が失われる。これにより患者，医療ユーザーに対して甚大な被害や人権侵害も犯したとしても内省に繋がることがなくなってしまうのではないか？
　むしろこのような現状が可視化されたのが，大畠一也さんの死によってであったと言えよう。誤った判断，或いは無謬性の考えに基づいて行われる力の行使は「暴力の濫用」に他ならない。
　石川身体拘束死裁判から明らかになったことは，被告病院のように自らが誤った判断によって身体拘束をし，患者を死に至らしめたにもかかわらず，その身体拘束の適法性を主張し（この主張自体は法治国家の中で否定されるべきものではない），違法が確定すると裁判官を「非専門家」と呼んでその内容を拒絶する態度である。
　ではどのような態度が求められるのであろうか？
　JSミル（1981）は，思想と言論の自由を論じる中で次のように述べている。

　「第一。権威が抑圧しようとしている意見は，ことによると正しいものなのかもしれない。それを抑圧したいと思う人々は，もちろんその真理性を否定する。しかし，彼らも誤りをけっしておかさないわけではない。彼らには，全人

類にかわって問題を決定し，他のすべての人々に判断の手段を拒む権威はない。彼らがある意見がまちがっていると確信するからといって，それに耳を傾けるのを拒むのは，自分たちの確実性を絶対的確実性と同じだと想定することである。討論を沈黙させることはすべて，無誤謬性を仮定することである。討論を沈黙させることを非とする理由を，このようなふつうの議論にもとづかせてもよかろうし，ふつうだからといってそれだけその議論が悪いということはない。」

さらに次のように述べる。

　「それでは，合理的な意見と合理的な行為が，全体としてみると，人類の間で優勢なのはなぜなのであろうか。もし，この優勢が実際にあるとすれば～人間生活がほとんど絶望的な状態にあり，またこれまでもつねにそうだったというのでないかぎり，当然そうでなければならないはずなのだが～，それは人間精神の１つの性質によるものである。その性質とは知的存在としての，また道徳的存在としての人間の中にある尊敬に値するすべてのものの源泉，すなわち彼の誤謬が訂正されるということである。人は，自分の誤りを討論と経験によって改めることができる。経験だけによるのではない。経験がどう解釈されるべきかを明らかにするためには討論が必要である。まちがった意見と慣行は，事実と議論に次第に屈してゆくものである。だが，事実と議論は，精神になんらかの効果をもたらすには，精神の前にもちだされなければならない。その意味を明らかにするためのなんらかの注釈なしに，事実がみずからを物語ることはまれである。したがって，人間の判断のすべての力と価値は，判断がまちがっているときには訂正しうるという唯一の性質によるものだから，その判断に信頼をおきうるのは，それを訂正する手段がつねに手近にあるときにかぎられるのである。」

　わが国の精神医療の身体拘束から見えてくる姿は，未だ真の自由が実現していない，近代的な民主主義国家とは程遠い姿である。「豊かな生き方」などその先であろう。
　精神科病院内での大畠一也さんの死というその「事実」のみを述べても自らが物語ることはない。
　私たちは，人々の精神になんらかの効果をもたらすために，事実と議論を精神の

前に持ち出す必要がある。ミルが指摘するように経験だけではだめなのである。そして真の意味を注釈していかなければならない。

　大畠一也さんの行動と病院職員，組織の行動を「暴力」という観点からみてどう判断するかをさらに討論，議論してくべきである。この行為自体が「自由」で「民主的」であり，そこから真の民主主義への道も開かれ得るだろう。

## 文　　献

JS ミル著（早坂忠訳）（1981）自由論．中央公論社．

甲斐克則（2023）摂食障害治療に伴って行われた 14 歳の少女に対する 77 日間の身体的拘束の違法性が争われた事例―東京高判令和 4 年 10 月 31 日判例集未登載．医事法研究，第 7 号．信山社．

M ヴェーバー著（脇圭平訳）（1980）職業としての政治．岩波書店．

高橋和之・伊藤眞・小早川光郎他（2016）法律学小辞典．有斐閣．

**2**

# 対人支援者の暴力，対人支援者の傷つき

## 対人支援者の置かれた構造と孤立

高木俊介

## I　はじめに—植松聖と津久井やまゆり園

　被告人：自分ははじめ暴力はよくないと思っていましたが，二，三年やればわ
　かるよと言われました。

　これは，「相模原障害者施設殺傷事件」と呼ばれ，2016 年に神奈川県立の知的障
害者福祉施設「津久井やまゆり園」で起きた 19 人の知的障害者が刃物によって殺
傷された事件の犯人で，同施設の元職員であった植松聖（当時 26 歳）が，その公
判の中で語った言葉です。2020 年に行われた公判は異例の早さで進み約 3 カ月で
死刑判決が下り，植松自身が控訴を拒否したために死刑が確定しています。判決後
の会見で植松は，「重度障害者の家族は病んでいる。『幸せだった』という被害者遺
族は不幸に慣れているだけだ」と言い放ち，控訴はしないが自分の行為は死刑に値
する罪ではないと主張しました。
　社会の負担になる障害者は殺すべきだという確信から，施設の元職員，つまり他
ならぬ障害者支援者によって行われたこの殺傷事件は，社会に大きな衝撃を与えま
した。しかし，あまりにも短い審理による死刑判決の確定は，植松という人間がど
のようにしてこのような行為に至ったかについて解明していくには不十分でした。
その短い公判の中で，彼が障害者支援者として園に在職していた時期について，わ
ずかに語られたうちの一言が冒頭の言葉です。この前後の検察官とのやりとりの中
で，彼は園の食事がひどいものだったこと，施設職員の感覚がずれていて利用者を

人間扱いしていなかったということ，犬の鼻をこづいてしつけたようにしつけと思って暴力を振るったことはあること等も述べています。

　そのように話す植松は，もともとは障害者のためになりたいという気持ちもあり，おそらく内心のどこかでは就職までの自身の無軌道な生活からの心機一転も求めていたからでしょう，働き始めた当初は知人らに対し「障害者はかわいい」「今の仕事は天職」などと話していたとのことです。しかし，公判での応答では，施設での障害者支援という仕事についた植松が施設の実態にショックを受け，先輩たちの仕事のしぶりを習うようにして障害者に対する虐待者となっていった経緯を垣間見ることができます。

　そのような植松の障害者観の変遷には施設の処遇実態の影響があったと考えられたために，この事件の後，犯人の取り調べや裁判と並行するようにして，神奈川県は「利用者支援検証委員会」を立ち上げ，津久井やまゆり園という施設の運営実態に関する検証が行われました。判決確定直後に出された委員会による中間報告書（津久井やまゆり園利用者支援検証委員会：中間報告書）では，やはりこの施設で行われていた支援に不適切さが多くあったことが明らかにされています。報告書は，「24時間の居室施錠を長期間にわたり実施していた事例などが確認された。この事例から，一部の利用者を中心に，『虐待』の疑いが極めて強い行為が，長期間にわたって行われていたことが確認された」と述べています。これに続いた新聞報道等では，特に問題のあった事例として，何年にもわたって終日居室を施錠されていた人がいたこと，その部屋の中にはポータブルトイレ，便器代わりにされていたと思われるバケツなどの写真も見つかったことも報じられています。このような非人間的な扱いが横行する園の中では，植松の先輩たちによる暴言やからかい，利用者に対する侮辱も日常的にあったと思われます。

　仕事場に漂う雰囲気は，最初は使命感すら抱いていた新人職員であった植松の心に染みこんでいき，やがては周囲と同じ行動をとることが当たり前となっていったであろうと容易に想像できます。そして，植松の本来の思い込みの強い性格や無軌道なそれまでの生活習慣等さまざまな要因が重なることで，ついには自分が世話をしてきたその障害者を殺傷するという残忍な行為へとエスカレートしていったのでしょう。

## Ⅱ　精神医療の中の暴力─「神出病院事件」と「滝山病院事件」

　「相模原障害者施設殺傷事件」は，一人の人間が一瞬のうちに19人の障害者の命

を奪ったことで社会に大きなショックを与えましたが，同時にこの事件は，21世紀になってから世界各国でジワジワと広がっている優性思想の突端的な現れとしても衝撃的なものでした。そして，このような事件はひょっとしてこれからあらゆる場面で目立ってくるのではないかいう不吉な予兆を感じさせるものでした。

　これまで宇都宮病院事件をはじめ患者への人権侵害の数々が指摘されてきており，にもかかわらずその改革が遅々として進まないまま放置されてきた精神医療の世界で，予兆が現実となったのが，「神出病院事件」(2020) と「滝山病院事件」(2022) でした。

　「神出病院事件」は，《患者を裸にして放水，キス強要や監禁も―看護師ら6人逮捕「リアクションが面白かった」：神戸・神出病院》（神戸新聞2020年3月4日付）という新聞報道のおぞましい見出しによって世間の目に晒されました。その内容は，「統合失調症などがある複数の入院患者を虐待したとして，兵庫県警捜査1課と同県警神戸西署は4日，監禁や準強制わいせつなどの疑いで，神戸市西区神出町，「神出病院」の元看護助手の男（27）＝神戸市西区＝ら6人を逮捕」しました。その虐待の内容は，「元看護助手と26歳，33歳の看護師の男の逮捕容疑は2018年10月31日未明，63歳と61歳の男性患者の体を押さえ，無理やり互いにキスをさせた」という凄惨なものでした。別のマスコミ報道では，「容疑者たちのスマホから，男性患者同士で性器をくわえさせるなど30本以上の虐待動画が見つかりました。動画には"やべえ""やめとけ"などと笑いながら話す容疑者らの声も収められており，彼らは動画をLINEで共有していた。（警察によると）少なくとも1年以上，虐待が続いた」ということです。暴力とか虐待という言葉で表すのも憚られるほど，おどろおどろしい冒涜行為です。犯行に及んだ看護者らは「患者のリアクションが面白くてやった」と述べていて，その行為にためらいや後ろ暗さ，ましてや罪悪感はなく，「楽しみ」として行っていたと思われます。ここには，暴力と性的快楽との結びつきという，しばしばみられる人間本性に根づいた深い闇を見取ることができます。

　「滝山病院事件」は，2023年，東京都八王子市にある滝山病院で発覚した虐待事件です。この病院の院長は以前も自身の病院で医療不祥事を起こし，保険医資格の一時停止の処分を受けています。今回は，看護師ら2人が逮捕され，監督する東京都が改善命令を出す事態となりました。発覚は内部告発によるもので，この告発に基づいてNHKが1年の準備をかけて告発番組を放送して話題となりました（ETV特集「ルポ　死亡退院　精神医療・闇の実態」NHK：2023年6月27日放送）。その告発の隠しカメラによって，病院内部で日常的に行われていた虐待行為が白日のもとに晒されたのです。

例えばカメラに映像として収められていた虐待は，次のようなものでした。

> 准看護師：うっせえな，殺すぞ！（ボコッ）忙しいの見てわかんねえのか，こ
> の野郎！
> 看護師：本気でいこうか？　もっといくぞ本気で。（ボコッ）どうだよ，本気
> でいったら。
> 患者：痛い！
> 看護師：もっと本気でいくぞ。腕の骨折るぞ。
> 准看護師：ぶち殺していい？　やっていい？　よし！
> 患者：あああああ……

　このような暴行が日常的に行われており，この病院から退院することは「東大に入るより難しい」と噂されており，実際に「死亡退院」が7割にのぼっています。少なからぬ関係者や当事者，家族は薄々内情をわかっていたようですが，重症患者，合併症患者は他に入院させてくれるところがないので，この病院は「必要悪」だと言われ，見て見ぬふりがなされていたのです。

## Ⅲ　「全制的施設」と暴力

　目を覆い耳を塞ぎたくなるこのような虐待，暴行，そしてやまゆり園のような実際の殺人にいたるまでの事件に対して，私たちはそれは一部の特殊な病院や施設のことだと言って，自分たちの日常とは切り離してしまいます。しかし，精神病院をはじめとする，多くの人間を例えば障害者というレッテルを貼り一カ所に集めて，その行動を制限している施設では，常に施設スタッフから収容者への暴力が発生するリスクがあります。

　現代の日本ではそのような施設の代表的なものである精神病院ややまゆり園のような巨大な知的障害者施設は，社会学者 E ゴッフマンの言う「全制的施設（Total Institution）」に相当するものであるといえます（Goffman, 1961）。全制的施設とは「生活の全局面が同一場所で同一権威に従って送られる」「構成員の日常活動の各局面が同じ扱いを受け，同じ事を一緒にするように要求されている多くの他人の面前で進行する」「毎日の活動の全局面が整然と計画され，一つの活動はあらかじめ決められた時間に次の活動に移る」「さまざまの強制される活動は，当該施設の公式目的を果たすように意図的に設計された単一の首尾一貫したプランにまとめあげられ

ている」ことを特徴とする施設です。

　そして、「そのような施設では多くの監督される側と少数の監督する側の間に根源的裂け目が」あり「それぞれのグループは、相手側を偏狭な敵意のこもった紋切り型で捉える傾向があり、職員は被収容者たちをこすからく・隠し立てをする・信用ならない連中と見、被収容者は職員をお追随屋で・頭が高く・卑劣な奴らと思っている」というのです。「職員は一般に自分たちが優位にあり、正義の味方と感じており、被収容者は少なくとも何らかの点で、劣位にあり、卑小で・非難に値し・負い目があると感じて」います。このような全制的施設で働く私たち、そこをさまざまな理由で利用することになる私たちは、このゴッフマンの指摘を否定することはできません。

　何が暴力で何が暴力でないかという境界は、非常に曖昧なものです。そのために、自分たちがやっていることは暴力ではなく治療の一環です、虐待や暴力とはまったく違うものですと言いたくなります。

　特に私たちは日本語の文化の中にいて、例えば権力も暴力も同じ「力」という文字を含んで、同一意味のうちに並ぶ言葉とされやすいのですが、英語では前者の力を force、後者の力を violence として区別しています。前者は国家権力など支配の維持や正当な強制力として使われ、後者は外部からの侵害、破壊、つまり教義の暴力として使われています（酒井、2004）。この区別が曖昧になると、例えばデモの中で周到に準備された占拠のような「非暴力直接行動」が「暴動」とされ、権力者の側からの非難の対象として暴力的イメージをまとわされて否定的に報道されることになります。

　従って、この国の言葉を使いながら日々暮らしている私たちは、この暴力と非暴力的なるものを曖昧なままに、日々の仕事の中でさまざまな「力」を行使していると言えるのではないでしょうか。そのような暴力への坂を滑って行きやすい仕事の一つとして、私たちが日々携わる精神医療の仕事や知的障害者施設でケアする仕事があります。

## Ⅳ　身体拘束という「暴力」

　このことを意識した上で、私たちの日々の治療行為の中に潜んでいる「暴力」について考えてみようと思います。精神病院や一般の病院でもみられ、治療行為と公式にはされている「拘束」の問題です。おそらく、精神医療や老人医療に携わる者で、現在拘束のすべてを簡単になくしてやっていけると考えている者はほとんどいない

でしょう。それは私たちの治療技術の低さのためでもあれば，医療の財政的・人員的な貧困のためでもあります。ですが，ここで考えておきたいのは，それを暴力を潜めた治療行為であるということの自覚がないことから，私たちの精神医療の世界でも結局，暴力が蔓延してしまっているのではないかということです。

例えば，NHKの『クローズアップ現代』(2019年9月11日放送「身近な病院でも！なぜ減らない"身体拘束"」)は，一般病院での高齢者の拘束を扱いました。この時に，放送と同時にネット上での炎上が起こりました。「こんな拘束批判はおかしい！」「拘束批判をする者は何を知ってるんだ！」「NHKはやっぱりマスゴミだ！」等，テレビの報道の視点がおかしいという意見が噴出したのです。私たち医療従事者，福祉従事者が，隔離拘束はいけないという発言や報道に対して，どのように反応しているのかということはおおむね次の三点にまとめられます。

第一に対象者の問題で，例えば「点滴が必要な患者さん，点滴をしないと命を落とす患者さんを抑制しないでどうするのか」というような，拘束をしてでも治療が必要だという論点です。二つめには，自分たちの問題で，「職員，スタッフ，われわれの安全をどうしてくれるのか」というもの。最後の一つは報道の姿勢に対するもので，「マスコミは理想論ばかり言う」「自分たちはマンパワー不足の中で頑張っている。それなのに自分たちを悪者扱いするようなことを言うな」というものです。

第一の対象者の問題と第二の自分たちの問題は，裏表のものであることが多いように思います。具体的な事例では以下のようなものです。「抑制をしなかったために点滴治療が遅れて重症になった方や，抑制しなかったために患者の暴力によって看護師がケガをしてしまうことがある。抑制さえしていればそういうことは起こらなかったのだ。しかも抑制をしないならば看護者たちはその患者につききりになるから，他の患者に最良の医療ができないだろう。そして患者の対応以外にもたくさんの仕事があって，それを時間内に済ませなければいけない現実の状況を理解しろ」というような意見に見られます。

ですが，本当に「抑制をしなければいけない」とされている患者は，抑制して点滴するしか治療の方法がなかったのでしょうか。分析を深めて代替の治療を考える余裕が必要でしょう。そしてどうしても抑制をしなければいけないのであれば，「残念ながら今の我々の力では抑制しないといけないけれども，その後の治療には責任を持ちますから。申し訳ありません」という態度になるはずでしょう。

スタッフがケガをしたということについても同じです。その時の患者の状況，治療の状況，そしてそのスタッフの状況などについて，どこにどう抜け落ちたところがあったのかを分析することが，まず治療であり，事故を未然に防ぐことにつなが

るのです。抑制しないからこうなったというのでは，あまりにも短絡的というものでしょう。

　最後の点についてはどうでしょうか。「自分たちをバカにするな。本当は努力しているんだ。理想論を言うな」というような言い分です。よく見ると，「理想論を言うな」ということは，言っている当人が理想は何かということを知っているということです。本当に現場で努力しているのであれば，その努力の先に理想を持っているでしょう。にもかかわらず，自分たちの現在の行為を外から批判されたと感じた時には，それはただの理想だと反駁するのです。これは，自分たちが現場で努力して求めているものを，自分で否定することです。このようにしか言えない時，人は現場でただ巻き込まれ，あがき，もがきながら怒っているのです。現場でどんどん溜まってくる自分たちの不満と怒りを，理想的なことを言う相手，自分たちのやっていることを批判するマスコミに対して向けているだけではないでしょうか。現場のマンパワーが不足しているという制度の問題があるのだということは，本当は自分たちがいちばんよく知っているはずのことです。

　このような批判の仕方，自分たちの現実主義こそ正しいのだという議論に対しては，かつて政治学者の丸山眞男が痛烈に批判しています（丸山，2010）。丸山によれば，私たちが「現実」と捉えているものは，今自分の目の前にある既成事実だけをピックアップしたものです。ピックアップして見ているもの以外の現実，すなわち自分が関わっていない多様な現実というものを無視しています。しかもそれが自分たちが選択した意見だと思っているが，実は外部の別の力である権力や世論によってその選択の方向が誘導されていることを自覚できないのだと丸山は言います。「理想論ばかり言って現実を見ていない」という批判者への見事な反論だと思います。

　自分たちのやっていることに暴力の要素があり，虐待につながるものかもしれないという話をした時に，現場の支援者たちが感じる上記のような反発から見えてくるのは，ある意味正反対な二つの意識の反映のように思われます。一つは，自分がいる現実のシステムが貧困の中に置かれており，自分はその被害者である，やや極論すれば自分たちこそ社会から虐待されているのだという意識と，その反対に，自分たちは拘束という正しい選択肢をきちんとやっているのだという専門職としての自負から生まれる特権意識です。この被害意識と特権意識が混じり合っているのが，私たち対人支援者が，拘束はいけない，隔離はいけないと日常の行為を批判された時にする反発や反論の実態ではないかと思います。

　そしてこのような使命感を伴う特権意識と被害者意識の混ざり合った心理は，外からの視点をまったく受け付けない鎧のように働きます。大切なことは，外からの

視点の中でももっとも鋭く正当なものは，被支援者，患者，当事者からのものだということです。つまり，支援をしようとしながら，その一番肝心な支援を受ける側の気持ちからどんどん遠ざかるということです。そして自分の支援が受け入れられていないという，日常の端々にあらわれる現実は，支援者の鎧の中に守られていたはずのプライド，自尊心，自信をだんだんと蝕んでいきます。これこそが，困難で貧しい状況の中に置かれた支援者が知らず知らずのうちに被る，心の傷です。そして，支援者に生じるこの心の傷は，多くの紆余曲折や偶然の出来事にゆさぶられながら，冒頭に挙げた植松聖に通じていくものがあるように考えられるのです。

# V　介護現場における虐待──介護の「毒」は孤独

　被虐待者がそのトラウマゆえに自分にかかわる人たちに対して暴力的に行動してしまうことがあるように，対人支援者もまた，自分が支援の仕事の中で受けた心の傷ゆえに，支援の相手に対して虐待的な言動を行ってしまう。このような悪循環は，ゴッフマンの言う「全制的施設」という制度の中で，なおさら避けがたいものになります。しかし，だからといって施設というものをなくせばよい，ということにはなりません。私個人は精神病院という「収容施設」がなくなることが，日本の精神医療改革の必要条件だと思っています。しかし，その道のりは遠く，現実の医療行為は常に精神病院も含めたシステムの中で常に行われています。津久井やまゆり園のような障害者施設も，次第に縮小していっているとはいえ，日本社会全体の福祉制度が整うまでは障害者家族にとっての必要性も否定しさるわけにはいきません。

　そのような状況の中で，今後さらに対人支援者による暴力が問題となってくるのは，介護の世界でしょう。介護の世界は，これからくる超高齢化社会と労働人口減少社会の中で必然的に起こる人手不足，そしてさらに国家的な経済低迷による財源不足という構造的な問題を抱えています。その介護の世界でも，職員による老人虐待が大きな問題になっています。その介護現場で起こる虐待の問題は，「介護ストレス」によるものだと言われています。それは，排泄物の処理や老人の身体の移動介助から日常決まった時間に行われその中で済まさないといけない食事介助，認知症の人のさまざまな戸惑わされる行動などに，少ない人手で対処しないといけない３Ｋと呼ばれる仕事に対して世間一般が同情をこめてみるイメージです。

　しかし，介護現場で長く実践的・指導的立場にある高口光子は，「介護ストレス」とは制度によってもたらされるもの以上に，介護を通して人として出会ったからこそ発生する支援者側の感情だと言います（高口，2018）。「人は思いどおりにならな

いし，思いどおりにしてはいけない」という介護の規範と，「この人のためにやっているのに，どうして伝わらないのだろう」という感情との衝突，齟齬だと言うのです。そして，介護現場で抱くこの当たり前の気持ちが一人の介護者の中でため込まれてしまうことが続くと，最悪の場合，虐待へと陥るのです。これは介護に限らず，対人支援の現場の人たちにとっては，とても納得のいく言葉でしょう。では，どうすればよいのか。

高口は，まず明らかな虐待行為に至るまでの段階を，日常のケア実践の中にさぐります。そこでは，もっとも日常的な段階で，普段のケアの中で見逃されたり無視されたりしている「不適切ケア」があります。それがきちんと正されることなく，つまり個々の事例に対して「よいケア」が示されることなく，それが仕方のないこととして蔓延していきます。その仕方のないこと，という感覚は，多くは抑制という本来してはならないことに対しても「利用者のためだから」という正当化を伴って，身体拘束の日常化を招きます。

ここから，何のためにケアをしているかが忘れられて，施設全体が管理を目的としたものになっていくまではほんの一歩です。そして，そのような集団的管理が進む中で，多くの非意図的虐待が生まれ，その雰囲気に慣れっこになると，支援者自身の意図的な虐待を支援者同士で抑制することなく行うようになり，集団的虐待が横行するようになります。この段階こそ滝山病院においてカメラが白日の下に晒した，あの病棟の日常でした。その中から，植松の例のように支援者自身の特性などの要因が重なると，殺人にまで至るような暴力が生まれるのです。

「不適切ケア」が虐待に至るのを防ぐためには，それが「不適切ケア」であることが共有され，適切なケアを現場が実践できなければなりません。そのために，高口は誰でもやってしまう，いつでもやってしまうような「不適切ケア」の具体例を示しながら，その解決のために「不適切ケア」の背後にある介護者自身の「悪性感情」（精神医学でいう「陰性感情」）を知り，それが一緒に働く仲間に対して口にすることができ，互いに思いやり合うことができる職場環境の大切さを説いています。これを適切にも「介護の『毒』は孤独」というスローガンに表しました。ここを乗り越えることができれば，身体拘束でもその本当の怖さ，すなわち本人にとっての理不尽さ，苦しさに直面することができ，それいを乗り越えることで，お年寄りの気持ちにそって自分たちの介護理念を形にした介護が可能になるのです。介護という3K対人援助現場で，虐待を生まないためにはまさにそのように，介護者自身が自らの仕事によってもたらされた隠れた傷つきと，その反動としての自らの暴力性に気づかなければならないのです。

# VI 対人支援の痛みと傷つき

　最近になってようやく，「支援者の痛み，傷つき」という問題を障害当事者支援者の関係から捉えようとする論考が出始めました。その先駆の一人である渡邉（2018）は，障害当事者の介助を困難にし支援者に精神的ダメージを与える言動は，障害者自身がその障害を背負った歴史からくる複雑性 PTSD の現れであるとみています。そして，それに対して支援者が被る「痛み，傷つき」はいわゆる二次受傷であることを，ハーマンの「心的外傷と回復」（Herman，1992）を読み解きながら考察しました。このような考察は，渡邉も言うように，一見すると障害者の言動を否定することにつながるように思えるために，これまではタブー視されてきていました。しかし，このような視点なしに今後の障害者支援が継承できないという危機意識が，渡邉をはじめとした福祉介護の世界に生まれつつあるといいます。その大きな契機が，相模原障害者施設殺傷事件であり，それから次々と明るみに出てきた施設や精神病院での虐待事件です。

　高橋（2017）は，この事件を自身の経験と引き比べながら，現代福祉社会のシステムには，支援者自身が暴力的になってしまう契機があるといいます。障害者総合支援法に支えられた現代の障害者支援システムは，障害者運動が勝ち取ってきた成果であるにもかかわらず，消費者・契約主体である障害者が金銭によって介助者を使用する関係になっています。それにもかかわらず，現実の社会は障害者と支援者の力関係は後者が圧倒的に強い非対称性を残してデザインされたままであり，ここに支援関係の複雑な捻れが生じるのです。この捻れの中で，障害者の言動に傷つけられた（と感じた）支援者は，葛藤を抱えたまま仕事に生きがいを失い，最終的には離職して障害者支援の世界から遠ざかってしまう現実があります。

　渡邉は相手の介護現場で生じる利用者の理不尽で暴力的な言動が，彼が社会の不特定多数の人々から受けてきたトラウマであり，支援者が対決しなければならないのは，目の前の支援しているその障害者なのではなく，不特定多数の人々からなる社会という加害者なのかもしれないと考えます。しかし，「外傷を受けた人で，助けようとするケア提供者に怒りを覚え，復讐の空想を胸に秘めている人は多い」（ハーマン）のであり，そのような利用者の怒りを向けられた時に，介助者である自分も「暴力の渦の中にぐいっと誘い込まれた感覚」を覚えることを告白しています。

　このような感覚は，ハーマンも列挙しています。「この仕事に携わることは支援者の精神健康に多少とも危険が及ぶこと」であり，「支援者は当事者と同じ人間関

係の破断に苦しまねばなら」ず，「支援者は自分の私生活のありふれた楽しみを享受するのが難しくなることもあるだろう」と。これらはつまり，支援者もまた複雑性PTSDを被るということであり，このような現実を前にして重苦しい気持ちに襲われざるを得ません。

そして，この困難を乗り越えるために必要なのは，高口が介護者について述べたことと同じく，支援者同士の支援です。渡邊も，支援関係の中の一対一の関係ではなく，信頼できる同じ支援者といつでも話し合える関係を持っていることの大切さを確認しています。それにしても，しかし，「介助者が介護中の苦しい気持ちを語るというのは良心がある人間ほど難し」く，「一歩間違えれば，障害者に対する反発の渦に巻き込まれてしまう」のも事実であり，現在の量質ともに乏しい介護や障害者福祉の世界ではなかなか実現しない人間関係です。もちろん，精神病院の病棟看護しかり，地域支援もしかりです。

## Ⅶ　おわりに─支援者の孤立をふせぐ

介護施設での労働経験もあるジャーナリストの佐藤幹夫は，事件直後の自身のブログで植松の行動についてこう書いています（佐藤，2022）。「植松容疑者には（障害者が）『意思疎通のできない人間たち』『何もできない人間たち』としか受け止められなかったかもしれませんが，それはむしろ植松容疑者自身の問題です。つまりは，『障害をもつ人たちとの感情交流』という，支援職員としてまずは身につけるべきスキルを，ついにもてなかった，もとうとしなかったということを示しています」，それゆえ「『何もできない』のは植松容疑者自身のほうだったのです」と。そのために，相手が自分の思いどおりにならないことでプライドを傷つけられ，それがたとえ対人支援者としての能力を欠いていた結果であれ相手への憎悪をかき立てられたのではないかと想像しています。それゆえ「現場の支援職員達が，孤立という迷路の中で仕事をする，といったことのないような職場環境」を作ることが施設の管理職，行政指導者の仕事であるとしました。

重度訪問介護を利用する重度の障害者であり国会議員である木村英子は，「施設では，職員も人としての当たり前の感情を保つことができません」「仕事を流れ作業のようにして，職員も疲弊するわけです。疲弊している中では心の交流も持てないので，障害者が自分を苦しめているだと憎しみを持つ方もいれば，イライラして当たったり，虐待をしたり，そういうことがもう日常茶飯事なんですね」と，施設の現実を話し，「施設の中に植松さんみたいな人が現れるのは当然ですし，どんな

小さな施設でも，第二，第三の植松さんが登場することは容易に考えられます。そのことが，私はすごく怖いと思っています」とまで言います（木村他，2021）。そして，そのようなことにならないためには，障害者にとっても健常者にとっても社会からの抑圧がないように，構造の問題を解決していくことが重要だと指摘しています。

　私もまた，精神病院における虐待や患者への暴力，地域医療の中にも見られる重症者への差別やさまざまな施設の中での不平等，からかい，軽視，無視などを見聞きしてきました。そしてその私自身も，かつて別のところに書いたように，治療と称した暴力を行使してきた苦い経験があります（高木，2022）。わが国の障害者処遇における施設中心主義からの脱却と，障害者が社会の中で尊厳をもって暮らせる制度の構築は喫緊の課題です。そして，そこで働く支援者たちが孤立しないような民主主義とダイアローグの根づいた社会の実現を願わずにはおれません。

## 文　　献

Goffman I（1961）Asylums：Essays on the social situation of mental patientsand other inmates．Double-day．（石黒毅訳（1984）アサイラム―施設収容者の日常世界．誠信書房）

Herman JL（1992）Trauma and Recovery．Bssic Books．（中井久夫訳（1996）心的外傷と回復．みすず書房）

木村英子他（2021）分ける社会がもたらす命の選別．（小松美彦・市野川容孝・堀江宗正編著）〈反延命〉主義の時代―安楽死・透析中止・トリアージ．現代書館．

丸山眞男（2010）現実主義の陥穽．（杉田敦編）丸山眞男セレクション．平凡社ライブラリー．

酒井隆史（2004）暴力の哲学．河出書房新社．

佐藤幹夫（2022）津久井やまゆり園「優生テロ」事件，その深層とその後―戦争と福祉と優生思想．現代書館．

高木俊介（2022）精神医療と暴力―暴力を生む構造と私的暴力史．In 危機の時代の精神医療―変革の思想と実践．pp.58-93．日本評論社．

高口光子（2018）介護の「毒（ドク）」は「コドク（孤独）」です．日総研出版．

高橋慎一（2017）何が暴力を振るわせるのか？―障害者介助と暴力の構造．（「生きている！殺すな」編集委員会編）生きている！殺すな　やまゆり園事件の起きる時代に生きる障害者たち．pp.179-190．山吹書店．

津久井やまゆり園利用者支援検証委員会：中間報告書．https://www.pref.kanagawa.jp/documents/62352/r20518kousei01_2.pdf

渡邉琢（2018）13．支援・介護の現場で殺意や暴力と向き合うとき―社会の秘められた暴力と心的外傷（トラウマ）について．In 障害者の傷，介助者の痛み．pp.307-366．青土社．

# 3

# 滝山病院事件から精神科病院での暴力を考える

横田　泉

## I　ルポ死亡退院

　2023年2月，東京都八王子市の滝山病院で入院患者への暴力容疑で同病院の看護職員ら数名が逮捕された。これを機に，警察による捜査とともに監督する立場である東京都・八王子市などが病院への調査に入り現在も継続中である。6月にNHKで「ルポ死亡退院」が放送された。滝山病院の暴力の実態を内部告発者による映像・音声を交えて報道し，なぜこのような実態が放置されていたのかという原因に迫ったルポルタージュであった。以下のホームページで概要を見ることができる。

NHK ETV特集「ルポ死亡退院　精神医療闇の実態」
https://www3.nhk.or.jp/news/html/20230627/k10014109461000.html

　映像では実際に患者の顔面を殴打する職員の様子が撮影されている。ここでは上記ホームページから映像にもあったシーンを少しだけ紹介する。

　　准看護師A：おい！　なんでこぼすんだよ！
　　患者：すいません……
　　准看護師A：すいませんじゃねえよ！日本語わかんねえのか？オラ！
　　看護師B：また泣くのか？泣いたらゲンコツで叩くぞお前！
　　（内部告発の音声より）

准看護師：うっせえな，殺すぞ！（ボコッ）忙しいの見てわかんねえのか，この野郎！

看護師：本気でいこうか？もっといくぞ本気で。（ボコッ）どうだよ，本気でいったら。

患者：痛い！

看護師：もっと本気でいくぞ。腕の骨折るぞ。

准看護師：ぶち殺していい？やっていい？よし！

患者：ああああ……

　（内部告発の音声より）


　食事をこぼした患者に対して，「なんでこぼすのか」と暴言と威嚇で対応し，謝る患者に追い打ちをかけるように「泣いたらゲンコツで叩くぞお前」とさらに脅している。冷静に考えてほしい。精神科では疾患や障害のために食事を口に運ぶことに困難がある入院患者は珍しくない。そういう人に必要なことは，丁寧な食事介助であり，食べにくい原因があるとすればそれを改善するための医学的対応である。

　二つ目の例では，看護スタッフを呼んだ患者に，「忙しいの見てわかんねえのか」といきなり殴っている。「痛い」と声を上げた人にさらに追い打ちをかけて暴力を振るっている。忙しい時に患者から声がかかった時には，次に対応するまでの適切な時間を伝えて「お待ちください」と伝えるのが本来のあり方である。

　こんな当たり前のことをわざわざ書いたのは，ここが病院ではなく収容所であることが上記のやり取りからわかるからである。次節で詳述するが，精神科病院に限らず，人類はたくさんの収容所を作ってきた。収容所の特徴は収容するものとされるものとの関係がはっきりとした上下関係であり対等ではないという点である。暴力と威圧で管理され，命令と服従が当然とされる。反抗はより激しい威圧にさらされ，反抗をあきらめるまで執拗にくりかえされる。捕虜収容所や政治犯収容所では反抗や脱走は死に直結した。滝山病院は収容所である。精神科病院で働く者として受け入れることが辛い現実であるが，私たちはこの認識から始めなければならない。

　番組では，このあと滝山病院をめぐるさまざまな問題点が浮き彫りにされていく。同病院で認知症のため入院していた患者に大きな褥瘡ができ，その後死亡に至ったことが紹介される。褥瘡は適切なスキンケアや身体治療，体位交換などのケアをすればたいていは改善する。難治例は専門性の高い病院に治療を依頼する。それを怠っていたことが褥瘡の原因ではないかと考えられるのである。さらに，番組の続編にあたるクローズアップ現代では，心電図や血液検査で急性心筋梗塞の所見が出てい

ない患者に，心筋梗塞の治療が行われていることも紹介された。これらは，「お金にならないことはしない。お金になることは不必要なことでもやる」という病院の姿勢の反映であろう。そのことを示唆する元職員の証言も放送された。

収容して服従させ，金儲けの対象として利用し尽くす。患者の健康や生命がどうなろうと関知しない，このような病院のあり方が番組を通して見えてくる。

滝山病院の悪評は多くの医療関係者の知る所であった。しかし，そのことを知りながら滝山病院に患者を紹介した病院や行政関係者が多くいた。また監督責任がある八王子市・東京都・厚生労働省も悪評を知りながら必要な調査をしてこなかった。匿名で証言した人の中には，滝山病院の悪評を知りながら「利用」したことを認める発言があった。滝山病院の元職員や入院にかかわった関係者からは「必要悪」ということばが聞かれた。監督責任のある立場の人からは，言い訳に終始するような態度や個別の質問には返答できないという責任逃れの回答拒否が目立った。高級車で自宅から出てきたところを取材された院長は何の反応も示さず完全無視を決め込んで走り去った。残念なことに，関係者のだれ一人からも，本気でこの問題に取り組もうという気概が感じられなかった。本気で取り組んでいるのは，番組に登場する弁護士とその支援者，番組の制作者だけであった。この現実は何なのか。

滝山病院が象徴する「闇」はこれからも変わらず，収容所としての精神科病院はこれからも手を変え品を変え存続する，そういう悲観的な未来を予感させられたのは私だけではあるまい。だか，手をこまねいてそのようにするわけにはいかない。本気で取り組めば，精神科病院は収容所ではなく，精神の病気を治療し，傷ついた心を癒す治療の場として存在することができる。そのような病院だけが存続し，収容所はなくなっていく。精神科医療にかかわる私たちは，力を合わせてそうなるように舵を切っていかなければならない。

## II　精神科病院の収容所性

滝山病院の問題は，ひとり滝山という悪い病院が存在したという問題ではない。虐待を知りながらそこで働く職員，悪評を知りながら「必要悪」として患者を紹介してきた周囲の医療機関と関係行政，悪評を知りながら甘い監査体制を続けてきた監督責任部署，これらが複合して滝山病院を存続させてきた。ずっと以前から指摘されてきた精神科医療を取り巻く構造的問題が今回の事件でも明るみに出たのであり，残念なことにこのような事件は何度も何度も繰り返されている。根本から変革していかなければ，次の，そのまた次の滝山病院事件が起こることは明らかだ。

私は問題の根本には精神科病院が内包している「収容所性」（横田，2019）があると考えている。そもそも精神科病院は日本でも，日本がモデルとした西欧でも収容所として出発した。日本の精神科病院は 1960 年代に急増する。その背景には，一般の病院よりも医師も看護職員も少なくてよい（医師は 3 分の 1，看護師は 3 分の 2）とする医療法の特例があった。さらに病院新設がしやすいような医療金融公庫による貸し付けがあった。医療金融公庫とは政府が全額出資し，私立病院の新設や改築に融資をするもので，年利 6 分 5 厘，25 年償還という甘い融資条件での融資政策であった。このような利益誘導により，収容所としての民間精神病院が次々と新設された。収容所としての精神科病院は国策として作られていったといってよい。マスコミは精神障害者による加害事件を大きく取り上げ「精神障害者を野放しにするな」というキャンペーンを行った。これらが相まって 1950 年代には 8 万床であった病床は 10 年余りで 30 万床に急増し，今も病床数はほとんど減少していない。このようなスタートであったにもかかわらず，多くの尊敬すべき先人たちの努力で精神科病院を収容所から病院へと変えていく努力が重ねられてきた。医療本来の役割を行う場所としての精神科病院を作る努力である。しかし，繰り返される精神科病院での虐待事件は，いまだに精神科病院が収容所として機能している現実を示している。どんなに理想的な精神科病院であっても，そこで働くものが自分の持つ暴力性，管理者性を十分に意識し，点検を怠らないようにしなければ，管理と威圧が幅を利かす。小さなことから収容所としての性格が顔を出す。これが「収容所性」である。

　収容所では管理者と入所者の対等な人間関係が損なわれ上下関係になる。命令と威圧が支配する。命令に従わないと反抗的として執拗に命令や報復が課され，入所者は理不尽な命令にも服従することを余儀なくされる。職員は管理と命令が仕事となり，医療や福祉の本来の仕事を忘れていく。いったんこのような構造ができてしまうと，良心的な職員がいくら頑張っても全体を変えていくことは困難である。上司の無理解，同僚の冷笑に耐えながら自分に集中してくる入所者の要望にこたえなければならない。こんなことに長らく耐えられる人はいない。長いものに巻かれて収容所の管理者になってしまうか，燃え尽きて去っていくかのどちらかであろう。

　1983 年の宇都宮病院事件を機に精神衛生法が精神保健法に改訂され，通信面会の自由・任意入院制度・精神医療審査会制度などが盛り込まれた。また，精神科病院のみならず，高齢者施設・知的障害者施設などでも虐待が頻発したため，2011 年に障害者虐待防止法ができた。対象には当然精神障害者も含まれている。しかし，滝山事件が明らかにしているように，精神保健福祉法も障害者虐待防止法も全く有

効に機能していない。「絵に描いた餅」である。監督責任がある市町村・都道府県・国が本気になって監査体制を強化し，問題のある病院には頻繁に抜き打ち調査を行い，報復されないように注意してたくさんの患者の声を聴き，問題点が見つかれば即刻の改善命令をする。このようなことを本気で行えばこれらの法律は有効に機能するはずである。なぜ今までそれをしてこなかったのか。ここまでの現状が明らかになっても，国際的な批判をうけても，なぜ結果が伴う取り組みをしないのか。「ルポ死亡退院」ではこの点についても取材して報じている。

　神戸市の精神科・神出病院では 2020 年 3 月，看護職員による患者虐待が発覚し職員数名が逮捕された。事件の調査にあたった第三者委員会の報告書によれば，虐待や違法な身体拘束が横行。退院する患者のうち，死亡している人が 4 割を超える年もあった。滝山病院と同じく，関西一円から入院患者の紹介を受けていた。前理事長に 8 年で 18 億円にも上る報酬が支払われていたことも明らかになった。滝山病院事件が発覚する 3 年前に同様の虐待事件が，同じ構造を背景に起こっていたのである。第三者委員会の報告書は，病院を監督する神戸市と兵庫県を「職務怠慢」と強く非難した。これを受けて事件から 2 年半が過ぎた 2022 年 11 月，病院と兵庫県，そして神戸市の三者による，再発防止に向けた協議が初めて行われた。その模様を「ルポ死亡退院」が報道している。以下，冒頭にあげたホームページから引用する。

　　会合のあと，県と市の担当者に，病院に対して業務停止などの処分を検討するか聞きました。「我々のほうで文書指導はさせていただきましたが，改善が見られていますので，業務停止とかは考えていません」（兵庫県保健医療部医務課長：波多野武志さん）「市としては，患者さんが今後そういったことが起こらないように，病院と一緒に取り組みを進めていきたいと考えております。病院と一緒にと言いますか，もちろんこちらもしかるべき命令をしたり，するべきことはして，一緒にやる。患者さんのためにやっていきたいと考えております」（神戸市保健局保健所担当部長：萩野一郎さん）虐待を受けた患者の多くは，今も病院にとどまったままです。

　番組では，神戸市保健局担当部長・萩野氏は，上記のやり取りの中で「病院と一緒に取り組みを進めていきたい」と述べた後，「病院と一緒にですか？」と取材者に問い直され，続くことばを言っている。残念ながら，病院との厳しい関係を保ちながら，問題を根底から変えていこうとする気概が，視聴した私には感じられなかった。

# Ⅲ 「必要悪」とたたかう臨床

　「ルポ死亡退院」で証言している元滝山病院職員，元福祉事務所職員などが「必要悪」という表現をしている。劣悪な医療，虐待があるなどの評判は知っていても滝山病院は必要である，悪い病院だけれどもないと困るという意味であろう。番組や報道で知る限りでは「悪」でも「必要」な理由は二つである。一つは滝山病院が人工透析治療ができる病院であるという点，もう一つはどこの病院も引き受けたがらない患者を死ぬまで引き受けてくれる「断らない病院」という点である。

　一つ目から検討する。慢性腎不全の重症者は週3回程度の人工透析が必要とされている。確かに精神疾患と人工透析の両方が可能な病院は多くはない。ではどうしていけばよいのか。「必要悪」として今後も滝山病院に治療を依頼するのか。このことは，身体疾患を合併した精神科患者の治療の問題とつながる。精神科病院は精神科しかない単科病院が多く，自分の病院では治療困難な合併症を発症した人は，自分たちで努力して転院先を探さなければならない。コロナであらためて浮き彫りにされたが，合併症を併発した精神科患者の治療をどのように保証するかという課題はとても重要である。そのために，私は長らく身体疾患のできる総合病院との望ましい関係を意識的に築くように努力してきた。私は大阪府の精神科病院と沖縄県の精神科病院で勤務してきたが，どちらで勤務した時も，自分の担当患者が転院した時には，必ず転院先の病院を訪問して患者に会い，必要に応じて転院先の主治医や看護職員とカンファレンスを持った。精神的に重度な状態の方の転院には自分が付き添い申し送りと引き継ぎを行った。先方からの求めがある時には毎日でも転院先を訪問した。転院先では精神科病棟よりも落ち着いて入院生活を送ってくれる方が圧倒的に多かったが，中には毎日のように不安が強まる方もおられ，毎日転院先を訪れることもあった。このようにして苦労はしても，相手の病院がこちらの誠意を受け止めてくれると関係が深まり，より連携がスムーズになった。転院が難しいと思われた患者でも，粘り強く調整すればほとんどが転院して望ましい治療を受けることができた。人工透析を必要とした方は今までにお一人だけ受け持ったことがあるが，この方は精神科症状が改善してから人工透析を受けた。このような努力を普段から怠らなければ，悪評がはっきりしている滝山病院への「必要悪」入院は回避できるだろう。ただし，精神も腎疾患も重症な方のための治療環境の整備は，今後国の責任で行われるべきであることは付言しておきたい。また総合病院との良好な関係から派生して，大阪でも沖縄でも自分の勤務していた病院から総合病院に定

期的に精神科医師がコンサルテーションを行うようになった。現在のオリブ山病院でも定期的に同じ常勤医師がコンサルトに行ってくれている。このような関係ができると合併症の入院もよりスムーズになる。転院で苦労しておられる病院はぜひ参考にしていただきたい。

　二つ目の「断らない病院」について検討しよう。滝山病院に入院している人の多くが，家族がいないもしくは疎遠な方である。家族が本人の早期回復を願い，身を案じ，連絡や面会を頻繁に行えば，おそらくすぐに滝山病院がおかしいことに気づくはずである。家族の関与が希薄な人，家族によるサポートが希薄な人，家族が患者の身を案じない人……。

　こういう患者を集めて，家族からの要望やクレームが起こらないことをいいことに，虐待や劣悪な医療が行われていたと考えられる。院長のことばとして報道された以下の会話がそのことを如実に物語っている。番組ホームページから引用する。

　　院長：だから，結局患者じゃないんだよね。
　　看護師長Ａ：家族。
　　院長：そう，家族。家族が「捨てたい」って言ってくれりゃいいんだよ。「帰っ
　　　　てきては困る」とかさ。死んじまってもいいのとかね。そういうところがあ
　　　　れば，ずっとここに置いておくのに。死んでもいいですよというのなら，そ
　　　　れこそここに置いておいて，もうちょっとね……。
　　院長：（病院に）来た人で，死んじゃった人の共通項は，みんなどっかに，ファ
　　　　ミリーとか患者に問題がある。
　　（内部告発の音声より）

　精神疾患は人間関係の病でもある。病状のために不信と衝突が繰り返され，良好だった家族関係が損なわれているケースが多い。あるいはまた，家族間の対立や葛藤が病状に影を落としていることもある。相談が持ち込まれた時にはすでに，本人・家族とも疲弊して精魂尽き果てた状態になっていることもしばしばみられる。したがって，精神科医療では本人の治療とともに，家族の気持ちを汲み，支えることが同時に必要とされる。ご本人の病状，抱えている課題，治療前に家族が不安を抱いた言動の原因や由来を適切に説明し，治療の見通しを伝えることが大切である。家族へのこうした対応は，本人への治療と同じくらい重要な意義がある。この作業を怠ると，家族は患者の先行きに不安を持ち，治療前に抱いた不安をそのまま抱えることになる。入院して患者との距離ができると，家族は一時的にほっとすることも

あるが，先行きの不安が解消されたわけではない。入院前の不安定な患者のイメージがいつまでも残る家族や，たとえ落ち着いていても表面上穏やかさを装っているだけではないのか，退院したらまた悪化して自分たちに不信や攻撃が向くのではないかという恐れを抱く家族も多い。このような心境はだれにでも起こり得ることであり，家族の抱きがちな不安を想定しながら，患者も家族も安心できる境地を目指して治療を進める必要がある。入院して病状が落ち着いたら，家族への病状説明，患者を交えた話し合い，試験外出，試験外泊と段階的に行っていく。その前後で評価と話し合いを行い，双方が安心できるような配慮を行う。この手間を惜しむと，入院前の対立や葛藤が患者の帰宅とともに再燃し，病状にも影響を与えてしまう。不安が強い家族には，困ったことがあれば夜間でも対応できることや，病院からスタッフが付き添っての外出ができることも伝える。初めての入院の方や要望がある場合には，初回の外出や外泊には職員が付き添うことが多い。このようにしてこちらの配慮，誠意が家族に伝わると，ほとんどの家族は退院に向けた動きを受け入れてくれる。そして，順調に回復し退院できると多くのケースで予後が良い。患者と家族の関係も，発病前よりもよりゆとりのある関係になることが多い。

　滝山病院の悪評を知りながら入院に同意し，連絡もしないでほしいと伝えた家族は，はじめからそのような冷たい家族ではなかったのではないだろうか。おそらくそれまでの精神科医療との出会いが不幸で，必要な説明や丁寧な退院支援，退院後のフォローを受けられず，患者とともに家族も孤立させられ，自分たちの力ではいかんともしようがないという無力状態に長年さらされてきたのではないだろうか。そうであると，誰であっても，心ならずも「ずっと入院していてほしい」「関わりたくはない」という思いをもっても不思議ではないし，そういう自分に罪悪感をもち，より患者に会いにくくなってしまう。長期入院の背景にはこのような経緯があり，その責任の大半は精神科医療の側にある。先ほど引用した滝山病院・朝倉院長の発言は，精神科医療の責任，自分たちの責任をすべて家族に転嫁し，自分たちの劣悪さを正当化している。「捨てたい」「帰ってきては困る」という家族のことばはどうして生まれたのか，誰がそのことばを言わせたのか。朝倉院長はもちろんのこと，精神科医療に携わる者はそのことを深く考える必要がある。

　長年，精神科臨床をしていると，時に，こじれにこじれた家族関係を抱えた方と出会う。そのようなケースこそ，先ほど述べた丁寧な説明と話し合いと落ち着いた治療計画が必須である。多大な苦労を覚悟しなければならないが，不可能なことではない。実際に数十年にわたる確執から解放され，円満な関係を復活させ，病状も回復した患者家族を何例も見てきた。本気で取りくめば誠意は通じる。そのように

信じて臨床を続けている。患者の死を望む家族はいない。患者の回復を喜ばない家族はいない。患者の利益は家族の利益であり，社会の利益である。そのために私たちは仕事をしている。この初心を忘れてはならないだろう。

　滝山病院は家族関係がこじれ希薄になっている患者を率先して入院させた。それには周囲の精神科病院がこういう患者を敬遠しがちであるという背景がある。なぜ敬遠しがちなのかについて説明する。家族関係が悪化している患者，希薄な患者では家族の協力が得られにくい分，スタッフにかかる労力が大きくなる。例えば，先ほど書いた合併症を抱えた方の治療の場合，他の病院への受診には病院スタッフが付き添わなければならない。退院支援もスタッフが地域の関連機関との連絡や外出同行のすべてを行わなければならない。退院するときには保証人となる後見人を選定する必要があるし手続きも必要となる。また，家族との関係がこじれているケースの場合は，なかなか通じない家族への連絡・話し合いの要請・家族への訪問など，これまた手間暇をかけて関係修復を始める必要がある。このように当たり前の医療を進めようとすると，家族が協力的な方に比べて医療機関の負担が多くなる。しかも，診療報酬としての評価はこれらの支援に対しては極めて低い。

　一方，入院先を早急に探さないといけない立場の職員，例えば福祉事務所のケースワーカーなどはこういうケースを担当した場合，入院先の確保に苦労する。探してもなかなか適当な医療機関につながらない場合，「断らない」滝山病院を頼ってしまうという構造があったのではないか。

　「ルポ死亡退院」ホームページから引用する。

　　　滝山病院に多くの患者を送っていた自治体で，ケースワーカーを務めていた男性が証言します。

　　　「生活保護の窓口では，"滝山病院"という単語はよく聞く名前ですね。福祉事務所のワーカーは，業務が過大になって非常に疲弊している状態です。精神科の患者さんはそれだけ濃厚な支援が必要ですから，行き場がない人を福祉事務所がどうするのか，対応に困難を極めます。そういった意味では，（滝山病院は）入院させてそのままお付き合いが薄い状態で入れっぱなし。だからありがたい病院だなと。滝山病院で生活保護（の患者）を受けてくれるなら，自然とそこに多くいっちゃう」（元ケースワーカー）

　福祉事務所の苦境と本音が語られている。しかし，この現実を是とすることはできない。私たちは，診療報酬上の評価は低くても，手間暇がかかっても，こういう

方への丁寧な医療と支援こそが，私たちに求められていると考え取り組んできた。一方滝山病院は，本来必要なかかわりを一切しないのであるから，家族関係が希薄な患者をどんどん受け入れても困らない。必要な医療・支援を行わない病院が持ち出しもなく経営的にも有利になり，良心的な医療をしようとする病院ほど持ち出しが増え利益が下がるという現実がある。このような理由から，身寄りのない方・家族間の問題を抱えた方・濃厚な支援を必要とする方の治療を引き受けるにはそれなりの覚悟がいる。断る病院が多かったとしても，それは病院だけの責任とは言えない。

　しかし，現実に困っている人を前にして平気で断ることはどうなのか。「必要悪」の滝山病院に入院することになるとわかっていて断ることができるのか。いつでも，どんなケースでも断らないということは現実には難しい。しかし，限界はあるにせよ，病院にはどんな患者も断らない責任，最善の医療を行う責任がある。諸般の事情でやむなく断る場合でも，受け入れる余裕ができれば連絡する旨を誠意をもって返答すべきであろう。紹介してきた行政機関・関係機関には力を合わせて支援しましょうと呼びかけ実践していくことが求められるであろう。また行政機関は，悪評のある病院への紹介をしないための努力，入院後も病院への協力を積極的に行う必要があるだろう。このような協力と連携のもとに，入院した患者が回復し再び地域で健康に生活できれば，支援者はともに喜びと経験を共有できるのである。その努力・誠意は，必ず患者や家族に伝わるはずである。

　以上，二点にわたり「必要悪」をめぐって考えてきた。私の日々の臨床は「『必要悪』と言わせないためのたたかい」でもあると今回の報道を見て気づいた。多くの病院，多くの臨床家がその姿勢で取り組み，誠実な医療を続けていけば，滝山病院は「必要悪」ではなく「不必要悪」となり，不必要なものは当然なくなるのである。

# IV　精神科病院を治療の場にするために<br>─オリブ山病院でのとりくみ

　私は，ルポ死亡退院を見て衝撃を受けた。この衝撃は，2016 年津久井やまゆり園事件の報道を見たときと同質のものであった。「収容所」ではどこでも同じことが起こりうる。滝山病院と私の勤務するオリブ山病院との距離はそんなに離れていない。収容所性を内包した精神科病院や障害者施設では，虐待や人権侵害がいつ起こっても不思議ではない。そうならないような自戒と点検が常に必要である。そのことを痛感させられたのである。

　私は知人を通して番組を制作した NHK の青山浩平ディレクターに連絡をとり，

オリブ山病院での研修会に来ていただけないかと依頼した。青山氏は快く引き受けてくださり，9月8日に沖縄まで来てくださった。院内の虐待防止委員会・医療安全管理委員会が主催して，全職員対象の研修会を開催した。青山氏は，外国人技能実習生への劣悪な労働環境のルポルタージュを制作したことを機に，人間の尊厳を著しく損なわれている人々への取材を始めるようになり精神科医療の問題にたどり着いたという。ETV特集「長すぎた入院」「ドキュメント精神科病院×新型コロナ」など精神科医療の抱える問題を取り上げた優れた番組を制作してこられている。研修会では，ご自身の仕事を振り返りながら，精神科医療の問題点を深く掘り下げてわかりやすく説明してくれた。滝山病院や津久井やまゆり園の事件は，劣悪な病院・加害者個人の責任だけではなく，それを引き起こす構造的な問題があることを共有した。具体的には今まで述べてきた「収容所性」「必要悪」をめぐることである。当日はシンポジウムも開催し，私と当院看護部長がオリブ山病院を収容所ではなく本来の病院にするために私たちが取り組んできたことを話した。

　オリブ山病院では，20年前から身体拘束廃止の取り組みを行ってきた。強制入院や行動制限の最小化についての議論も積極的に行ってきた。病院監査や病院機能評価の直前に，拘束を急遽解除したり拘束用具を隠すなどの不正をしないことはもちろんのことであるが，定期の病院監査も普段通りの状態でしていただいている。予告なしの病院監査・予告なしの患者への聞き取りがいつ行われても差し支えのない医療をしていると自負している。どこの病院も予告なしの監査を歓迎するようになれば，滝山病院は「不必要悪」となり存在しなくなるはずである。国や自治体の責任でそのように監査体制をあらため，予告なし監査が当たり前になるように制度改革を進めていけばいかがであろうか。全国自治体病院協議会や日本精神病院協会は自ら率先して予告なし監査を推進すればいかがであろうか。ぜひ一考していただきたい。やればできるし，やる必要がある。

　当院で行ってきた抑制廃止の取り組みの具体的な事例は「急性期治療を再考する（2018）」に当院の看護職員が対談で話している。良ければ参考にしていただきたい。この対談にも出てくるが，他の病院で長期間抑制されていた方が転院してこられることが時折あった。そのような方の場合も，まず抑制しないで観察をはじめるようにしてきた。紆余曲折はあるものの，長期の抑制はほぼ全例で不要となった。長期間にわたり密度の高い付き添いや見守りを必要とした方もおられたが，逆にそのような方の中には手間暇かけた成果というべきか，精神的な状態が劇的に改善した方もいた。ある患者さんは，転院してきたときは疎通が不良で会話がほとんど成り立たなかったが，しっかりと自分の希望を話せるまでになった。「来週は自分の誕生

日よ」とうれしそうに話されたので，当日バースデーケーキをプレゼントしたらとても喜んでくださった。それを機に，ドライブもするようになり，家族との交流も楽しまれるようになった。変化がない，このようにしかできないという固定観念をほぐし，できそうなことを試してみる。その結果，思わぬ変化が現れてくる。そのようなことを何例も経験した。回復可能性はすぐ近くにあるのであり，希望を待ち続ければ望ましい治療経過が待ってくれている。

## 文　献

知花正秀・知花良美・三枝君枝他（2018）沖縄オリブ山病院発！ ナースが発揮する急性期のかかわり．性期治療を再考する（こころの科学増刊）．pp.86-124．日本評論社．

横田泉（2019）精神医療のゆらぎとひらめき．日本評論社．

横田泉（2018）精神科医療と暴力．急性期治療を再考する（こころの科学増刊）．pp.153-175．日本評論社．

# 4

# 自立支援ビジネスにおける暴力の構造的背景

斎藤　環

## I　はじめに

　近年,「自立支援ビジネス」という言葉が, 対人援助の業界で広く知られるようになった。ひきこもりや家庭内暴力に悩む家族の依頼を受けて, 時に暴力的手段を用いてでも強制的に当事者の就労を進めるタイプの業者を指す言葉である。

　実際には就労訓練とは名ばかりで, その内実は暴力的な拉致監禁であることが少なくない。暴力的な処遇を受けた当事者は大きなトラウマを抱えることとなり, また自分を業者に「売った」家族への怒りや恨みを抱えることも少なくない。時には数百万円という対価を支払った挙げ句, 状況がいっそうこじれてしまうのである。もちろん当の業者がそうした結果に責任をとることは一切ない。

　この種の手法は, 古くは1970年代の「戸塚ヨットスクール」に遡る。知られる通り戸塚ヨットスクールは訓練生の死亡事件で戸塚校長が逮捕されるという不幸な経緯を辿った。それでも, その手法は一部の政治家や文化人から根強い支持を受けていた。明らかに人権を侵害する手法が広く世論の支持を集め, ひと頃ほどではないとは言え, 現在もなお一定の支持を集め続けているのである。

　筆者は, こうした暴力容認の伝統は, 精神医療現場における暴力の問題と直結していると考える。例えば多くの自立支援ビジネス団体は, 支援対象が精神医学的な治療を必要とした場合に備えて, 精神科病院と契約している。緊急時に医療サービスに繋ぐためと言えば聞こえはいいが, 実際には後述するように, 退所を強硬に主張する寮生を「医療保護入院」という名目で強制的に（かつ合法的に）入院させる

ための契約であることもある。あるいは警備会社などが請け負っている「移送サービス」なども，時に暴力的な移送を余儀なくされるという点で，かなりグレーな業態である。

こうした業者の言い分は奇妙なほど共通している。「ひきこもりを抱えて年老いた両親は心中を考えるほど追い詰められている」「精神医療が対応しようとしないから，われわれがこうした汚れ仕事をするしかない」「誰も対応しなければ，放火事件や通り魔事件が起きかねない。その責任は誰が取るのか」等々。こうした発言は一種の「正論」として，いまなお一定の支持を集めている。

問題は，偏見を緩和すべき立場にある精神医学会の重鎮までが，こうした風潮に荷担するような発言をしていることである。日本精神科病院協会の山崎學会長のインタビューから引用をしてみよう。

　「精神科医療というのはね，僕はよく言うんですけど，医療を提供しているだけじゃなくて，社会の秩序を担保しているんですよ。街で暴れている人とか，そういう人を全部ちゃんと引き受けているので。医療と社会秩序を両方精神科医療に任せておいて，この（診療報酬）点数なんですかって言っているわけ。一般医療は，だって医療するだけじゃないですか。こっちは保安までも全部やっているわけでしょう，精神科医療って。（入院を）断っていたらどこもとらないし，一番困るのは警察だと思うよ。警察と保健所が困るだけだよね」（ETV特集：2021年7月31日）

精神医療が治安も担っているという認識は，精神医療業界における重鎮の公式見解としては，きわめて不適切なものである。にもかかわらずこうした発想が，少なくとも精神科病院協会の界隈においては過去のものになっていない事実に驚かされる。ただし，この発言を世間一般の人が聞いてもそれほど奇異には感じないであろう。精神障害者は暴力的で何をするかわからない危険な存在であり，精神医療はそうした危険から社会を守っている。こうした発言について，「いささか乱暴ではあるが，現場感覚に即した忌憚のない意見」とみなす人々は少なくないはずだ。

こうした世間的な肌感覚の問題については，おそらく他の著者がより包括的に扱うであろうと思われるので，本稿で筆者は主に「ひきこもり」や「家庭内暴力」を中心とした領域においてなされがちな暴力的支援の構造と，その延長線上に位置づけられる「移送業者」問題について述べることとする。

## Ⅱ　ある「支援」業者との戦い

　2016年4月，筆者は都心の会場で，自ら記者会見を主宰した。テーマは「『支援という名の暴力』に関わる報道についてのお願い」であった。この会見では発起人である筆者に加え，コメンテーターとしてジャーナリストの池上正樹氏，松山大准教授の石川良子氏，ほか数名の当事者が発言した。

　会見の発端は，同年3月に放映されたあるテレビ番組であった。

　2016年3月21日，テレビ朝日のバラエティ番組「ビートたけしのＴＶタックル」で「ワンステップスクール伊藤学校」（以下，「伊藤学校」）のスタッフによる「ひきこもり支援現場」が放映された。

　番組で確認し得た範囲では，この団体の「支援活動」は以下のようなものであった。両親の依頼を受けたスタッフが，ひきこもり当事者の同意を得ることなく，当事者の部屋に土足であがりこみ，長時間の説得，罵倒，怒鳴り上げ，ドアを蹴り破るなどの暴力的な手法で当事者を部屋から連れ出し，共同生活の寮に連れて行き作業をさせる。これは，かつての「長田塾」や「アイ・メンタルスクール」（後述）と同様の，きわめて暴力的な手法である。

　この放映内容が事実なら，「伊藤学校」の「支援」活動には以下のような問題がある。すなわち①違法性，②「支援」者としての倫理性の欠如，③適切な人権意識の欠如，④精神医学的な問題，である。

①違法性：ひきこもっている人の個室に無断で上がり込み拉致監禁するという一連の行為は，「住居侵入罪」「強要罪」「不退去罪」（テレビ放映すれば「肖像権の侵害」）などに抵触する可能性がある。

②支援活動における倫理性の問題と③人権意識の欠如：支援の対象である当事者の尊厳を傷つけているという問題がある。この種の支援業者は，当事者家族の側に立って当事者を罵倒し，将来の不安を掻き立てることで当事者を落としめ，その尊厳を踏みにじる傾向が強い。このような人権侵害はカルトの手法であって，支援の名に値しない。当該番組への反応を見る限り，日本には「ひきこもりに人権はない」という考え方をする人が少なくないという印象がある。しかしそうだとすれば，それはわが国の人権意識の低さのあらわれでしかない。

④精神医学的な問題：ひきこもり状態には，統合失調症，うつ病，自閉症スペクトラム障害，PTSD，依存症などが潜在している可能性がある。そうした基礎

疾患がある場合，暴力的処遇は確実に症状を悪化させる要因となる。しかしこの種の業者は医療知識を持たず，問題が起きても適切な対応ができるとは考えにくい。

　ここで一点，注意を促しておきたいのは，こうした支援手法がいかなる場合でも有害無益とは限らない，という点である。業者が自己申告している成果は信憑性が低いので参考にはならないが，こうした支援手法によって就労に成功し，業者に感謝している当事者も存在するであろう。そうした当事者が，いわゆる「生存者バイアス」ゆえに，業者の（一般的には）不適切な対応が自分を救ったと感じている場合もありうる。こうした特殊な成功体験が，この手の業者の奇妙な情熱を支えているのかもしれない。
　問題は，こうした手法でうまくいかなかった，あるいは失敗した事例が受けるであろう深刻な被害である。先述したとおり，当事者は「支援」の過程で尊厳を踏みにじられ，行動制限の強制や支援者からの罵倒，強制的なトレーニングなどのストレスで深いトラウマを負うことになる。
　しかし，それにも増して深刻なのは，そうした業者の手に自分を委ねた両親に対する怒りや恨みの感情である。これまで聴取し得た範囲でも，家族への強い不信感から精神症状が増悪し，施設から離れても苦しみ続けている当事者が少なからず存在する。ごく一部の成功事例の陰に，こうした深刻な被害者がはるかに多数存在すると推定されるからこそ，筆者はこうした「支援という名の暴力」を強く批判し続けているのである。
　実はこの「事件」には後日談がある。ついに筆者は，当事者として「実力行使」を迫られることになったのである。
　記者会見から数年後の夏に，伊藤学校の寮生から筆者宛にメールが届いた。寮生10名が脱走を考えているので支援して欲しいという内容だった。筆者は彼から詳しい事情を聞いた上で，現地の人権派弁護士に連絡を取り，救出を手伝って欲しいと依頼した。寮生10名には弁護士費用を貸すことで弁護士と契約してもらい，地元の福祉施設に避難することを支援した。自宅に帰っても連れ戻されることがわかっていたので，このような形をとったのである。
　この「脱走事件」は新聞等で報じられた（神奈川新聞2018年12月17日付）。記事中で弁護士は「スタッフが突然自宅に現れ，困惑した状態で入所に同意するまで説得を続けるのは自己決定権の侵害だ」と指摘している。いっぽう施設側は「本人が納得の上で入寮同意書にサインしており，強制ではない」として主張が対立して

いるとのことだった。

　その後，元寮生らは生活保護を受給するなどで新しい生活を始めたが，この時避難した元寮生のうち 7 名が，伊藤学校とそのスタッフに対して，集団提訴に踏み切った（東京新聞 Web 版 2020 年 10 月 29 日付）。当事者を意に反して連れ出す「ピック」と呼ばれる行為や，財布や携帯を預かって軟禁状態に近い生活を強いるような支援の違法性が問われることになるであろう。本訴訟については続報が見当たらないため，その後の経緯は不明であるが，司法の適正な判断を期待したい。

　ひきこもり支援については，現在は公的支援窓口（ひきこもり地域支援センター）をはじめ，こうした暴力に一切訴えることなく，地道にまともな活動を続けている支援者や治療者がすでに数多く存在している。しかしテレビ番組製作者は，そうした支援団体の活動にはあまり触れず，積極的に現場にカメラを入れさせてくれる暴力的な業者を好意的に取り上げがちである。これでは視聴者が「ひきこもり支援にはこういうやり方しかないのか」と誤解してしまうおそれがある。

# Ⅲ　支援という名の暴力

　もちろん問題は「伊藤学校」だけではない。関東圏内だけでも，同様の手法で支援団体を自称している団体や事業所は複数存在する。そうした団体から暴力的処遇を受けたという告発も筆者のもとに届いている。少なからぬ批判にも関わらず，なぜこうした業者が存在し続けるのだろうか。その背景について考えてみたい。

　ひきこもり支援においては，就労支援が多大な役割を担ってきた。秋田県藤里町の例からもわかるとおり（藤里町社会福祉協議会・秋田魁新報社，2014），就労支援を中核とした手法によって社会参加を果たしたひきこもり当事者は多数存在する。筆者の推定では，おそらく医療や心理相談に比べても，就労支援の貢献度ははるかに高い。これは，ひきこもり当事者の多くが治療的支援抜きでも回復しうるほど健康度が高く "軽症" 事例が多いこと，また，職場とのマッチングさえうまく行けば，就労そのものが治療的な意義を持ち得ること，などの理由が考えられる。

　就労支援が適切なケアとして／とともになされた場合は，時として治療以上の成果を上げることもある反面，不適切な支援が多くの被害をもたらしつつあることも事実である。具体的には，ケアではなく矯正／強制としてなされる支援がその代表格である。もちろんそうした支援を当事者が望むよしもない。このタイプの支援を望むのは，ほとんどの場合，当事者の家族（ほぼ両親）である。

　当事者の就労を，しばしば当事者以上に切望している家族にとっては，わが子の

就労は喉から手が出るほど達成したいゴールでもある。そうした家族はこの種の業者の「おたくのお子さんを確実に就労させます」という甘言に，うかうかと乗せられてしまいやすい。「八〇五〇問題」などという言葉が知られるようになり，高齢の親が高齢の子の面倒を見る状況が広がるにつれ，こうした不安を煽るビジネスモデルのニーズも途切れることはない。

こうした暴力的「支援」の「伝統」は，「戸塚ヨットスクール（就労支援施設ではないが）」以来，連綿と受け継がれてきた。訓練生の死亡事件で戸塚校長が逮捕された後，一時的に鳴りをひそめていたものの，2000 年代には「長田塾」や「アイ・メンタルスクール」の活動がメディアでもてはやされた。長田塾の塾長だった長田百合子氏は「ひきこもりを二時間で治す奇跡のおばちゃん」として有名になり，一時はメディアの寵児として頻繁にテレビ出演をしていた。彼女たちの表現をそのまま用いるなら，いずれもひきこもり当事者をはじめとする青少年を「拉致」して強制的に施設に入所させるという手法である。まごうかたなき暴力を用いた「支援」をメディアが持て囃し，世間は喝采を送っていた。ほんの十数年前のことである。

幸いなことにと言うべきか，2006 年には，長田百合子は元寮生から暴力的処遇とプライバシー侵害に関して提訴され，敗訴している。ほぼ同時期の 2006 年 5 月には，長田の実妹である杉浦昌子の経営する「アイ・メンタルスクール」で，家庭内暴力を理由に拉致監禁された 26 歳男性が外傷性ショックで死亡するという事件が起こった。施設責任者である杉浦は，監禁致死容疑で逮捕され，懲役 3 年 6 カ月の実刑が確定している（芹沢，2007）。

最終的には審判が下されたとはいえ，彼らの活動がもたらした被害の多くは救済されることなく，実質的には「なかったこと」にされている。「アイ・メンタルスクール事件」では，スタッフが逮捕されて以降も，多くの当事者が監禁の舞台となったマンションに取り残されていたという報道には戦慄を禁じえなかった。この事実は，彼らの多くが実質的に親から見捨てられた子どもであった可能性を強く示唆するものなのだから。

わずか十数年前の日本において，かくも野蛮な状況が野放しになっていた事実は繰り返し銘記されるべきである。1980 年代以降，社会の変化や進歩の速度が緩慢になったことがしばしば指摘されるが，就労支援業界の一部は，戸塚ヨットや長田塾的なものと完全に決別しきれていないのではないか。筆者がこうした業者に対して向ける批判やアクションを過剰なものと見る向きもあるであろう。しかし筆者には，戸塚ヨットはいざ知らず，「長田塾」や「アイ・メンタルスクール」をリアルタイムで徹底批判してこなかったという後悔がいまだに根強く残っている。彼らを

二度と「復権」させてはならないという決意が，筆者の一見過激にも映るかも知れない行動原理の中核にある。

## Ⅳ　「排除の思想」と暴力

彼らの活動が正当化されるのは，あくまでも親の視点に立った場合のみである。この視点に立つならば，彼らは「ひきこもり（＋家庭内暴力）」という「悪」をなす「モンスター」を退治してくれる正義の味方にも見えることであろう。テレビはモンスターの"わがままで自己中心的な"暮らしぶりを映し出し，最後に「正義の業者」がモンスターを説教して強制的に入寮させるまでを，あたかもまっとうな支援活動であるかのように放映する。一般の視聴者はこうしたモンスター退治を喝采し，ひきこもりに悩む家族は藁にもすがる思いでこうした業者を頼らざるを得なくなる。

ここで，拉致監禁は犯罪ではないのか，という当然の疑問が出てくる。一連の事件を調べる中で，筆者が最も驚いたのは，この法律の運用がきわめて恣意的，つまり「いい加減」になされているという事実であった。

例えば，こういう事例がある。家族が業者に依頼して，子ども（成人）を拉致監禁させた事例で，被害者が必死で監禁先のアパートから脱出し，警察に駆け込んだ。最初はていねいに事情を聞いてくれた警察官が，被害者を追ってきた業者から「この人は心を病んでいて家族の依頼で預かっている」と説明されるや態度が変わり，あっさり業者のもとに返された，というのである。この警察官の判断の背景には，精神障害者への偏見や人権意識の欠如が見て取れるが，実はこうした判断は決して特異なものではない。

医療保護入院などのケースでもそうした話は珍しくないが，親さえ同意していれば，精神障害者だからという名目での成人の行動制限は，ほとんど罪に問われない。人権後進国としての日本を痛感させられる，恐るべき事実である。ここで強調したいのは，精神科指定医はこうした人権侵害から個人を守る防波堤としての役割がある，ということである。

警察や業者が患者の入院を要請してきても，診察の結果その必要を認めなければ，毅然としてその要請を断るべきなのである。わが国で合理的理由があれば成人の行動制限をなすことができる職業は，警察官と精神科指定医のみである。それゆえ指定医は，自身の強大な権力について責任を負っている。やむを得ずそれを行使する場合はもちろん，不要な行動制限を避けるという，より重要な責任である。

治療者，支援者は，患者のアドボケーターであり，彼ら人権と尊厳を守るべき立

場にある。治療や支援の対象を貶めないというのは、決して理想論ではなく、最低限のルールである。支援対象と向き合うときは、いきなり診断や評価を下すのではなく、「この人はたまたま困難な状況にあるまともな人なのかもしれない」というところから支援を開始すべきである。こうした姿勢は人権への配慮としても要請されるが、同時に治療的意義も大きいことに留意して欲しい。筆者は現在、フィンランドで開発された統合失調症に対する統合的アプローチである「オープンダイアローグ」の啓発活動に取り組んでいるが、その対話実践においては患者の権利と尊厳が最大限に尊重されている（斎藤、2015；Seikkula & Arnkil, 2014）。倫理的であることがすなわち治療的でもあるという確信が、その実践を支えている。

　筆者の目下の目標は、この手の業者を根絶することではない。それは単に不可能である。筆者が求めるのは「裏稼業の方は裏口へどうぞ」という姿勢の徹底である。これは職業差別ではない。彼らの活動に合法性がない以上、筆者はそれを職業と呼ぶつもりはない。人権侵害の現場を対人支援であるかのように偽装してメディアがもてはやす、あの十数年前の悪夢を決して繰り返すべきではない。「支援という名の暴力」がメディア上で肯定的に扱われないよう監視し、そうした風潮については徹底批判を繰り返すこと。それは四半世紀以上もひきこもりに関わってきた者の、当然の責任でもあるのだ。

# V　自立支援ビジネスと精神医療

　筆者はこうした業者の職業を「裏稼業」と呼んだ。非合法活動なので当然なのだが、実はこうした業者を支援する精神科病院が複数存在する。

　先述した「伊藤学校」にもバックアップの病院はあった。こうした病院の機能は、寮生のメディカルチェックばかりではない。脱走した寮生を一時的に強制入院させてくれる場所として活用する場合がある。精神科病院が人権侵害の片棒を担ぐなどありえない、と思われるかもしれないが、事実である。筆者は伊藤学校に協力している病院名と中心となっている精神科医の氏名も把握しているが、報道されない限りはそれを指摘できないのがもどかしい。

　以下に紹介する事件は、筆者も裁判に関わったケースであるが、こうした事業者がいかに精神科病院と協力体制にあるかが如実にわかるケースである。

　ひきこもり支援をうたう業者に無理やり連れ出され、強制的に50日間入院させられた30代男性が、入院先の足立区にあるS病院の運営法人に損害賠償を求めた訴訟で、東京地裁は「入院は法定要件を満たしておらず違法」などとして、病院側

に 308 万円の支払いを命じた（朝日新聞デジタル「ひきこもり支援うたった強制入院，病院の判断は「違法」：東京地裁」2022 年 11 月 16 日付）。

判決によると，大学卒業後，就職せずに両親と同居していた男性が，父親が契約した業者 C の職員に自宅から強制的に連れ出された。その後，職員らに連れられて S 病院を受診。「急性一過性精神病性障害」と診断され，母親の同意のもと 50 日間もの「医療保護入院」となった。うち 3 日間は身体を拘束され，面会や電話も禁じられたという。

判決は「指定医による診察という基本的要件すら満たさず，ずさんな診断で医療保護入院を決めたことなどは，厳しく非難されるべきだ」と批判している。このほか「その男性が病的な興奮状態にあった」という病院側の主張も信憑性に欠けており，S 病院側が業者 C に男性の状態などを報告していた点も「承諾なく医療情報を提供し，プライバシー権を侵害した」と違法性を認定している。

精神科病院は，入院患者の減少という危機に瀕している。このため経営難に陥った病院の一部が，こうした業者と結託してまでも入院患者を確保しようとしたのではないか。それにしても S 病院の院長以下，現場の指定医までも，こうした活動について人権的に問題があるばかりか，非合法であると言う意識が乏しかったとすれば，実に不可解なことではある。

先述したように，このような人権侵害は，自立支援ビジネスにとどまるものではない。おそらくはそれよりもはるかに大きな精神医療の暗部として存在するのが，「移送業者」の問題である。

例えば，以下のような事件があった（千葉日報 2013 年 7 月 5 日付）。

精神障害がないにもかかわらず，家族の同意で強制入院させることができる医療保護入院制度を悪用した 60 代の元夫から無理やり病院に搬送されたとして，大阪府の 60 代の女性らが，元夫や救急搬送会社などに損害賠償を求めた訴訟の判決で，大阪地裁は元夫らに約 250 万円の支払いを命じた。判決理由として裁判長は「精神科受診の必要はなかったのに，離婚訴訟で有利な判決を得るため搬送し違法。不正な目的で精神科医療の現場を巻き込み，悪質性は高い」と指摘した。この判決で一点，気になるのは，搬送先の精神科病院の判断である。当該病院の指定医が「この患者は入院の必要がない」と判断すれば，この事件は起こらなかったはずである。その意味で当該病院は，少なくとも救急搬送会社と同程度の責任を負うべきではないだろうか。

少し精神医学史に詳しい人は，本件から「相馬事件」を連想するかもしれない（岡田，2022）。これは旧中村藩主，相馬誠胤の統合失調症（推定）が増悪したとして，

1879年に家族が自宅で監禁を行い，後に癲狂院（精神科病院）へ入院させたことに端を発した明治時代の一大スキャンダルである。1883年，旧藩士の錦織剛清が主君の病状に疑いを持ち，この入院は家督相続を狙った家族による不当監禁であると告発したことで事件は世に知られるようになった。高名な医学者による診断もまちまちで，中には正常との判断を下す医師もおり，混乱の度合いが増すこととなった。その後相馬誠胤は死亡，錦織は相馬家側より誣告罪で訴えられて有罪が確定し，事件は収束した。

　家庭のトラブルや相続問題を解決するために，精神科病院への強制入院が活用される。その意味で日本の現状は，少なくとも人権面において，いまだに明治時代から進歩がないと言われてもしかたがない状況にある。

　すでにお気づきのことと思うが，本章で取り扱われる暴力は，いずれも家族が業者や病院に委託した結果として振るわれる暴力である。悪名高い医療保護入院にしても，運用いかんでは暴力の温床になりやすい。これらの暴力の背景には，一つの共通する構造がある。

# VI　暴力をもたらす構造

　自立支援業者にしても，精神科病院移送業者にしても，異口同音に口にする言い訳がある。「危険な精神障害者を家族が抱えきれなくなったらどうするのか？　通り魔殺人や放火事件が起こってからでは遅いではないか」というものだ。この理屈は誰よりも，精神障害者を抱え続けて来た家族自身の不安を代弁するものだ。たまたま「代弁」と書いたが，この不安の源は，実は精神障害者に対するステレオタイプの偏見であり，それはこうした家族が世間から押しつけられてきたものでもある。

　こうした不安は，一見もっともなものに見えるかもしれないが，間違いである。少なくとも成人した精神障害者を，家族が抱え続ける義務はない。もちろん法的には，両親を含む親族に「扶養義務」があるとされている。しかし生活保護申請時の「扶養照会」を断っても特に罰則がないことからもわかるとおり，あらかじめ世帯分離をして扶養を断り，精神障害を抱えた当事者は生活保護を申請すればいいのである。扶養義務の過大評価と生活保護を受給することへの抵抗感が，世間体も相まって，家族による当事者の抱え込みに拍車を掛ける。

　そうなると選択肢は二つしかない。ぎりぎりまで家族で抱え込むか，精神科病院や施設に丸投げしてしまうか。家族の同意による強制的処遇という点で，世界にもまれな入院形態である「医療保護入院」は，丸投げしたい家族と収益を確保したい

民間病院のニーズによって維持されてきたものであり，精神科病院協会が強硬に廃止に反対するのも当然と言えば当然なのである。

福祉社会学者の竹端寛は次のように述べている（竹端，2022）。

　　「日本の精神科病院は，世界でも例外的に第二次世界大戦後ずっと『民営化』が促進され続けており，病床の9割が民間病院の所有するものです。民間病院にとって長期に入院してくれる患者は，経営における安定した『固定資産』となります。しかも，この長期入院は，入院の必要性がないのに，地域で精神障害者を支える仕組みがないがゆえに生じている『社会的入院』なのです。また，元々日本は成人になっても親と同居する傾向が強い家族主義であり，それが家族による抱え込みを助長します。すると，家族が抱え込むか，病院に丸投げするかの二者択一となります。すると，自治体による関与は結果的に最小限で済んでしまうのです」。

　竹端が簡潔に整理しているように，現在の制度下では，家族は患者を抱え込むか見放して丸投げするかしか選択肢がない。この状況の背景には，精神障害に対する抜きがたい偏見と，その偏見に乗ずるようにして膨れあがってきた収容主義の問題がある。

　残念ながら日本社会には，弱者や障害者といった「埒外の存在」に対する，長年にわたる排除の歴史がある。決して誇張ではなしに，日本社会は戦後一貫して，弱者や障害者を隔離し囲い込むことに専念してきたという歴史的経緯がある。古くは「姥捨て山」のような棄老伝説，あるいは戦後間もない時期まで存在した座敷牢，もしくは現在もなお32万床を数える精神病床数，1960年代に進められた知的障害者に対する収容施設施策（コロニー政策）の例もある。

　こうした収容主義によって精神障害は不可視化され，そのことがいっそう「何をしでかすかわからない精神障害者」という偏見を強化する。冒頭に引用した山崎会長の発言は，こうした偏見に乗じつつ収容主義の必要性を強調するという意味で，現状を固定化してしまう恐れすらある。

　こうした現状にあって，ひきこもりにせよ精神障害者にせよ，家族が抱え込めなくなったら病院への入院，ないし施設への入所しかないと家族が思い詰めるのは自然なことである。ここに自立支援ビジネス，あるいは精神科移送サービスへのニーズが途切れない最大の理由がある。この状況下で，たとえ医療保護入院という制度だけを撤廃しても，こじつけめいた措置入院が増えるか，怪しい自立支援ビジネス

が再び跳梁跋扈をはじめるか，のいずれかであろう。

　ここまでの記述から，自立支援ビジネスという暴力の背景には，医療保護入院が暴力的処遇に転じてしまう場合と同様の構造があることが見えてきたように思われる。まず，①儒教文化圏特有の家族主義がある。このおかげで，成人はしても経済的に自立していない子どもと親が同居し続けることが不自然にみえなくなる。次に②偏見と恥の意識がある。「危険な精神障害者は監禁せよ」という偏見に満ちた圧力と，身内に精神障害者がいることは恥とする文化が，抱え込みを促進し，限界に達すると「収容してもらうしかない」という判断に転ずる。そして最後に，先述した③収容主義，である。それを象徴するのが，常に入院患者を確保していなければ経営が回らない民間精神科病院という存在である。

　それでは，自立支援ビジネスや医療保護入院のニーズを解消するには，どうすればよいのだろうか。

　上に述べた三つの要素について考えてみよう。①家族主義の縛りについては，ある時点で世帯分離して，当事者は単身生活かグループホームで生活できるような支援の形を普及啓発していく必要がある。これは八〇五〇問題に続くと予想される「親亡き後」の問題や，当事者の孤立化や孤独死を予防するという意味からも重要である。②偏見と恥については，地道なアンチ・スティグマ活動を通じて，精神障害者を巡る神話，すなわち「遺伝する」「善悪の判断が付かない」「一生治らない」「暴力的で危険である」「病識がない」などの偏見をなくしていくことが望ましい。最後に③収容主義については，既に閉院する病院が目立つことからもわかるとおり，現在の32万床という病床数を今後も維持していくことはきわめて難しくなっている。精神医療システムは，旧態依然の収容主義を断念して，訪問看護やACTなどに重心を移していくという方針変更に踏み切るべき時期にさしかかっている。

　以上の提言を一言でまとめると，「地域移行」をいかに進めるか，という話になるであろう。当事者がアパートやグルーホームで単身生活をしながら，親と離れて地域の中で暮らすことを支援するという方針に切り替えること。それは多くの精神医療関係者が夢想する理想像ではあるが，もちろん，容易なことではない。受け皿作りは地域住民の強い反対をしばしば招く。訪問診療や訪問看護ネットワークも整備しなければならないし，理想的にはACTチームの普及やイタリアモデルのメンタルヘルス・ネットワークが確立されることが望ましい。

　つまり「自立支援ビジネスの根絶」や「精神医療における暴力の根絶」といった局所的な解決は不可能なのである。暴力をはらんでしまう構造的要因がある以上，その解決は重層的に，多職種連携の実践として，粘り強くなされなければならないのだ。

これ以上のことは本稿の趣旨から外れるため，機会を改めて論ずることとしたい。

本研究は JSPS 科研費 (19KT0001,21K03083) の助成を受けた。

## 参考文献

藤里町社会福祉協議会・秋田魁新報社（2014）ひきこもり町おこしに発つ. 秋田魁新報社.

岡田靖雄（2022）相馬事件―明治の世をゆるがした精神病問題 その実相と影響. 六花出版.

斎藤環（2015）オープンダイアローグとは何か. 医学書院.

Seikkula J & Arnkil TE（2014）Open Dialogues and Anticipations―Respecting otherness in the present moment. National Institute for Health and Welfare，Tampere.（斎藤環監訳（2019）開かれた対話と未来. 医学書院）

芹沢俊介(2007)引きこもり狩り：アイ・メンタルスクール寮生死亡事件／長田塾裁判. 雲母書房.

竹端寛（2022）「新型コロナ」から日本の社会を考える　第 22 回コロナ禍が浮き彫りにした日本の精神医療の構造的問題. 住民と自治，2022 年 4 月号.

## 5

# 〈痛み〉の社会モデル

## 障害者運動における重度訪問介護の経験から

高橋慎一

## Ⅰ　はじめに

　毎日のことではない。少ない日々というわけでもない。事件のようでもあり，事件にはいたらない日常のようでもある。障害者介助の場が痛みに満ちることがある。私は最初に，中途障害の進行性の難病者の方たちとその経験をした。また，生まれながらの障害者の方たちも，二次障害や長期的な不調の波に翻弄される際，つらい介助の場になることがあった。健常者に自由を奪われないようにと自己決定の理念を強く手ににぎる運動が，逆に障害者を苦しめる場面もある。この文章では，障害者が痛みをもち介助者も苦しみ，困難になる介助現場について書いていきたい。

　この文章で言う障害者運動とは自立生活運動のことを指している。「自立生活（Independent Living：IL）」とは，障害者が施設や親元ではなく地域で自由に生きるライフスタイルのことであり，障害者当事者が自立生活を実現する運動を自立生活運動という。日本の自立生活運動は 1970 年代以降の運動の流れと，1980 年代以降になってアメリカ合衆国の運動を導入してつくられた流れがある（安積他，1990）。私自身はこの両方の運動の近くにいた経験がある。

　まずは，障害者運動と接点のない方たちに向けて，障害者運動が経営する介助派遣事業所の介助という営みについて書きたい（Ⅱ）。つぎに，介助現場の痛みに関する研究・運動を見る（Ⅲ）。さらに，障害者と介助者の介助現場における会議やミーティングの実例を確認したい（Ⅳ）。最後に，〈痛み〉の社会モデルを実現する方向を示していると私が考える運動を紹介したい（Ⅴ）。

## Ⅱ　自立生活センターと介助

　私が活動するのは，京都にある「日本生活センター（Japan Center for Independent Living：JCIL）」という障害者団体である。同団体の障害者たちが理事を務める NPO 法人が運営する介助派遣事業所と作業所がある。私は「重度訪問介護」というサービスを主たる事業にする介助派遣事業所の職員である。大学院生時代に脳性まひの当事者団体「青い芝の会」のボランティア介護者をしていた時期もある。

　「自立生活センター（Center for Independent Living：CIL）」は，1980 年代にアメリカから日本に導入された障害者当事者による障害者の権利擁護団体である。ポリオ，脳性まひ，骨形成不全，頚椎損傷などの身体障害者の人たちが活動をはじめ，いまでは難病，知的障害，精神障害の人たちも担い手になっている。施設や親元から出た障害者たちは介助者を慣れしたしんだ自らの手足のように育て，使い，自立生活を送る。高齢者の介護保険の分野では「介護」という語が一般的だが，自立生活センターは「介助」という語を使う。介護者が障害者を「護（まも）る」のではなく，障害者が「主体」となって介助者を「使う」という意味がある。自立生活センターは，制度がない時代から，移動権を保障するため運送事業を，介助を受ける権利を保障するため有償ボランティア事業を，行政サービスの拡充を求めて大きな市民運動をもつくってきた。障害者が地域で生きるためのサービスを自ら生み出す総合的な社会運動・社会事業の組織であった。消費者が生産者や行政と対峙する消費者運動からの流れも受けている。

　重度訪問介護の介助とはどのような営みか。例えば，自転車をこいで障害者の家に行き，ピンポンと呼び鈴を鳴らして，お家に入り，障害者の指示を受けながら，ご飯を食べ，トイレをして，車いすに移乗し，部屋の鍵を閉め，ライブハウスに行き，スポーツ観戦をし，映画を見て，図書館に行き，パンクした車いすを直し，医療機関に行き，水分補給をし，言葉の復唱をし，公共交通機関を使い，ふと海に行き，高架下の飲み屋さんに入り，ケースワーカーと話し合いをし，地域の集会に行き，選挙に行く。365 日 24 時間，障害者の指示を受けながらその時に必要なことを淡々とする。長時間の同行も想定し，事前に内容を決めきらない不定形の介助である。短時間でサービス内容を限定する介護保険系の介護サービスとは対照的な部分もある。介助者として，どのような人たちが従事しているかというと，前職や兼業職は，カフェ店長，バイク屋，大学講師，タイル職人，屋根職人，太極拳の先生，大工，植木屋，福祉専門学校の出身者，総合支援学校教諭，カメラマン，生協職員，

コンテンポラリーダンサー，プロレスラーなど，多彩な人たちが在籍している。

　障害者運動は，1970年代から生活保護制度の他人介護料を使った有償介護の方法を確立し，1990年代には各地の方自治体で「全身性障害人介護派遣事業」を実現した。2000年代以降は，国の支援費制度（2003年），自立支援法（2006年），総合支援法（2013年）と法制度のデザインは変わりながらも，厚生労働省と交渉しながら重度訪問介護を結実させた。重度訪問介護は障害者が地域生活を送るための要の仕組みである。障害程度区分4以上，上肢下肢不自由を持つ重度障害者が利用する。旅行，学校，施設や病院からの外出，入院中，仕事中でも利用できるように拡充しつつあり，知的障害や精神障害の人たちも一定の条件のもとで利用できる。地域でボランティア介護者を集めて自分たちよりも重度の障害者を地域に出してきた障害者運動は，行政に制度を整備させ，自ら介護派遣事業所の経営をする事業体もになうことになった。

　JCILの前代表・矢吹文敏さんはダジャレが好きだった。「障害者，街を歩けば，差別に当たる」とよく言っていた。施設から出た後に障害者が地域で孤立することがある。「介助者や支援者だけしか人間関係がないというのはどうなのか」と矢吹さんは言った。「どんどん街に出なさい」と後輩たちに語りかける。「なーんだやりたいことがないなんて。そんなさびしいこと言うな。おれなんて体がいくつあっても足りないよ」。津久井やまゆり園の事件後に，矢吹さんは亡くなった方たちへの追悼文を書いた。「あなたたちの名前もわかりません。申し訳ない。やりたいことがいっぱいあったでしょうに。悔しかったでしょう」。亡くなる前，「おれが死んだら香典はしっかり受け取って，盛大な葬式をあげてくれ」と，コロナ禍では迷惑でもあり美しくもある遺言を残した。数百人の障害者と健常者が集まった。対人支援の現場という単位だけでは見えない，障害者運動から開ける視野がある。障害者が街で生きることで，社会は変わるのである。

# III　事件と運動

　障害者運動の中から，津久井やまゆり園の事件後，障害者の暴力的状況を考え，介助者の痛みについても語ろうとした流れがある。それ以前からも，障害者たちはずっと考え，行動し続けているはずではあるが，その一つとして描きたい。

　2016年7月26日，津久井やまゆり園で起きた事件で，19名の障害者が亡くなった。事件が起きると，社会は動く。よくない方向に動けば，対抗する動きも必要になる。容疑者（当時）の行動を梃子に精神障害者への社会統制を強めようとする人

たち，施設管理を強化しようとする人たちが現れる。他方で，障害者運動もいち早く対応した。障害者が集団で収用される場を問題とし地域社会で障害者が生きられるようにと訴える人たち，収容の論理には障害者を隔離する優生思想が潜んでいると述べる人たちがいた。施設を強化する流れと，脱施設に向けた流れが拮抗した。また，事件後にネット上では，容疑者の優生思想を追認するヘイトスピーチが拡散していった。(杉田・立岩，2016)

　そんな中，追悼の場がつくられた。2016年8月東京大学での追悼集会，同年9月ピープルファースト横浜大会，2017年2月京都でのJCIL主催シンポジウム，同年7月から現在まで続く大阪での7.26追悼アクションなどである。それらの場では，亡くなった被害者たちへの追悼の念と，障害者をとりまく圧倒的な暴力に対する恐怖や不安が表明された。事件後のヘイトスピーチに触れた障害者たちの中には，街を歩く時に聞こえてきた舌打ちで心がおられたり，身に危険を感じたり，家を出るのが怖くなったりした人もいた。ふだん接している介助者に不安を感じ，「この介助者は怒ったのではないか」「もしいま暴力を振るわれたら無防備にそれを身に受けるしかない」という思いが頭をめぐったという人もいた。「障害者運動の蓄積が吹き飛んでしまった」と感じる人もいた。

　2017年2月のシンポジウムで，熊谷晋一郎は障害当事者の立場から介助者の当事者研究の試みを紹介していた（熊谷・杉田，2017）。熊谷は，自立生活をサポートする地域の複数の団体から虐待防止のレクチャーを依頼された。そこに当事者研究の手法を入れた。「虐待は当然あってはならない」という価値判断で語りを封じるのではなく，「こんな虐待の経験がある」ということをまずはありのままに話す。虐待の事例を話して繰り返されているパターン・構造を見つける。どこを変えたら暴力が減るかを事業所の管理者にも入ってもらい，可能なことを介助現場に入れる。一定期間後に結果をシェアする循環の仕組みを定着させる，というものだった。経過の中で，「なぜ自分たちばかりが反省させられるんだ」という介助者が現れたり，露悪的に笑いながら虐待の経験を話す介助者がいたり，ファシリテートに修正を迫られもしたという。熊谷は当事者研究のプロジェクトを進めながら，身体障害者だけではなく，介助者，健常者，さまざまな当事者ともはじめて，お互いの痛みを共有することで，健常者の被害感情を高めて暴力性が強化されることがないようにと考えた。福祉職員であった容疑者（当時）の優生思想発言とそれを追認し拡散したネット上のヘイトスピーチへのリアクションでもある。それを熊谷は「みんなの当事者研究」と呼んだ。

　渡邉琢は，介助者の立場から，障害者の傷と介助者の痛みにみちた介助現場の状

況を言葉にしようとした（渡邉, 2018）。渡邉は, 2000年代に介助者の要求者組合「かりん燈」を立ち上げ, 全国の重度訪問介護従事者にアンケートを行い, その内容を障害者団体とともに厚生労働省や財務省に届けて, 介護報酬単価の引き下げを阻止した運動の担い手でもある。その先に, 自己決定の理念だけでは解消できない生活の不自由を仲間とともに再発見する道を模索している。障害者運動が派遣する重度訪問介護の介助現場で, 当事者研究やオープンダイヤログの手法も活用している（渡邉, 2021）。障害者が直面する地域移行後の差別や不自由, 介助者が悩みながら離れていく状況に, アプローチしようとしたのである。

　このような障害者運動の動きを感じながら, 私はというと事件後に失語状態になっていた。事件のその日は, ある障害者の方の家で朝から介助に入っていた。やまゆり園の上空からの映像が映され, 戦後最大の障害者殺傷事件というフレーズや, 容疑者の差別的発言がむき出しで報道された。横にいた重度身体障害者の方と焦点の定まりきらないまとまりのない会話をした。言葉にできない何かが残った。事件後しばらくして, この障害者の方が全国のソーシャルワーカーに発言する集会に介助で入った。「あの場所で殺されていたのは僕だったかもしれない」。言語障害のあるその方の言葉を会場で復唱した瞬間, 自分の中のもやもやの正体を見た気がした。青い芝の会の横塚晃一が書いた「殺される立場から」という見出しの文章が思い出された（横塚, 2007）。障害者は殺される側, 健常者である自分は殺す側, 少なくとも障害者からは殺す側と見られ得る立場にいることを突きつけられた。かつて, 私自身が障害者に対して攻撃的な思いにとらわれた瞬間の痛みを掴まれた気がした。

　私と同じように事件後, 失語状態になっている介助者がいることにも気づいた。彼ら彼女らは同じように, 痛みのある介助現場を経験した人たちだった。それから, 障害者や介助者とともにこの経験を言葉にしていくことはできないだろうかと, 考えるようになった。障害者運動とともに熊谷や渡邉の試み, 障害者や介助者たちと交わしてきた言葉を受けながら, 私もすすみたい。

## Ⅳ 重度訪問介護と痛みの経験

### 1. 非対称性

　障害者が介助者を抑えて語ることを控えさせてきた歴史がある。それは必要なことだと私も感じてきた。しかし, 介助派遣事業所の介助者たちが声を出すことなく孤立していくことも心配に思ってきた。「ここは障害者運動の介助派遣事業所だか

ら，まずは障害者の自由を優先する」という言葉が，介助者の口から誇りをととも
に語られることもある。自分たちの気持ちは後回しになることもあり，痛みととも
に語られることもある。自立生活センターの障害者たちが介助者によりそう姿も見
てきた。

　とは言え，障害者の痛みと介助者の痛みは事実として同列には語れない。語って
はいけない文脈がある。青い芝の会の横塚晃一は次のように書いていた。「あなた
方は，我々をはじきだした学校で教育をうけ，我々の姿のみられない職場で働き，
我々の歩けない街を闊歩し，我々の利用できない乗物，エスカレーターなど種々の
器物を使いこなしているのです」（横塚，2007）。障害者と健常者には圧倒的な非対
称性がある。障害者は健常者に物理的暴力を振るうことはむずかしい。健常者がひ
とたび暴力を振るおうとすると，障害者はその暴力から逃げられない。関係形成の
前提も，健常者の介助者が他の障害者や仕事に移ることができるのに比べ，障害者
は地域生活を送るには毎日の暮らしを成立させるには介助者との関係性を維持する
重みが大きい。社会制度においても，健常者は学校に通い，就職し，パートナーを
持ち，子を持ち，賃労働をし，各種社会保険に加入し，住宅を持ち，移動手段を持
ち，旅行をし，資格取得をするなどのライフコースに，障害者よりも広く開かれて
いる。障害者がそれらの選択を希望する場合，選択肢が狭くなるようにこの社会は
設計されている。

　障害者はこの非対称性を，貨幣を媒介にした準市場でのサービス購入や契約関係
で，変化させる。介護産業の成立は労働市場の非正規雇用化の拡大と軌を一にして
いた。非正規雇用やそれに近似した労働環境で，介助者は他の産業と同様に，貨幣
獲得のために，極端な言い方をするならば，飢えの恐怖を背景に選択をする。消費
者としての障害者は，貨幣で介助サービスを買うことで，健常者社会の中での主客
を転倒して，自らが主体として客体となる介助者を使用するという側面もある。そ
れでも障害者を健常者社会から「分け隔てる」非対称な力関係は厳然としてある。

## ２．介護者会議

　「（苦しい経験を語る時に）」健常者は障害者には勝てるはずがない」とある障害
者は言った。「（非対称性があって同列には語れないという意味で）健常者はつらい
よな」。障害者と介助者の痛みを同列には語れない。だとしたら，「みんなの当事者
研究」の試みと同じく，同時並行で語っていくことはできるだろうか。そのような
ことを考えるたびに，私が経験した青い芝の会の「介護者会議」が思い出される。
青い芝は「介助」ではなく「介護」という言葉を使った。「護られる」存在である

ことを否定せず直視せよ，という意味があるらしい，と元青い芝の会京都の高橋啓司さん（以下「啓司さん」と表記）は言った（京都新聞出版局）。

　アパートの一室に行くと，一人の障害者がいて彼の介護者がたくさんいる。もう一人サポート役の先輩障害者もいる。健常者の介護者からすると緊張感のある場である。ある日の一コマ。その日のテーマは「（言語障害が聞き取られないまま）何度も話すのがしんどい」だった。「自分で何回も同じことを言い続けるのが，もうしんどくなってきた。言ってほしい（介護者に言葉を復唱してほしい）」と啓司さん。「それでも障害者があきらめてしまったらあかんのちゃうんか」と古株の介護者。「でも啓司さんがしんどいって言っているし」と別の介護者。「じゃあ回数を決めようか」と妥協案。「10回はどう？」。啓司さん「それは多い。しんどい」。「5回はどう？」と折衷案。「んー，じゃあ3回かな」と啓司さん。「啓司がええならそれでええやろ」と先輩障害者。介護者が何かに気づいて語る。「（介護者の自分は）復唱を一切しないで後ろにひかえて，お店でも，路上でも誰かに話しかけられても無視して，透明人間みたいだなと思ってた。それ（健常者から無視されて透明にされる）障害者のふだんですよね」。啓司さんの顔が少しゆるみ，「まあ，やらなあかんな」。介護者の中にも，健常者社会のコミュニケーションが苦しいという人たちがけっこういた。介護者会議では，そういった弱さ啓司さんの経験と共鳴することもあった。啓司さんに疑問をぶつける介護者もいる。啓司さんが司会をして主体となる会議である。

　当事者研究やオープンダイアローグといった手法が紹介されはじめた時期に思ったことがある。多くはない自分の経験に照らしても，じつはそのエッセンスは当事者運動の中にすでにあったのではないかと。当事者が自らを中心に場をつくり困難な経験を仲間とともに外在化し，不確実な経験を仲間たちと共有して生きる。痛みを共有し，自らと仲間の行動方針を決める。ある困難があるとして，個人の病・障害に困難の原因をおいて心身を治療・矯正し社会に適応させるのが医療モデルだとしたら，社会モデルは個人の病・障害（インペアメント）が原因ではなく障壁（ディスアビリティ）を社会が除去しないことを原因と考える。障害者がレストランに入れないのは段差を乗り越える能力がないからではなく，スロープをつけて段差を解消する力を社会が出さないからである（立岩，2000：pp.89-92）。

　とりだされた痛みと行動方針。次の日の買い物。啓司さんはレジの前で「袋はいりません」と言う。レジを打つ店員の手が止まる。店員は介護者を見る。介護者は視線も合わせず動かない。2回目を言う啓司さん。店員は固まる。啓司さんの語りを前にして気持ちが動かない人は少ない。3回目の啓司さん。「袋はいりません」

と復唱する介護者。「ふー」と息を吐くＡさん。次に会った時，店員は啓司さんに向けて語り，啓司さんの声を聴く。こうして社会は変わる。

## 3．重度訪問介護

　ここでは重度訪問介護の事業所で，障害者の痛みが介助関係を困難にした状況について書きたい。

　重度訪問介護は一対一で長時間の派遣も前提にしている仕組みである。6時間，10時間，12時間など比較的長い時間，障害者は介助者を使って生活をする。一対一の長時間派遣の特性からくる困難もある。障害者側からすると，一対一なので関係性が煮詰まった時に指示が出せなくなったり，長時間なので疲労が出た介助者を休ませたりといったコントロールが必要になったり，といったことが起きる。介助者側からしても，関係性が難しくなると指示を積極的に受けることができなくなり，長時間で疲労が出て関係性の悪化につながりやすい。障害者を主体とし自身が客体となるので，感情を抑制するなどの時間が長く続く。障害者と介助者の関係性の距離が近くなり，双方のやりとりが困難になることもある。二つの例を加工した上で見てみたい。

　Ａ）筋疾患系の難病者の方　進行性難病で，体の状態が進行により変化し痛みをともなう時期も長い。介助者に対して，暴言を言うこともあった。気管切開後に発声できなくなってからは，透明の50音文字盤を使ってコミュニケーションした。体の痛みから注入量が安定せず，体重が減少して褥瘡ができるようになった。時期によっては痛みが常時あるので，服の皺を伸ばしたり，体位調整ではミリ単位の動作を頻繁に必要とした。介助者や支援者に攻撃的になったり，暴言を吐いたり，懲罰的な扱いをしたり，介助者を切る，ということも増え，逆に介助者や支援者から人格を否定する言葉があったり，ネグレクトがあったりもした。

　Ｂ）脳性まひ者の方　言語障害があり，ふだんは多くを語らない。介助の不満を溜め込みがちで，どうせ伝わらないとあきらめもあり，暴力をふるい，感情を爆発させることもある。繊細な介助を必要とし，二次障害で体調の変化もあったが，それを言葉にすることがむずかしい。介助者と友人のような距離になることもあるが，逆に介助の改善点などは話しにくくなる。他の支援者を通じて伝えると，関係性が一気に悪化。なぜ直接話してくれないのか，と介助者側が反応することもあった。結果，お互いに指示を出さない，指示を見ないなどのネグレクト状態になる。障害者は「介助者が話を聞かない」と言い，介助者は「何も指示を受けていない」と言

う。障害者が介助者を切ることも増えた。

　障害者に手をあげて暴力をふるいそうになったという介助者もいれば，電動車いすで介助者を吹き飛ばしたという障害者もいた。動転して刃物をもって振り回したという障害者もあった。障害者も介助者も心の健康を増悪させることもあれば，お互いに疑心暗鬼になることもあり，介助者が休職したり，辞めたりという場合もある。
　そんな時期，自身も障害当事者である事業所長によって介助者が集められて，ミーティングが開催されることがあった。「障害者本人をぬきに集まることはしてこなかったんや」。また，介助者がお互いの経験を交換する場が生まれもした。「ミーティングはたんなるガス抜きではないか」「介助現場が壊れていくのを緩やかにするだけではないか」「結局，介助者は攻撃にさらされ続ける」という意見もあった。「自分も他人も傷つけながら地域に障害者が生活することをどう考えたらよいのか」と悩む障害者や介助者もいた。ミーティングからやりとりの一部を紹介したい。

## ４．ミーティング

　重度訪問介護は，一対一の対人関係であり，ハードな身体介護も含む，長時間の濃密な関係になる場合もある。他にもさまざまな条件があるにも関わらず，心身の負荷が高まると，コミュニケーション相手の責任にすべてを還元してしまい，理解しない相手を責める感覚に陥る傾向がある。心身の負荷が蓄積すると，不条理に思える出来事に対して暴力的な衝動に変わる回路がある。不条理と思われる出来事の諸条件を読み解くことで，心身の負荷が暴力的な衝動に変わる回数が減る。その認識は事実でもあり，力にもなる。
　障害者は障害の進行・二次障害により，心身に痛みや変化がともなっている場合がある。言語障害のある言葉や文字盤によるコミュニケーションも負荷が高い。そもそも一言や二言で自らの急を要するニーズを伝えないといけない。痛みに対応できない介助者への攻撃的な気持ちが強くなる。介助者は，長時間労働で疲弊したままハードな介助に入ることもある。言語障害の聞き取り，文字盤のコミュニケーションなど，時間のかかるやりとりや，繊細な身体介助で負荷が高くなる。お互いに視野が狭くなり，相手の対応に原因を求める心象に深く陥る。「目の前のお茶を飲むストローに手をのばすことに人間関係が関わるなんてなあ。つらいなあ」と介助派遣事業所の事業所長。体の痛みと人間関係の苦しみ，内部の痛みと外部の痛みが区別しがたく，内部の痛みが外部のせいになり，外部の痛みが内部に折り畳まれることもある。

この障害者の事業所長が入るミーティングは，私にとってはどこかで安心ができるものだった。健常者同士で本心を語らないと苦しみや状況は共有できない。しかし，語りが行き過ぎると障害者への言葉が悪くなったり，介助者の被害感情が強くなったりする可能性もある。当事者がいることで，本人たちがそばにいるかのように言葉を選んで語る感覚もあり，行き過ぎが抑制された。複数の健常者の中に入って話を聞く側になる障害者の負担は大きいだろう。

　ミーティングがすすむと，一対一の関係性だけではない，場やシステムへの言及も増えた。例えば，障害者から攻撃を受ける介助者が一つの気づきにいたることがあった。それはその場で攻撃を受ける介助者は一人だけで，誰かが攻撃を受けている時は他の誰かが攻撃は受けないということだった。その時から，「ダメな介助者だと何度も言われて，そう思っていた。でも，自分が攻撃を受けている限りは他の人は攻撃を受けないし，場は維持される。攻撃はずっと続かず，いつかは他の人にうつる」と認識したという。この認識から介助者が対応する時の緊張感も減り，結果，障害者から介助者への攻撃が減ったということもあった。

　責任を追及しあうコミュニケーションの形を運動が強化する場合もある。障害者運動に特有かもしれない。介助者には自分ですべて指示を出し育てるという理念や実践がある。障害者が指示が出せなくなることがある。そのような時に別の人が介助者に説明をする。すると障害者が介助者から非難を受けることもある。「なぜ私に直接言ってくれないのですか。なぜ指示を出さなかったのですか（それが自立生活なのではないですか）」。しかし，より詳細に状況の蓋を開いてみると，二次障害による心身の変化，就労環境，今日あった差別的な出来事，食べたご飯，前の介助者とのやりとりで受けたストレス，障害者運動の理念に自責の感覚が大きくなる，ふとしたことで思い出される過去の苦しい経験，室温や湿度による不快感など，今この瞬間の後ろにはさまざまな諸条件がある。ここにあるのは，誰に責任あるのかを問いあう責任の主体ではない。諸条件のネットワークの中で変化する主体を捉えることができる（熊谷・國分，2020）。「言えない。語れない。指示が出せない」という障害者がいる。言葉にできない何かを読み解く必要を感じる。

　場やシステムの認識が増えても，一対一の関係性にまた戻り，またそれを振り切り，認識のチャンネルはあちらへこちらへと切り替わる。障害者自身も制御できない怨念とさえ言える激情がある。それは目の前にいる一人の介助者にだけ向けられるものではない。障害者自身にもどうにもならないような健常者社会，非対称な関係性，差別的な待遇，苦しく悔しい経験の積み重ねが溢れ出してくるような場面だった。その激情が介助者の中に流れ込むこともある。介助者もどうにもできない。こ

の怒りや激しい感情を統制するべき症状とみなしてはいけないように思う。社会モデルで解決されるべきものを，不適切に医療モデルの下におくことで，その人の尊厳が奪われることもある。そのような認識で，心身の負荷が暴力的衝動に転換する回路を組み替え，その回数を減らすことができる場合もある。

　障害者が中心になるミーティングが不思議な解放に満ちることがある。それは社会モデルが届く深さにも関わっている気がする。青い芝の会の活動家であり詩人の横田弘は，「労働という概念を変えなくちゃならないと思います。（中略）われわれみたいな，ぶっ壊すことはできるけれども生産することはできない障害者はどうしようもないわけで（中略）私たち，労働というのは生きることだと（中略）考えるわけです。だから，私がいまこういう形で喋っていることは，私にとっては重労働なわけです。喋ることだけでも汗が出てくるわけです。（中略）寝たきりの障害者にとっては寝返りを打つ，おむつを取りかえてもらうのに腰を上げるということが労働じゃないか」（高杉，1977：p.152）。健常者社会の価値序列では劣位に置かれたままになるので，その価値を覆すことによってしか，障害者が主体になる社会は実現できないと主張した。きっと健常者社会の価値を「ぶっ壊す」ことで解放されるのは障害者ばかりではない。

# V　〈痛み〉の社会モデル

## １．言葉と生

　障害者と介助者の痛みを同列にではなく，同時並行で考える。一対一の対人関係ではなく，諸条件のネットワークに開いて痛みと暴力の経験を言語化し，心身の負荷が暴力的衝動に転換する回路を抑制し，健常者社会の価値を転倒させ，痛みと暴力の条件を変える。それをかりに「〈痛み〉の社会モデル」と呼んでみたい。障害者運動の中で，障害者が行ってきた会議やミーティングの中にも以前からあり，また現在も当事者研究などの形で展開されているのかもしれない。ただし，当事者研究やオープンダイアローグといった新たな動きを警戒する意見もある（小泉，2018）。これらの当事者を中心とする民主的手法は，地域医療福祉体制の変化とも連動している。発達障害圏の医療化・全域化によって医療福祉制度は地域に拡大し，かつては対象範囲でなかったものがサービス提供の網の目に組み込まれている。障害者の多様な特性を語りながら，障害者を健常者社会に矯正・適応させる不適切な医療モデルの枠内にとどまるならば，〈痛み〉の社会モデルとは別のものになる。

　障害者も健常者も互いの痛みをわり切る人もいる。運動に違和感を持っている人

もいる。いろんな人たちが活動し，介助を使い，働いている。他者や社会に開いていく仕方も多様であったよいはずだ。いちいち話し合うより，お金の関係とわり切るのが楽な障害者だって健常者だっている。他方で，その多様な在り方に軸を入れるとしたら，何だろう。障害者運動が示す光がある。いくつもの小さな介助現場の痛みに大きな制度政策や差別の水準からもアプローチすることはできるだろうか。かつて 2016 年に JCIL が主催した「障害者運動のバトンをリレーする」というテーマのシンポジウムで，運動の到達点である法制度と障害者の生活を障害者自身の言葉でつなげる大切さが語られていた（日本自立生活センター，2016）。言葉を操れる健常者，障害者の活動家や研究者だけではなく，日常を生きるそれぞれの障害者が受肉する言葉，腹の底から発する言葉である。かつていつも「アホ」しか言わない障害者がいた。JCIL 設立の契機となった脳性まひ者・宮川泰三さんである。言葉数少ないその人は運動の象徴的存在でもあった。「アホ」の一言が力を持つ瞬間が山のようにあった。

## 2．収容の制度と地域移行

　事件後，施設の中に取り残された人たちの存在に直面し，地域と施設の格差を課題とする運動が現れた。取り残された人たちの地域移行を，若い世代の障害者運動が担い始めている。「自分は地域にいるけれど，友達はまだ病院にいる」。障害者権利条約第 19 条「自立した生活及び地域社会へのインクルージョン」は，障害者が地域社会で平等に生きる権利の保障とそのための制度整備を定めたものである（DPI 日本会議，2022）。(a) 項は，脱施設化についての条文である。

　国立病院機構（旧国立療養所）の筋ジス病棟は，こどもの頃から数十年間，場合によっては亡くなるまでの人生を送ることも想定された長期療養型の施設である。歴史的には，結核病棟として始まり，戦後の経営改革の中で，筋疾患系の難病をもつ子たちを収容する施設にモデルチェンジした。併設される総合支援学校の入学条件が入院という地域もあった。親も子も，自分たちが病棟を出たら生きられない，と思っている人たちもいる。この筋ジス病棟から退院し，地域で晴れやかに生きる人々があらわれた。重度身体障害者らが生み出した重度訪問介護を利用し，人工呼吸器をつけて地域で生きる仕組みがあることを，身をもって表現した。2019 年，筋ジス病棟に何らかのゆかりをもつ彼ら彼女らは，「筋ジス病棟の未来を考えるプロジェクト」を立ち上げた（障害学会，2021）。国立病院機構の院内の生活環境や退院意志に関するアンケート調査を自ら実施していた。そして実際に入院している友人たちが地域に出るための支援を当事者自らが行った。全国団体と連携しなが

ら，障害者権利条約第19条を実現するべく，施設の廃絶と障害者の地域移行，すなわち脱施設化に向けた法整備を求めている。2022年にはその取り組みが評価され，オーストリアのウィーンで先駆的な当事者運動が選ばれる「ゼロプロジェクト」を受賞した。「分け隔てるな」を求めた1970年代の日本の障害者運動は，2020年代の現在そのエッセンスを引き継いだ若者たちに引き継がれ，彼ら彼女らは脱施設を求めている。「トイレをやりたいときにやりたい」「意に反した異性介助を受けたくない」「お風呂に入る時もっと体をこすってほしい」「夜更かしをしたい」「面会を制限されたくない」。

　地域に出てきたら自由が手に入る，というほど簡単ではない。長期にわたり施設に収容されていた人，経験を奪われてきた人が地域で生きていくのは容易なことではない。「筋ジスプロジェクト」は病棟から出てきた仲間たちが差別や不自由に直面して孤立しないように，粘り強い関わりを続けている。痛みの中で，介助者をふりまわし，互いに傷つけ，切るということもある。それでも，自分で介助者を育てるという感覚をだんだんと大切にしてくれる人もいる。障害者が非正規雇用の若者を切り捨てる，非正規雇用の若者が障害者を差別する，そのような状況が生まれるのは悲しすぎる。

　障害者権利条約第19条の(b)項は，障害者の地域生活を保障する制度の実例としてパーソナルアシスタンスを明記している。その注釈である一般教書によると，たとえ地域にいても，居住や支援が当人の意思に反していれば施設と同様になる（鈴木，2019）。「支援者を使いまわさない」「支援者を選ぶことができる」。現在の総合支援法における重度訪問介護の事業所もまた不十分である。日本の介護保障運動をおしすすめた障害者の一人，介護補償要求社組合の新田勲は，重度脳性麻痺者等介護人派遣事業や全身性障害人派遣事業がパーソナルアシスタンスと同じ仕組みであると述べた（新田，2009）。1970年代にはじまる運動が過去に実現した介護の仕組みは未来に実現されるべきものと同じだったのである。障害者が地域で生きるために介護者は動き，介護者の生活を障害者自身が考える。互いの暮らしといのちに責任をもつモデルである。私は入職したばかりの介助者に，「障害者を頼ってください。最初に頼るべきは健常者ではなく障害者なのです」と伝える。隣にいる健常者を見る多くの介助者に対しては，まず見るべきは障害者であることを伝える。新田は，かつて腰痛によって苦しんだ看護科職員を救済するため，ハンガーストライキを結構し，施設と闘争した。互いの暮らしといのちを大切にする在り方は，特別なものではないはずだ。

## 3．生の政治

生を与えもすれば死の中に放棄もし，自由を与えそして奪う，政治・制度・言葉がある。その勢力に対抗して，自らの命を賭けて生と言葉を発明した障害者運動があった。ある社会学者が障害者運動のエッセンスを受けとり引き継いだ（立岩，1997，2000）。生産して，賃金を得て，商品を購入し消費して，税を納め，福祉国家が財を再分配するシステム。歴史的には優生思想と福祉国家の起源は近い。生産する能力のある者と能力のない者を選別し不平等な再分配の基準とする。生命・福祉に関わる権力の再分配原理の一つである。しかし，生産する力と生存の基盤を結びつけて，生産能力のある人が生きる権利があると考えるのはおかしい。能力と生存を切り離して，生存・存在に応じた再分配が肯定されるべきである。制度側にいる人たちの一部は，お金はない財源はないと語り，トリアージを語る。しかし，生産と消費の現状をみれば生産量は足りている。労働力も足りている。うまくいっていないのは再分配であり，再分配の原理を見誤っているのである。分け前・取り分は再計算されなければならない。障害者の解放は健常者にとっての解放でもありうる。

障害者運動の中で，障害者と介助者は，痛みを言語化し，自らと他者に行動を求めてきた。大きい話，制度の話，差別の話は，いま痛み苦しむ障害者と介助者には届かないのだろうか。「もう生きていたくない」と痛みを訴え，暴力の衝動に焼かれる障害者と介助者にどのようにして届くのか。届くとすれば，どのような会議，ミーティング，言葉，運動によって。言葉にする作業が届かない残された場所，痛みとともにある人々の存在は〈痛み〉の社会モデルを，痛みの分かち合いを，分け前の再計算を，求め続けている。

青い芝の会の高橋啓司さんが倒れた日。ICU の中にいる啓司さんのところに，20人近くのボランティア介護者が集まった。家族でも親類でもない，学生たちがとぼとぼと集まり，深夜の ICU の待合室がいっぱいになった。若い医師も何かを感じたのだろうか。私たちは，ICU の奥にいる啓司さんのところに順番に入っていった。啓司さんが亡くなってから，仲間の障害者たちによって偲ぶ会が開かれた。歴代のボランティア介護者が 100 人以上，各地から集まった。正直言って，啓司さんは魅力あるカリスマ的な活動家ではない。啓司さんはどちらかといえば弱い印象を人に与え，ずっと苦しみ続けた人だった。なぜか笑顔は素敵だった。啓司さんの仲間であった障害者たちも私たち介護者たちも，その弱さと存在にどこかで共鳴していたのかもしれない。腰痛もちの児童館職員が日曜日の泊まりで，うだつのあがらない大学院生の私は月曜日の朝から夜まで啓司さんの隣りにいた。障害者運動が目指すものは未来にだけあるわけではない，過去にも現在にもすでにあちらこちらに偏在

していた。続けたい。

## 参考文献

安積遊歩・岡原正幸・尾中文夫・立岩真也（1990）生の技法．藤原書店．

小泉義之（2018）あたらしい狂気の歴史―精神病理の哲学．青土社．

熊谷晋一郎（2013）痛みからはじめる当事者研究．（石原孝二編）当事者研究の研究．医学書院．

熊谷晋一郎・杉田俊介（2017）「障害者×健常者運動最前線」―あいだをつなぐ「言葉」．現代思想，
　45(8)；34-53．

熊谷晋一郎・國分功一郎（2020）責任の生成―中動態と当事者研究．新曜社．

日本自立生活センター編（2016）障害者運動のバトンをつなぐ．生活書院．

新田勲（2009）足文字は叫ぶ．現代書館．

鈴木良（2019）脱施設化と個別給付―カナダにおける知的障害者福祉の変革過程．現代書館．

障害学会（2021）動かなかったものを動かす―「筋ジス病棟の未来を考えるプロジェクト」．
　障害学研究（7）；113-172．

高杉晋吾（1977）障害者解放と労働運動．社会評論社．

高橋慎一（2017）何が暴力を振るわせるのか―障害者介助と暴力の構造．（生きている殺すな
　編集委員会）生きている！殺すな．山吹書店．

高橋慎一（2019）安楽死問題と障害者介助の経験．福祉労働，(164)；55-65．

立岩真也（1997）私的所有論．勁草書房．

立岩真也（2000）弱くある自由へ―自己決定・介護・生死の技術．青土社．

立岩真也・杉田俊介（2016）相模原障害者殺傷事件―優生思想とヘイトクライム．青土社．

渡邉琢（2018）障害者の傷，介助者の痛み．青土社．

渡邉琢（2021）自立生活，その後の不自由―自立生活運動の現在地から．現代思想，49(2)；
　164-180．

横塚晃一（2007）母よ！殺すな．生活書院．

# Ⅳ　精神科における看護ケアと暴力

**1**

# トラウマがもたらす暴力性に配慮したケア

木田塔子

## I　はじめに

　精神科医療において，患者や医療者がもつトラウマ，特に人間関係において刻印されたトラウマである関係性トラウマ（児童虐待・DV・いじめなど）は，その本質的な性質上，治療関係に少なからず影響する。関係性トラウマは，単に過去の傷であるというだけでなく，治療関係において再燃し，現在進行形で患者と治療者の双方に傷をもたらすような暴力性を含んでいる。言い換えると，ケアの場面に関係性トラウマが介在すると，両者の交流は暴力性を帯びる傾向にあるということだ。この事実を認識して未然に対処することは，両者にとって重要な課題だと思われる。以降，簡便のため「関係性トラウマ」を単に「トラウマ」と記す。

　私の個人的な経験を元に，トラウマがもたらす暴力性について当事者の視点と医療者の視点の両方を交えて考察し，それに基づいて患者にとっても医療者にとっても安全・安心なケアのあり方を模索したい。なお，精神科において，トラウマはPTSDを始めとしたストレス関連障害を患う人の中だけでなく，他の精神疾患を患う人の多くも抱えている。トラウマを持つ人の割合は，一般集団よりもSMI（Severe Mental Illness：重度の精神疾患）群において有意に高かったことが知られている（Mauritz et al., 2013）。また，言ってしまえば精神科の医療者も，患者との関係や医療者同士の関係の中で多かれ少なかれトラウマを負っているものと私は考えている。そうしたトラウマが患者や医療者にどのように影響するのかについてを述べ，最後にそれまでの話を踏まえたケアのあり方をまとめる。

# II 傷つく患者

　そもそも，医療者と患者の間には圧倒的な権力の差がある。そして精神科医療においては強制入院や隔離拘束や通信・面会の制限などの強制的な措置も含まれるため，精神科の医療者は特に強い権力をもって患者を生物心理社会的に支配せざるを得ない時があると言えるだろう。権力と支配こそが暴力の本質であると考えると，権力と支配を以って治療を行う医療者は暴力性を最初から内在化していると言えるのではないか。

　家庭や学校などにおける支配によって傷ついてきた患者にとって，治療という名目で行われる支配は，その構造から本来的に再トラウマ化を招く。「再トラウマ化」とは，トラウマを持つ人が，そのトラウマ体験に似た状況に遭遇した時に，トラウマ症状が呼び起こされることを指す。強制的な措置を受ける患者は時に，身体を動かすこと・自由に出歩くこと・トイレでの排泄・シャワーや入浴による清潔保持・親しい人とのコミュニケーションといった基本的な日常生活をも侵害される。彼らは，過去に傷つけられた時と同様に，再び権力と支配に相対して無力化され，悲しみや怒りや恥や諦めといった感情をさらに積み重ねることになる。

　精神科の治療が再トラウマ化を招く一例として保護室隔離を挙げよう。

　隔離は患者にとってどのような経験であるか。裸のマットレスとかけ布団，むき出しのトイレだけの空間。24時間カメラと集音マイクによる監視。圧倒的な孤独と暇と不自由。「助けて」と言いたくても，その声に耳を傾けてそこから救ってくれる人は誰もいない。拘置所にかつて居た私の友人は「保護室は拘置所よりひどい」と評した。隔離を受ける患者は何の罪も犯していないのに，まるで牢屋に入れられてしまうような経験をするのである。

　保護室隔離は「あなたは皆と同じ場所に居てはいけない」「あなたは鍵をかけて閉じ込めて置かなければならないほど厄介で邪魔な存在だ」というメッセージとして患者に受け取られる可能性がある。子どもの頃にネグレクトを受けたり，家から閉め出されたり，学校でいじめられたりした時の，「ただ，居る」ことを強烈に脅かされる感覚が蘇るのだ。そして，「どうせ自分はひどい目に合う人間だ」「自分は迷惑で要らない存在だ」「自分は消えたほうが良い」といった信念が強化されたりする場合もある。こういったことが，まさに再トラウマ化である。

　近年の研究では，患者にとって隔離は負の効果が主であることが示されてきている。Cano ら（2010）は隔離が，無力感（76%）・怒り（60%）・屈辱感（60%）・抑う

つ（50%）・恐怖（63%）などの感情を患者に呼び起こすことを報告している（Cano et al., 2010）。Chieze ら（2019）の 35 件の論文を対象としたシステマティックレビューにおいては，隔離や拘束といった介入後の PTSD の発症率は 25 〜 47%と極めて高く，これらの介入は最終手段として用いるよう指摘されている。これらの研究から，隔離が再トラウマ化だけではなく，新たな医療トラウマを生み出し得ることも示唆される。

　保護室でトラウマ記憶が賦活されてトラウマ症状が悪化してしまう人もいる。保護室は刺激が少ないことから，注意が内面に向きやすいのだと考えられる。似た例として，トラウマの影響で覚醒状態の調節が出来ていない人が瞑想的なマインドフルネスに取り組むと，トラウマ的なイメージ・記憶に注意が向いて，フラッシュバックを始めとしたトラウマ症状を悪化させてしまうことが知られている（Treleavan, 2022）。つまり，極端な低刺激環境はトラウマの再燃をもたらす可能性がある。

　医療者は「保護室は刺激が少ないから落ち着くために有効だ」という教科書的な教えを疑っていないことが多いが，極端な低刺激よりも，患者本人が選ぶ快刺激がある方が，トラウマ症状の悪化防止に役立つ可能性があると私は考えている。トラウマを持つ患者は，瞑想等の静的なマインドフルネスよりも身体的な動きや明確な感覚刺激を伴うマインドフルネスを好む傾向にあったり，日頃から音楽やラジオやテレビなどをずっと流すことで安定を得たりする，と指摘する精神科医もいる。

　この観点を捉えているのが，欧米において広まりつつある，コンフォートルーム（Comfort Room）である。コンフォートルームとは，隔離や拘束といった措置を予防し，リラクゼーションと快適さを促進するために，設計された部屋のことだ。柔らかい色や光で装飾されていたり，クッション・毛布・本・アート用品・音楽など，リラクゼーションのためのリソースを患者自身が選んで部屋で使用したりできる。コンフォートルームの使用により，隔離拘束は有意に減少し，患者のストレスレベルが軽減されることが実証されている（Cummings et al., 2010）。このように患者が自ら行きたくなるような部屋であれば，それまで無理やり隔離を行っていた医療者の負担も減るはずだ。

　このような例は，「リスク管理のためには患者から物品を回収して何もない部屋に鍵をかけて閉じ込めておく必要がある」という発想が硬直しすぎている可能性を示している。身体的／心理的安全性を担保しつつ，心地のよさや安らぎを積極的に提供する観点も必要だと私は考える。

　とはいえ，こういった設備が未だ普及していない日本において，隔離のトラウマ化を防ぐためにどのような工夫をすることができるだろうか。第一に，患者の心理的負担を和らげることを考えなくてはならない。例えば，保護室を嫌がりなかなか

入らない患者に対し，看護師自ら先に保護室に入って床に腰掛け「座って一緒に話しませんか」と言うことで患者も入室することができたりする。同じ目線で共にいてくれる医療者の存在は，患者にとって貴重である。また，コンタクトレンズや飲み物といった生活必需品や漫画や折り紙といった暇つぶしなど，一人ひとりの状態に合わせて保護室への持ち込み品を検討し患者の QOL を少しでも保障する意識も大切だ。さらには，ナースコールがなく宙に向かって大声で叫ばないと看護師とコミュニケーションがとれない保護室が多いが，ワイヤレスのコールボタンを持ち込むことでコミュニケーションの障壁を減らすことも患者のストレス低減につながる。

　精神科の医療者は，患者に強制力を使うことに慣れてしまってはいないだろうか。また，もし隔離が患者にとって悪影響かもしれないと感じることがあったとしても，上長に物申すことは難しいことの方が多いだろう。そうでなくとも，日々のストレスからバーンアウトを起こして，無関心化や脱人格化といった態度で仕事をこなしてしまう時もあるかもしれない。あるいは，患者に手を下さなくてはならない自身の暴力性に敏感である人ほど，加害トラウマのような傷を負っている医療者も中には存在するであろう。そのような医療者にとっても，よりよい環境の整備やちょっとした工夫は有用であろう。


　その他の再トラウマ化の例も挙げよう。ある一つの現象をとっても，医療者と患者では全く異なる体験として受け取られる時がある。例えば，医療者が「10 時に訪室する」と患者に事前に伝えていて，実際には 10 時 15 分になってしまった時。医療者からすると，「回診が延びてしまった」「優先度の高い他の患者のケアをしていた」など，よくある日常の一コマでしかない。しかし，患者にとってそれは医療者に「裏切られた」体験となってしまうかもしれない。約束が拘束や隔離の解除時間であれば，少しの遅れでもそれは人権侵害となり得る。それは「絶望を感じる」体験である。「予測不可能性」がトラウマの一つの本質であることを考えると，これらも再トラウマ化の例と言えるだろう。

　大事なことだとわかっていても医療者にとって難しいのが，約束を守ることである。「また来ますね」と言った後，何割が再度患者の元を約束通りに訪れているだろうか。確かに，予測できない事態が刻々と起きる医療現場において，医療者は常にトリアージをして柔軟にスケジュールを変えざるを得ないことが多い。しかし，患者の再トラウマ化を防ぐためには，工夫を凝らしてでも約束を守るべきである。例えば，遅れる可能性があるのなら，「○時から○時までの間に伺います」と時間の幅を設けたり，約束が守れそうになかったら，一瞬でも患者の元に顔を出して「〜

という事情で予定が変わってしまいました，代わりに◯時に伺います」などと伝えたり，といった工夫が考えられる。手間がかかるようだが，医療者に諦めを持っている患者も多い中，必ず約束を守る医療者は，患者と深く安定した信頼関係を築きやすく，これは非常に価値の高いことである。

　ならびに，混同しがちな概念であるが，「再トラウマ化」だけでなく，「トラウマの再演」にも配慮する必要がある。「トラウマの再演」とは，トラウマを持つ人が無意識的に自身のトラウマ体験を再現する行動や状況を作り出すことを指す。

　例えば，患者が大声を出している時，医療者も釣られて大きな声で言い聞かせようとしてはいないだろうか。具体的には，患者が拘束を外してほしくて泣き叫ぶ時，医師は「拘束は継続だから！」と叱りつけ，看護師は「声出さないで静かにして！他の患者さんの迷惑になるから！」と諭したりする。この例では，幼い頃泣けば泣くほど「うるさいから外出ろ！」と火に油を注ぐように養育者が激昂し排斥してきた状況の再演となってしまっているかもしれない。

　それだけではない。養育者から拒否や回避といった，いわゆるネグレクト的な関わりを受けていた児童などは，不安定−回避型の愛着パターンを獲得しやすく（久保田，2006），支援者の働きかけに対する反応が薄い傾向にあるため，支援者としても取り付く島のないように感じて積極的に関わろうとしなくなり，ネグレクトの再演となってしまったりする。

　トラウマの再演を防ぐには，トラウマの再演が起きている可能性にまず気づき，その状況下において支援者が望ましい反応を示して，新たに学習を繰り返すしかない。大きな声には，静かで落ち着いた声を。無反応には，諦めずに継続的な声掛けを。そうした小さなことでも患者の過去の体験の結末を変えていくことを積み重ねて，「世の中には信頼できる人間もいるのだ」「もう私は安全・安心な環境にいるのだ」「私はケアを受ける価値のある人間なのだ」といった感覚を養っていけるようになると思うのだ。


　再トラウマ化やトラウマの再演，それらはトラウマを持つ人の入院生活においてとても頻繁に起こる。そのため医療者は，まずその事実について知識を深め，気づき，トラウマ体験を塗り替える方向にまで持っていければ治療的である。トラウマを持つ人に，さらにトラウマを塗り重ねるようなことは絶対に防がなければならない。トラウマというのは経験すればするほど慣れて耐えられるようになるような種類のものではない。トラウマは重ねれば重ねるほど，累積して長期間にわたる PTSD 症状の発症につながるからだ（Mollica et al., 1998）。

# Ⅲ　傷つく医療者

　入院生活における医療者と患者の関係は，社会生活とは異なる特殊な関係だ。一方的にケアを提供され，それを享受する関係は，幼少期の養育環境の姿に近いものがある。宮子は，ケアの関係は距離の近さと患者の抱える不安に満ちた状況のために，自他の境界が混乱しやすく，互いに「境界例のような自分」が引き出されやすいと指摘している（宮子，2000）。

　患者が社会生活における対人関係は良好で，安定型のアタッチメントスタイルを獲得しているように思われても，入院すると退行して，医療者との関係が不安定になってしまうことがある。これは「ケアを受けなければ生きていけない」という幼少期の状況が入院環境で再現されるため，トラウマを持つ患者は，子ども時代の不安定なアタッチメントスタイルを再演してしまうのだと私は考えている。虐待を受けた子どもは，ケアを提供してくれる愛すべき養育者からさまざまな形で暴力を受けるというアンビバレンスを長く経験してきている。そのような子どもは相反する行動を継時的・同時的にとったり，方向なく混乱したような不可解な行動をとったりしてしまう，無秩序－無方向型の愛着パターンを獲得しやすい（久保田，2006）。その再演が起きた時，患者にとってケアを提供する医療者は果たして自分の味方なのか敵なのか，混乱をきたすことがある。その場合，医療者に接近するのにも医療者を遠ざけるのにも激しい不安と恐れを感じ，愛情を求めたかと思えば，攻撃したり無視したりといった態度を取ってしまう。

　特に，患者の視点では医療者に愛着が芽生えた時，言い換えると，医療者の視点では関係性が出来てきたと感じる時こそが，注意すべきタイミングである。患者としては医療者への愛着が芽生えたからこそ，些細な医療者の振る舞いに敏感になり急に反応性が高まったり，裏切られるのではないかと不安になって先に自分から関係を絶ちにいったりしてしまう。例えば先の例のように，「一緒にお話しよう」と約束した時間に看護師が来ないと，「やはり大人は裏切ってくる存在なのだ」と，期待が芽生えてきているからこその怒りが湧いて，物に当たってしまったりする。また，ある看護師を好きだと感じ始めた途端に「どうせ嫌われる，嫌われたら怖い」と愛着対象を失った時の苦痛を思い出して辛くなり「もう二度とあの看護師とは関わらない」と無視を決め込んで愛着自体を失うことで苦痛を回避したりする。逆に，自傷などをして，「本当に自分はケアされる価値のある人間なのか」「本当に周りの大人は自分の事を気にかけているのだろうか」と試し行為としての行動化も起こす

患者もいる。以上のように，医療者と距離の近い入院生活においては特に，普段は
陰をひそめている「境界例的な患者」が引き出されやすい。

　このような患者と接するだけでも，医療者は感情を振り回されそうになり，大き
な徒労感を感じる。すると医療者も患者に応えるかのように，強い感情を態度や行
動に表出してしまうことがある。一方では，行動化に対して話し合う余地もなく隔
離拘束といった強制的な措置に出て場を収めようとする医療者もいる（これもまた
患者が引き出したトラウマの再演とも言える）。他方では，患者のトラウマ体験の
話を聞いて自分も辛くなってしまう二次受傷を起こしたり，愛情を求めてくる患者
に逆転移して患者のことが気にかかって仕方なくなったりする医療者もいる。いわ
ば，医療者側も「ほどほど」がわからなくなって「冷酷さ／情の厚さ」といった両
極に振り切れてしまうのだ。こうして「境界例的な医療者」も引き出される。

　こうした体験は医療者にとって非常に苦痛であったり面倒であったりする。ただ
し，一つ言い添えるとすれば，患者に振り回されたり巻き込まれたりすることは，
その自覚さえあれば一概に悪いとは限らず，恥ずかしいことでもないと私は考えて
おり，そのことで医療者が自分を貶める必要はないと思っている。患者にとっては，
共に揺れ動いてくれる人間が存在するという発見は大きな財産であり，そこから共
に安定を得ようとする努力は，雨降って地固まるとでもいうような，こころの土台
を作る作業になり得るからだ。


　ここまで医療者が精神的に傷つく場合の話をしてきたが，物理的に傷つくことも
無論ある。その対応については私の述べられることの範囲を超えるため議論できな
いが，トラウマを持つ患者にとって「暴力を振るう」のがどのような体験かを考え
てみたい。トラウマを持つということは，（広義の）暴力を振るわれた，もしくは
暴力を目の当たりにした，という過去を持つということである。そのためよく言わ
れる通り，患者は何かを伝えたり自分を守ったりする手段として暴力を使うことを
学習していることも多い。ヴァン・デア・コークが引用するところによれば，フラ
ンスの精神科医であるピエール・ジャネは「どの人生も利用可能な手段の一切に
よってまとめ上げられた一つの芸術作品である」と表現している（Van der Kolk,
2014a）。この言葉の通り，患者にとって暴力はそれまでの深刻な環境を生き延びる
ためには，仕方ない，というよりむしろ，建設的な手段だったのかもしれない。

　また，五感を伴う圧倒的なトラウマ記憶を持つ患者にとって，それを外在化する
のに言葉というツールはあまりにも不十分であるため，身体を使って暴力というパ
ワーに任せた方法で苦しみを表出してしまうのかもしれない。「嫌だ」，「悲しい」，

「助けて」,簡単に言ってしまえばそのような言葉になるような思いが言葉にならず,暴力の形を取ってしまうこともあるだろう。あるいは,幸か不幸か,やっと緊張が緩んだ時や甘えても良い環境におかれた時にこそ,自己表現や試し行為として暴力が出ることも多い。

患者が暴力の加害者となる時,患者自身もまた傷つく。何かを殴ったり蹴ったりと暴力を振るうことにより,患者が時折血を流したり痣を作ったりするのは,ある意味他害だけでなく自傷も同時に行っているようなものである。それだけでなく,かつて自分に暴力を振るってきた加害者と自分が同じことをしてしまっているという葛藤や自分に対する嫌悪感も湧いてくる。また,自分の暴力に対して医療者が身体介入を行う時,大人数に囲まれることや意に反する身体接触を行われることは,再トラウマ化になり得る。

医療者は身体介入を行う以前に,患者の怒りの芽に気づき,コミュニケーションを通じて患者が穏やかになることを支援できれば,これ以上のことはない。最初の気づきとして,例えば非言語コミュニケーションにおいて防衛的態度を示す障壁信号に敏感であるべきだ。障壁信号には,腕を組むといった物理的なバリア,視線をそらすなどの視覚的バリア,急ぎ足や過度な沈黙などの時間的バリア,表情を固くするなどの感情的なバリアなどがある。また,コミュニケーションの際も患者の声が大きいからといって言い聞かせるように大声を出すのではなく,常に声のトーンやボリュームはどのようであれば適切かを意識することが大切である。これらの技法は包括的暴力防止プログラム(CVPPP)で言うところの「リスクアセスメント」「ディエスカレーション」の段階に詳しいだろう。このようにして暴力を未然に防ぐことは,医療者のためでもあり患者のためでもある。

# Ⅳ 「治す」をめぐる葛藤

医療というのは,「治す」ことや,「生かす」ことを基本的に志向している。ところが精神科の患者はといえば,自らの身体を傷つけたり,自らの命を絶とうとしたりする。この正反対にも見える志向を持つ両者は,どのようなことをゴールにして,どのように共に歩んでいけば良いのだろうか。

ここで,患者にとって「からだを守ること」と「こころを守ること」がしばしば対立することを確認しなくてはならない。よく「セルフメディケーション」と言われるように,患者は自分のこころを守るために,薬物やアルコールを使用したりリストカットをしたりといった,からだに害をもたらす依存行動・自傷をすることが

ある。薬物やアルコールによってこころの苦しみから逃避できたり，リストカットにより感じるからだの痛みによってこころの痛みから意識をそらしたりできるのである。

このような，患者のセルフメディケーションを一概に禁止するのは危険である。確かにからだは守れたとしても，代わりにこころが脅かされるからだ。依存行動や自傷は，自分のこころを助けようと主体性を持って対処した結果であり，むしろ「がんばりやさんだね」と褒められても良いくらいなのである（向谷地，2009）。この主体性を，医療者が指導的役割をもって奪うことは暴力的であると言えよう。患者は自らこころの痛みと闘ってきたのであり，代わりに全てを医療者が解決しようとすることは，それまでの苦闘を無視する行為とも言える。

からだが生き延びること，これらは決して患者が目指すゴールとは限らない。回復の形をからだの回復（＝自傷や自殺企図をしないこと）に因われ過ぎるのはナンセンスだ。からだを多少害しながらもこころを守ろうとする患者の姿勢は，困難だらけの人生を生き延びるためのライフスタイルと捉えることもできる（中村，2011）。このように，患者と医療者では「守る」対象が「こころ／からだ」というように反転してしまう時がある。

患者のからだを守ろうと躍起になっている時，医療者はたびたび患者のこころを置き去りにして，隔離拘束を始めとした強制力を働かせる。もちろん患者のからだを守る行為も必要だが，同時にこころを置き去りにしないケアが必要だ。医療者は患者が隔離拘束されると，安堵，あるいは場を収めることができたという快感すら覚えていないだろうか。場が丸く収まる，ということは，患者に我慢を強いている，とも言えることをどのくらい想像しているだろうか。患者が黙って従っているからといって，決してケアが成功したわけではない。患者は代償として傷ついている可能性がある。特に，トラウマを持つ患者にとって，「自分を犠牲にして支配に従順になることで場を収める」というのは，トラウマの再演になっている可能性が高い。患者のことを「（従順で）良い患者」だと医療者が感じる時は，実は「良くないケア」をしている可能性に気づかなくてはならない。患者が医療者に，ままならさや弱さをほどほどに見せている時が，「良いケア」をしている時であろうと私は思う。

患者のこころを置き去りにしないような「良いケア」をするためには，「からだを治す」「からだを生かす」といった医療の規範を問い直し，目の前の患者一人ひとりが何を志向しているのか，その患者独自のゴールは何なのか，という軸を忘れてはならない。「パーソナルリカバリー」とも言われるように，もしかすると患者は「症状をゼロにすること」ではなく「症状を持ちながら趣味も楽しめるようにな

ること」を志向しているかもしれない。そのような時，例えば依存対象から強制的
に患者を引き離すという治療構造よりも，依存対象にアクセスできる状況下で，ど
のようにして依存をその人にとっての適度に持っていくか，という挑戦ができる治
療構造の方が良い可能性も考えられる。

「健康」も，必ずしも患者のゴールとは限らない。患者が「健康」よりも「楽」
を優先したがるのは精神科の患者だけではなく，糖尿病やがん末期の患者にもよく
あることだ。患者の「楽」は症状の治癒であるかもしれないし，死を選んで苦しみ
から解放されることかもしれない。死を選ぶという選択を支持することは医療者で
ある前に人としても難しいが，少なくとも「死にたい気持ち」を否定しないことは
患者を「少し楽」にさせる一つの道だと思う。ある患者は，「ずっと死にたい気持
ちを抱えながら生きてきたから，死にたい気持ちを否定されるのは，自分の人生を
否定されるのと同じ」と教えてくれた。患者の抱えてきたものは，その善悪の判断
を留保して大切に扱うべきで，それをなかったことにしたりその意義を消してし
まったりしてはいけない。

「幸せ」も，同様に患者のゴールとは限らず，時に患者にとってそれを強いるこ
とは負担となる概念である。特に，トラウマ体験を持つということは，「物事が不
幸な結果に終わった」体験を持つということでもある。「『幸せ』で終われたことが
ない」過去の経験から，「『幸せ』は壊れるもの」という信念が出来上がっている可
能性もある。すると，「幸せ」は「不幸」とセットになって，幸せが怖いものに感
じられたりする。また，トラウマ体験はたびたび（その人のせいで事が起きたので
はなくても）強い罪悪感をもたらすため，「罪深い自分には幸せはふさわしくない」
と感じられたりもする。幸せを望む気持ちになれない時の患者も，医療者は受容す
るべきである。

治療において，ゴールを医療者が一方的に規定することは，一種の暴力と言える。
それはすなわち，医療者は常に正解を知っている完成した大人で，患者は未熟で判
断能力の育っていない子どもとみなすようなものだ。医療者は，身体的・心理的安
全性が担保された枠を患者と協働して作りつつ，対等な人間として患者の意志を尊
重し，患者が成功する権利も，失敗する権利も，失敗から学ぶ権利も，保障するべ
きであろう。

# V　安全・安心な精神科病棟を目指して

医療系の学生は医療について学び始める時，たびたび教員から「ホスピタル」は

「ホスピタリティ」と同じ語源を持つこと，すなわち病院は「おもてなしの心」で患者を迎える場であることを説かれることがあるのではないだろうか。ところが，現場で働き始めてなおその理想を持ち続けることができる人は希少だと感じる。あるベテランの精神科看護師は，「患者が入退院を繰り返すのを防ぐために，保護室に入ってもらって，病院は辛い場所だと認識してもらうのが大事」と当然のように新人看護師に教えていた。「おもてなしの場」のはずが，いつのまにか「辛くさせる場」になってしまっているのだ。

　精神科病院にどんよりと重く停滞した空気が漂っている時，医療者も患者も共々諦めの境地にいて，ホスピタリティなどすっかり忘れてしまっているのではないだろうか。しかし精神科こそ，基本的なホスピタリティが必要である。第一項で述べたように，患者の「大切にされてこなかった経験」を繰り返してはならない。慢性的な疾患をもつ患者はゴールのないマラソンを走っているようなものであり，日々の苦しさを労う，「よくいらっしゃいましたね」「今まで頑張ってきましたね」「辛い時はここに居場所があるので安心してくださいね。」といった治療者の姿勢が患者にとって癒しとなる。「入退院を繰り返すのを防ぐ」よりむしろ，「頑張れなくなる時もありますよね，それでも来てくれてありがとうございます」といった言葉がふさわしいのではないだろうか。

　精神科病棟において，最も共に過ごす時間が長いのは病棟看護師であり，上記のような病棟づくりのために病棟看護師の担える役割は大きい。精神科病棟においても患者の高齢化が進み，身体介助に手を取られてしまうことが近年増えてきているのは承知の上で，少しの気遣いで「あなたのことを大事に思っていますよ」と患者に伝えることのできる例を挙げよう。

　患者が何か行動化をしてしまったり，自ら「お話したいです」と申し出たりしない限り，病棟看護師が一人ひとりの患者に接することのできる機会はバイタル測定・配薬・所在確認が基本となる。この機会だけでも「気分はいかがですか」と尋ねることで，患者のクライシスの予兆に気づくことにつながる。そもそも，精神科に入院している患者ならば，精神症状が重要な観察項目にも関わらず，バイタルをとって排便の有無を尋ねるだけの看護師がとても多い（確かに精神科患者の間で向精神薬の副作用である便秘は大きな問題ではある）。「気分はいかがですか」とオープンクエスチョンにすると患者の話が長くなりそうだと危惧するなら，「こころの辛さを 0 〜 10 で表すといくつになりますか？」と NRS（Numerical Rating Scale：数値評価尺度）で尋ねるのも一つの手である。

加えて，精神科病棟は精神科特例により看護師の配置が身体科より少ないせいもあると思うが，身体面のケアもおろそかになりがちである。精神症状によっては，歯磨きやシャワーなどの保清が出来なくなっている人もいるが，逐一チェックしている看護師は少ない。また，保護室に入っている患者の保清も怠りがちではないだろうか。食事の後の時間には歯ブラシとガーグルベースンとコップを，シャワーに入れない日が続くなら温タオルを。こうした基本的な身体面のケアを欠かさないことが精神面のケアにもなる。

　また，患者のクライシス時の対応もトラウマに配慮して行うのが望ましい。行動化の有様に，患者にとっての逆境的な環境を生き延びるための方策が表れていることもあるだろう。この行動にはどのような理由があるのだろうか，と問い続ける姿勢が重要だ。

　行動化を防ぐためにどうしても強制力を働かせざるを得ない時，第一項の保護室隔離の例でも触れたが，患者が傷つくリスクを最小限にする工夫が求められる。医療者は，自分の親しい家族や友人に対してできないようなことを患者にする場合には，患者のトラウマを図らずも再現することにならないか，を考慮しなくてはならない。Van Der Kolk（2014）は，拒食の患者を 3 人がかりで押さえつけ，喉からチューブをいれて経管栄養を注いだ時，患者が幼少期の性的虐待を思い出し，集団レイプのように感じた，という例を挙げている（Van der Kolk，2014b）。身体拘束によって幼少期の虐待のトラウマ記憶が蘇ったりといった再トラウマ化が起こることは 10 件の論文を対象にしたシステマティックレビュー論文でも報告されている（Cusack et al.，2018）。こういった質問に引っかかった時には，別の方法がないかもう一度考え直すべきであろう。その患者も，誰かにとって大切な人なのである。

　こころを扱う臨床家の間では「中立性」が大いに重視されるが，これは共感の欠如や患者との距離を表すのではない。特に，トラウマを持つ患者に対し，過去の加害 - 被害関係について中立でいることは決して「中立性」ではなく，加害の非を認めないという意味で二次加害ですらある。「中立性」とは，治療者自身に湧いてくる感情を患者の感情と分けて捉える（Gineste et al.，2014）と同時に，患者の行動の背景をよく理解し，患者の選択に対する価値判断を留保するのに耐え得ることである。

　ここまで，トラウマを巡る患者と医療者の体験について考察し，より良いケアのあり方を探求してきた。全ての患者に対して標準的な感染予防策を取り入れることが「スタンダードプリコーション」として医療者の常識となっているのと同様に，

全ての患者がトラウマを抱えている可能性を考慮した標準的なケアの提供が重要であると考える。その一環として，「トラウマインフォームドケア」の概念が重要である。これは，全ての患者がトラウマを経験した可能性を前提とし，トラウマとその影響を理解した上で，適切なケアを提供するアプローチである。本文章もこのアプローチを念頭に置いたものであり，こうした考え方が，医療の現場で新たな常識となっていくことを期待している。

## 文　　献

Cano N, Boyer L & Garnier C et al.（2010）Patients' perception of seclusion in psychiatry：Ethical perspectives. L'encephale, 37；S4-10.

Chieze M, Hurst S, Kaiser S & Sentissi O（2019）Effects of seclusion and restraint in adult psychiatry：A systematic review. Frontiers in psychiatry, 10；491.

Cummings KS, Grandfield SA & Coldwell CM（2010）Caring with comfort rooms：Reducing seclusion and restraint use in psychiatric facilities. Journal of psychosocial nursing and mental health services, 48(6)；26-30.

Cusack P, Cusack FP & McAndrew S et al.（2018）An integrative review exploring the physical and psychological harm inherent in using restraint in mental health inpatient settings. International journal of mental health nursing, 27(3)；1162-1176.

Gineste Y, Marescotti R & Pellissier J（本田美和子・辻谷真一郎訳）（2014）Humanitude：「老いと介護の画期的な書」. p.263.　トライアリスト東京.

Mauritz MW, Goossens PJ & Draijer N et al.（2013）Prevalence of interpersonal trauma exposure and trauma-related disorders in severe mental illness.　European journal of psychotraumatology，4(1)；19985.

宮子あずさ（2000）気持ちのいい看護 . p.90. 医学書院 .

Mollica RF, McInnes K, Pool C & Tor S（1998）Dose-effect relationships of trauma to symptoms of depression and post-traumatic stress disorder among Cambodian survivors of mass violence. The British journal of psychiatry, 173(6)；482-488.

向谷地生良（2009）技法以前：べてるの家のつくりかた. pp.24-31.　医学書院.

中村英代（2011）摂食障害の語り：〈回復〉の臨床社会学. p.6.　新曜社.

Treleavan DA（渋沢田鶴子・海老原由佳訳）（2022）トラウマセンシティブ・マインドフルネス：安全で変容的な癒しのために. p.54. p.104.　金剛出版.

Van der Kolk B（2014a）The Body Keeps the Score：Mind, brain and body in the transformation of trauma. p.112.　penguin.

Van der Kolk B（2014b）The Body Keeps the Score：Mind, brain and body in the transformation of trauma. p.25. penguin.

# 2

# 精神看護学教育の場で権力によって
# もたらされる暴力現象について

木下愛未

## I　はじめに

　看護学教育や看護援助の場面において，教育者と生徒，あるいは看護師と当事者との間に権力の問題があることについては論を待たないだろう。後期ミシェル・フーコーによる古典的権力論によれば，権力関係を分析するための出発点における与件は「無数の力関係」であり（フーコー 1976 ／ 1986, p.119），無数の力関係とは，男と女，若者と老人，教育者と生徒，行政機関と住民などの間に（フーコー 1976 ／ 1986, p.133）至る所で展開される直接的な力関係のことである。フーコーは監獄で社会に有用な人間を作り出すための権力のあり方を見て，この権力を支えているのは矯正の技術，すなわち「規律・訓練」のテクノロジーであるとした（大貫, 2013）。この「規律・訓練」のテクノロジーは当事者への看護や，学生への教育にも役に立つ（フーコー, 1975 ／ 2020, p.207）。つまり看護師を育てる教育の現場では，それこそ権力を権力が上塗りするような構造があることになる。ここでは精神科看護教育と精神看護学の実践の現状から，このような権力と，その権力がもたらす暴力性を論じる。

　現在，筆者がおこなっている精神看護学教育は，「信大×ポルケモデル」といって，教員だけでなく，一般社団法人精神障害当事者会ポルケ（以下，ポルケ）の山田悠平氏，相良真央氏，堀合研二郎氏と，シラバス（授業計画）作成から，運営，成績評価に至るまで，全てを共同して展開している（木下他, 2024）。当事者，学生，教員（看護師）の3者関係は，ともすればすぐにバランスを失った不均衡な力によっ

て暴力的な関係へと転換してしまう。本稿ではそのことに自覚的でありながら，共にあること，権利擁護を中心に据えた障害学的な視点を強調して実施している授業の内容を含めている。

　看護教育を扱うと，当然だが臨床実践の話題にまで話が及び，また臨床実践の話をしようとすれば援助行為の基幹となる学問的背景にまでさかのぼることになる。なお，本稿では援助場面での権力と，教育場面での権力について触れるのだが，それぞれに交錯する部分があることはご容赦いただきたい。なお，患者，当事者の呼称については，その文脈に合わせて変えているところがある。

# Ⅱ　援助場面での権力と暴力性

## 1．信頼関係と権力関係

　看護学生は実習で「受け持ち患者と信頼関係を構築し，患者の情報を収集する」という目標を挙げることが多い。「信頼関係を構築する」ということについて詳しく聞いてみると，学生が患者の利益となるものを決定し，それを提供するために，患者に自らの内面をみつめるよう促し，患者自身の心の内を正確に報告してもらえる関係を意味していることが多い。このような学生が理想とする関係性には，考えなければならない課題が山積している。

　まず，信頼関係とは本来相互に信頼で結ばれた関係を意味するが，この目標の中に学生自身が患者を信頼することは含まれていない。それは学生が「患者がカルテの内容と違うことを言っているので，嘘を言っているのではないか」と疑うことや，「患者のこの言動は現実なのか，病的体験によるものなのか」といった病気中心の視点に固執することによって示される。

　他にも，学生は患者から「情報」を「たくさん引き出そう」とする。しかしポルケの方々から「その話を聞いてあなたはどうするのですか，それが何に繋がるのですか」と問われると回答に詰まったりする。こうした，ただ情報収集をとる−とられるという関係は，信頼ではなく権力によって結ばれた関係であるように思われる。権力関係という言葉は，当事者−看護師間の対等性を重視する昨今，学生や看護師からは受け入れがたい表現に思われそうなのだが，対等性を重視しながらも権力関係を創ってしまうという矛盾は随所にあらわれる。例えば「落ち着かないので頓服が欲しい」と訴える患者は，看護師が訴えに耳を傾けて頓服をくれるだろうという信頼を寄せて声をかけるし，看護師はその訴えを信頼して頓服を渡すはずである。ここには一見お互いを信頼し合う関係があるように思えるが，看護師が必要だと判

断しなければ患者は頓服をもらえないのであるから，その関係は権力関係の中にあると言えるだろう。確かにこのような支配者側と服従者側のニーズが合致すれば，適応的な権力関係といえるかもしれない。しかし適応的でない場合には，その関係性は容易に暴力的な場となる。

## ２．不適応的な権力関係の正当化

援助者が何か（例えば服薬）を患者に勧める時，援助者はそれを受け入れてくれる従順な患者を好み，援助者の勧めとは逆の意思決定（例えば拒薬）をする患者は良好な関係を築けない患者として捉える（Molina-Mula & Gallo-Estrada, 2020）。良好な関係が築けない，言い換えれば援助者が構造化した枠から逸脱した患者は，援助者に危機感や陰性感情を喚起させる。このような捉え方はしばしば援助に波及し，患者の処遇に影響する。こうした処遇を看護師は正当化していくことがあり，学生は実習場面で以下のような状況に遭遇する。

〈例１〉

躁状態で保護室に隔離されている患者がいる。患者は保護室から看護師を呼んでいるが，看護師はなかなか患者のもとへはいかない。患者は大きな声でドアを叩きながらしばらく看護師を呼んでいる。学生は不安そうに，その患者の居る保護室のドアと，近くにいる看護師とを交互に見つめる。看護師は学生に対して，躁状態の症状を鎮めるために，刺激を最小限にすることを目的としてこのように対応していると説明する。

マックス・ウェーバー（2012）は正当的支配における制度的なものとして，合法的支配と伝統的支配を挙げている。正当的支配からこの事象を考えると，精神保健福祉法による隔離が合法的支配に該当する。隔離は患者の医療又は保護を図ることを目的としており，医療・保護のためには刺激を避ける必要がある。だから看護師が関わらないようにするというものだ。ところが〈例１〉では看護師が来ることではなく，来ないことが逆に患者の刺激となっているので，この正当化の説明は的を射ていない。このような対応によって，患者が看護師を呼んでも看護師が来ないことが繰り返され，看護師を呼ぶ行為を諦めていく。これはオペラント条件付けの「負の罰」に相当しうる。しかし看護師が来ない状況を患者が受け入れ服従した時に，落ち着いたとみなされてしまうことで，さらにこの正当化は強化されてしまう。

学生はこれらのような正当化に疑問を持ち，そして見殺しにするような，自らの不作為による暴力性（飯野，2019）にも気づいているのだが，学生は直接それを看

護師には言えない。現状の教育場面や援助場面で問題となるのは、こうした支配や暴力の正当性についての議論に乏しいことである。精神看護学教育が正しく機能するためには、臨床で起こるこうした事象を一つ一つ丁寧に取り上げて議論していくことが望まれる。

　しかしこのような場面は珍しくない。実習では学生が刺激になって患者が落ち着かなくなっては困るという危機感から、患者とかかわることが制限される場面もある。学生と楽しく話をして陽気になるのは病状悪化のリスクとみなされ、患者が大人しくしていることを望ましい姿とさせる場面である。精神科看護が正しいとするものにも実は加害性が潜んでおり、「正しさの暴力」（横田，2019，p.57）となる危険性があるのだ。

## 3．不適応的な権力関係のパターン化

　援助場面では権力事象があまりにも至るところで生じるので、看護師として筆者自身も鈍感になってしまう恐ろしさを感じることがある。その一つに当事者の存在を典型的な「患者」像としてパターン化する関わりがある。パターン化した関わりをすることは看護師にとっては楽で安心なのだが、当事者の主体性を奪うこともある。例えば、権力関係の中で力を受ける側である当事者の人生は、当事者にとって大切な経験であるものの、力を行使する側の看護師からは「情報」あるいは「事例」や「ケース」などと表現される。それはその当事者を「人」から「患者」に落とし込んでいく。「患者」として知覚されることは、看護師が当事者個人を、「患者」という集団とみなして偏った見方をしたり、病気や職務として捉えたりすることであり、このような知覚を Travelbee（1971／1974）は非人間化と言った。学生に看護の対象となる「人」とは何かと問うてみると、「支援が必要な人」のことであり、非人間化は「物」として捉えることだという意見がでる。しかし「支援が必要な人」という集団として、パターン化して捉えることにより、学生は自分自身の立場を「支援を提供する人」に位置づける。これは、当事者の非人間化の始まりであるように感じられる。

　筆者は看護援助上における看護師の行動パターン（特性）を研究しているが、援助において権力を行使する特性である支配特性は複雑である。精神科看護師版対人円環モデルの因子概念の詳細を明確にするためのインタビュー調査（臨床研究審査委員会／生命科学・医学系研究倫理委員会承認番号（4538））では、看護師が正しいと思うことを押し通そうとすることや決めつけた言い方をすることなどに加え、駆け引きや交渉のために支配性を隠して従属的に関わることが明らかにされてい

る。これは「管理的にしたいがゆえに管理的にしない」,「意図的ないいなり」など
の表現で語られていた。このような権力関係を導く看護援助のパターンは,実は学
生の頃からすでに作られ始めていて,看護師になるとさらにバリエーションが増え
ていくようである。所謂ネガティヴ・ケイパビリティ（谷川他，2023）を求めるこ
とは忌避され,機能的であることをパターン化しているようにも思える。

# Ⅲ　教育場面における権力と暴力性

## 1．現在の教育がしていること

　教育や実習の現場で「今どきの学生は」という声をよく聴く。最近では「今どき
の学生は自分から人と積極的にコミュニケーションをとるのが苦手だ」などと言わ
れることがある。これが事実かはさておき,時代背景が影響したとしても,学生は
自分が受けた教育によって「今どきの学生」に落とし込まれたと言っても過言では
ない。これには冒頭で述べた規律・訓練という権力構造をもった教育のあり方が大
きく影響している。例えば教育の評価システムにもその影響がある。現在の日本に
おける学校の評価は「目標に準拠した評価」である。小学校から教科ごとに到達目
標があり,その目標にどの程度到達したかが評価基準となる。これは戦前の絶対評
価から相対評価へと変化した後にできた評価法である（めがね旦那，2022）。この
評価法は,絶対評価の教員個人の評価がすべてという偏りと,相対評価の母集団の
成績が正規分布するという誤りと,グループ内競争によって蹴落としあいが生じる
という問題に対処したものだった。大学でも教育の内部質保証として同様の手法が
求められているが,「教員が何を学ばせたいか」ではなく,学生が「学修後に何が
できるようになるのか」を明確にした上で,学生には「何をどのくらい努力すれば
どの程度の成果が得られるのか」を明示する。これは成果主義に基づいた,現在の
成果を客観的に示すための評価であるが,教員が敷いたレールを綺麗に走るように
するための訓練となってしまうかもしれない。確かにこの方法によって学生が主体
的に学習できたという達成感が持て,ゴールがわかりやすくなるメリットがある。
しかし,この方法は精神看護学教育とはそこそこ相性が悪いと筆者は感じている。
なぜならば精神看護学はネガティヴ・ケイパビリティを養うことを必要とする世界
であり,思考することそのものが成果であり,それは定量的に評価することが難し
いものだからである。単に知識を与えるような科目とは根本的に異なるため,こう
した評価には不向きなのである。
　このような国の方針によって,授業の方法も従来の一方向型講義形式での知識の

付与といった方法ではなく，学生がより主体的に学習に参加するアクティブラーニングが推奨されるようになった。ここでは例えば反転授業のように学生が教える形で授業を展開する事などが勧められている。しかしアクティブラーニングと称する教育方法が実は「教える，教えられる，の二項関係を逆転させただけ」（國分・千葉，2021，p.59）と指摘するものもある。本質が変わらないまま，極めて新自由主義的な成果を重視した方法論では結局のところ権力構造から抜け出せないままとなってしまう。

　ところで，学校教育という規律・訓練には「道徳」が含まれる点も重要である。いじめ問題を背景に文科省は 2018 年から道徳を「特別な教科」と位置付けた。もちろん教科外科目としての道徳を筆者も受けたのだが，それは「良い人」になるために個人の内面を育もうとするものに感じられた。道徳は個人の内面，気持ちを育てようとする「気持ち原理主義」（髙橋，2022，pp.102-104）なのである。このような道徳観をもった学生は気持ち原理主義として，ケアには思いやりや寄り添いが大切だと考える。ところがそこに権力構造が及んでくるので，学生は「正しい医療を，思いやりをもって受けさせることが良いことだ」という視点になってしまう。そこで医療は患者のためにあるのであり，正しさの押しつけや正しさの暴力になっていないかということを念頭に置いた教育が必要なのである。

## 2．教員が持つ権力と正当化される暴力

　教員が学生に対して権力を持っていることは言うまでもない。以下に示す例は，筆者が看護学生の頃に体験したことを個人が特定されないように加工したものである。ここには教員と学生，教員と教員の間に力が働いていることが見て取れる。

〈例２〉

　実習の報告会（カンファレンス）で，看護学生は抗がん剤の投与を開始した受け持ち患者の嘔吐について報告をしていた。その時突然科目責任者である教員が怒りだし，「患者さんは，酒飲んでゲーゲー吐いてるあんた達とは違うのよ」と吐き捨てるように言った。この発言がどういう意味なのか全くわからなかったが，学生には『大学生は飲酒して嘔吐するような軽蔑すべき存在』という侮蔑に満ちたものに感じられた。そこではじめは反論しようとしたのだが，自分の立場が悪くなるだけだと思い直して口を噤むことにした。

　他の学生も他の教員も黙り込み，重たい空気が流れた。その教員の態度は理不尽で何を意図したものかが誰にもわからなかったので，結果として誰も何も言えない状況になった。学生は『嘔吐の機序はさまざまあるのできちんと調べなさい』とい

う助言だったのだろうと合理化をはかって，何とか実習をやりすごした。

　筆者（学生）が自分の立場が悪くなるだけだと教員への反発を取りやめたのは，教員に言い返すことで，成績評価や今後の学業に良くない影響を及ぼしたり，カンファレンスに出ている同級生に良くない影響を及ぼすことによって，筆者が被る不利益を避けるためだった。これによって弱い立場にある学生は言語を封殺される（カペレン他，2019／2022）。このような状態はまさに言語による暴力と言えるだろう。そして悔しいことに，筆者は結果として学びを深めることになり，理不尽な教員の言動は正当化され，強力な支配−服従関係が出来上がってしまったのである。渡辺（2006）によれば，力の中で育まれた知によって，誘導され正当化されれば，大きな反発を引き起こすことなく権力関係は受容される。しかし現に筆者がこの出来事を忘れられずにいるように，服従させられた者はあきらかな反発は起こさなくても，不満を持ち続けることがある。学生が何も語らなかったとしても，教員は権力による正当化に誰よりも自覚的であらねばならないと感じる。

## 3．ケアという専門性
### ——看護は医学や心理学の下位学問なのか？

　エーリッヒ・フロムは，看護師や教師は個人ではごく小さな人間だが，患者や生徒にはかなり大きな権力を持っており，疑いもなく人の役に立ちたいという衝動が，実は無自覚な支配への情熱であることを述べている（フロム，1983／1986, pp.91-92）。「看護とは，患者のために何かよいことをしてあげることだ」と考えている看護学生は多く，適応的な権力関係の構築を理想としていることは先述の通りである。しかしそもそも看護が行うことは therapy ではないにもかかわらず，今日の看護学は医学的な治療や心理社会的治療を取り込んだ形で治療者としての色彩を帯びようとする。その背景にあるのは患者から役に立ちたい，患者から感謝されたい学生（看護師）の欲求である。その気持ちを持つことはよくわかる。しかし精神科看護ではその欲求から問う必要がある。

〈例３〉

　学生が看護計画の中で「疾病教育によって受け持ち患者が病識を持つことができる」と，教育や指導のような看護目標を立てた。そして，目標を達成するために「学生が指導したことを理解できたら褒める」とケアプランを立てた。その根拠を聞いてみると，「褒めることで自己肯定感情を高め，疾病教育のモチベーションを保つことができるので，病識の獲得につながる」と答えた。

これは学生自身が受けてきた教育体験に基づいて作られているように思われる。だから教育そのものにも原因はある。しかし，褒めるという行為に秘められた見下しや，「わざわざ褒められたということは，そんなこともできないと思われていたのだろうか」と逆に自己肯定感情が下がる可能性もあることに気づく学生は少ない。

それではこのケアプランは，果たして真に患者のニーズを満たすようなものであるだろうか。学生の介入に患者が従順であれば，学生の自己肯定感情が高められ，ケアのモチベーションを保つこともできるだろう。つまりそのケアプランは「いったい誰のためのものなのか」を俯瞰的に見て整理する，そして同時にケアを医学心理学とは独立させて考えるようなトレーニングも必要になる。

正しさという「正解」は医療ではエビデンスとして重宝される。身体疾患をケアする際には確かに必要なのだが，精神科看護の世界ではなかなか正解が捉えづらい。医療は患者から役に立つことを求められるものの（岸・東畑，2021），その「正解」が時として「役に立って認められるための権力」にすり替わっている時がある。そのため精神科看護では役に立とうとすることが，当人には予期しない結果として不適応的なケアとなることがある。筆者は，精神看護学は「役に立たないかもしれないけれど，害にもならず共に在る」というスタンスが求められると考えている。

## 4．学生間の同調圧力

先に述べたアクティブラーニングとしてよく取り上げられるものにグループワークがある。看護学教育では以前から積極的に行われていた方法で，学生に授業の要望を聞くと必ずと言っていいほど「グループワークをしたい」と言う者がいるし，多くは「グループワークは楽しい」と感想を言う。そこでネガティヴ・ケイパビリティを体験してもらおうと「考え続けること」を軸にグループワークを展開するのだが，グループワークで議論をしている様子には疑問を持つことがある。それは多くの場合，望ましい答え，つまり思いやりのある正しさに沿ったような答えを言った学生に他の学生も同調する（あるいは，させられる）形で，議論が終結してしまうことである。まるで共通の正しさを善として，そこに同調しなければならないと考えているかのようだ。同調とは「私も皆がすることをしなければならない。他の人と違っていたり，はみ出したりしてはいけない。自分が正しいか間違っているかとたずねてもいけない」ことである（岸見，2022）。同調圧力は規範意識として刷り込まれた正しさという答えを導き出してしまう。さらに筆者が「このように考えてはどうか」「こういうことは考えられないか」と投げかけてみるが，「結局正解はない」「答えは人それぞれ」として議論は打ち切られて学生らの思考はそこで止まってしまう。

竹端（2023）が，学生が力のあるものに従うことになった結果，周囲への同調圧力を受け入れやすくなると述べているように，教育における権力関係が，グループワーク内での同調圧力を高めているのかもしれない。

## 5．学生−教員間の相互尊重の欠如と非人間化

　精神看護学では相互尊重に基づくケアが重要である点は，協働的パートナーシップのような言葉で強調される。一方で，看護学教育場面では相互尊重が起こらない場面もある。例えば教員が権力で学生を教員の望む学生像に仕立てようとすることは起こりやすいことであるし，例２のようなこともある。学生の側では，教員や当事者は，経験を話して当然だと考えているので，例えば，ポルケの方々が授業に参画してくれた時には辛いときの気持ちや症状を何でも学生に話してくれて当然だと考えていることがある。このような時には，おそらく教員という存在も，学生という存在も，一人の個ではなく，自身の利益に資する「教員」あるいは「学生」のひとりなのであろう。そこには敬意というものは存在せず，「人として」ではなく「利益のための道具」として扱われ，非人間化が起こる。もちろん相手側に非がある場合もあるが，本来必要なのは非難し合うことではなく，共に学びの場を作っていくことのはずである。精神看護学は臨床の場の中で当事者の安心の場を創るための方法なのだから，教育の場で起こるこうした非人間化自体を学びの教材とする必要があるだろう。

# Ⅳ　精神看護学教育での権力関係改革の取り組み

　ここまで教育と看護，そして看護教育にまつわる権力と，権力がもたらす暴力性について論じてきた。患者と看護師（学生），学生と教員のそれぞれが権力という支配性にもとづいた力関係を有し，権力が正当化されたり，不適応的な対人相互作用がパターン化されたり，権力者が被権力者の主体性を奪ったりすることで暴力的なものになることを述べた。

　これまでの精神看護学の方法論では，悪くいえば情報収集として患者の情報を聞き出そうとし，アセスメントとして患者を値踏みし，観察として，患者を監視するような権力的な構造であったのではないかと思えるのである。こうした問題に対して，おそらくはこれからの精神医療の変革と共に精神看護学そのものがドラスティックな変化をしていく必要があるだろう。

　信大×ポルケモデルによって学生は臨地実習に行った時に目の前の医療をそのま

ま受け止めるのではなく，そこにある課題についても目が向けられるようになってきている。しかし，さらに発展させなければならない課題も明確になってきている。それは学生が治療的コミュニケーションの枠組みにとどまっていることだ。例えば，コミュニケーションスキルがとても大事だという学生に対して，ポルケの相良さんが「コミュニケーションは，スキルではなく，私たちをつなぐ方法であり，それ自体が大事なこと」と捉えてほしいというメッセージをくれた。この言葉には，私たち教員が学生と考えたかったことが詰まっている。またポルケの山田さんは信頼について「看護を行うために信頼があるのと，信頼があって看護ができるのは違う」とコメントしてくれた。これもまた，「信頼関係」への誤解を明快に示してくれたものだと思う。おそらく学生が受けてきた教育そのものを転回させなければならない。だからこそ精神看護学教育は難しくもあり，挑戦のしがいもあるというものだ。

# V　おわりに

　対人相互作用があればそこに力が生じ，全く力が生じないなどということはあり得ない。だからこそ精神看護学はそこにある力に自覚的でなければならない。その自覚の下に当事者と共同するとはどういうことか，共にあるということはどういうことかを考えていくことが精神看護学の姿であろう。これまでの看護の方法論を一から疑いながら，当事者と共に考え創ろうとすること，その場に学生も同じ目線で参加すること，それ自体が精神看護学教育になると考える。

## 文　献

Foucault M（1975）／田村俶訳（2020）監獄の誕生—監視と処罰．新潮社．

Foucault M（1976）／渡辺守章訳（1986）性の歴史 I —知への意志．新潮社．

Fromm E（1983）／佐野哲郎・佐野五郎訳（1986）人生と愛．紀伊国屋書店．

グロイス B（2022）／河村彩訳（2023）ケアの哲学．人文書院．

飯野勝己・樋口浩造編著（2019）暴力をめぐる哲学．晃洋書房．

カペレン H・ディーパー J（2019）／葛谷潤他訳（2022）バッド・ランゲージ．勁草書房．

木下愛未・山田悠平・相良真央・堀合研二郎・下里誠二（2024）始動！当事者とシラバスからつくる精神看護学「信大＆ポルケモデル（仮称）」．精神科看護，51（4）：29-34．

岸見一郎（2022）今を生きる思想　エーリッヒ・フロム—孤独を恐れず自由に生きる．講談社現代新書．

岸正彦・東畑開人（2021）心と社会——いずれが前景で，いずれが後景か．臨床心理学増刊，第 13 号；166-184.

國分功一郎・千葉雅也（2021）言語が消滅する前に．幻冬舎.

めがね旦那（2022）それでも僕は「評価」に異議を唱えたい．東洋館出版社.

Molina-Mula J & Gallo-Estrada J〔2020〕Impact of nurse-patient relationship on quality of care and patient autonomy in decision-making. International Journal of environmental Research and Public Health, 17；835. https://doi.org/10.3390/ijerph17030835

大貫恵佳（2009）第 6 章権力というコミュニケーション（長谷正人・奥村隆編）コミュニケーションの社会学．有斐閣.

髙橋秀実（2022）道徳教室——いい人じゃなきゃダメですか．ポプラ社.

谷川嘉浩・朱善哲・杉谷和也（2023）ネガティヴ・ケイパビリティで生きる．さくら舎.

Travelbee J（1971）長谷川浩・藤枝知子訳（1974）トラベルビー人間対人間の看護．医学書院.

渡辺彰規（2005）後期フーコーにおける権力現象の多層性について．ソシオロジ，49(3)；19-35.

Weber M／濱嶋朗訳（2012）権力と支配．講談社.

横田泉（2019）精神医療のゆらぎとひらめき．日本評論社.

## 3

# 精神看護と暴力とケア

下里誠二

## I　はじめに

　ここでは精神科の入院医療における一看護師の経験として筆者自身の17年あまりの臨床体験の個人史を記述しながら，精神科医療における暴力とケアという問題を俎上に載せようと試みる。すると当然過去の精神科病院自体の構造や，看護のあり様に非を鳴らすような言い回しになるかもしれないが，非難したりするつもりではない。自分の経験してきた世界は顧みれば，「深淵を覗き込むならば，深淵もまた君を覗き込む」（ニーチェ／木場・深定訳，1970）ようなものだったかもしれない。ここでは，権力や支配の現場にいて，良心や倫理性とは何かもわからずに「そこに存在したもの」としての言語を絶するが故の稚拙な表現であるとご容赦願いたい。山本（1984）は医療従事者が，自らの不安や恐怖に気づき，それに打ち勝つ努力をしなければならず，豊かな出会いや信頼関係が生まれるような場づくりをしなければ看護するものではなく監視するものになる，と言った。佐野（2020）によれば，「精神科医師，職員を『白衣の暴力団』と揶揄する時代があった」と言った精神科医がいたそうだ。筆者自身のいくつかの体験は，スタンフォードの監獄実験（否定する立場もあるようだが）のように状況に拘束されたり，ミルグラムのアイヒマン実験（中野，2019）のように権力に従うもののあり様を体験したものであった尚，ここで扱う暴力に対するケアには筆者が開発から改良まで続けている包括的暴力防止プログラム (Comprehensive Prevention and Protection Program：CVPPP) の内容に関するものであり，身体的介入法の問題を含んでいる。CVPPP については序

文も参照されたい。また，本稿では基本的に患者ではなく当事者と表記する。

# Ⅱ　精神科看護と暴力の歴史

## 1．筆者の経験した昭和的精神科看護

　私が精神科の看護士（ここでは看護師ではなく看護士としている。よくある変換ミスの類ではない。当時は女性の看護婦免許と男性の看護士免許は分かれていた。ただしこれ以降は現在の表記看護師を用いる）となったのは 1987（昭和 62）年の春だった。実のことを言うと私は小学校のころから学校での「臨場性の暴力」（斎藤，2021）集団でいさせられることの暴力性に恐怖を感じていたので学校というのが大嫌いだった。だから何となく社会の中で変人扱いされていた方がましだ，と思って当時珍しかった男性看護士の道を選んだのだった。卒業後は都立松沢病院に勤務し，多くの病棟を経験させていただいた。その経験を通じ「精神科看護と暴力」は私の研究の主要テーマとなり，この混とんとして複雑で多層的な世界に縦遊することとなった。

　精神科救急病棟では多くの当事者が夜間休日に急速鎮静を受けて，隔離室に入院となった。翌朝回診が行われ，後方転送（松沢病院が満床のため別の病院に移送する）もいたが，多くは 3 カ月間この病棟で過ごすことになった。朝になって目覚めた当事者は，当然だがドアを叩いて「開けてくれ」と大きな声を出していたりする。精神科病院のほとんどの玄関や保護室を閉めることができる鍵は「患者さんの命を守る大切なもの」として説明されていたが，鍵が私自身を安全な詰所に保護することとなる危険を感じていた。（筆者は日本精神科看護技術協会（現在の日本精神科看護協会）の協会ニュース（日精看ニュース 323 号）に記していた）。

　現実のところ，今考えれば恥ずかしい話なのではあるが，新人としての筆者は，意思決定の基準に「まずは先輩スタッフに信頼されなければならない」を先行させていたと思う。精神科救急は男性看護師も多く，あるところではホモソーシャルな世界に適応することを求められた。暴力＝精神病性の不穏，興奮と単純化され，暴力への対応＝男性看護師の責務であり，「暴力に対抗する力が強い」自慢するよう求められることも多かった（幸運なことに筆者はその意味において役立たずだった）。そこでは暴力は早めに封じ込める，が望まれる方法で，「説得するくらいならできるだけ早くに鎮静してあげる方が本人のためだ」という理屈は全くわからなかったのだが，それでもそれに加担することの方が仲間から賞賛されるのは確かだった。

このような「とにかく暴力は封じる」という考え方にも実は二つの背景があったように思う。一つは病棟の安全こそが正義だと考えたタイプである。もう一方は「効率的に仕事をこなすならできるだけ手間をかけずに終わらせるのが良い」というものだ。新自由主義的な効率性重視といえば聞こえはよいが，悪く言えば，人権よりも効率だ。

一方でそんなやり方には反対の看護師たちもいた。ゆっくり話を聞き，対話していくことがケアになることを伝えてくれている人たちだ。この人たちは大抵「とにかく少しでも時間があったら患者さんのもとに行きなさい」と教えてくれた。だがこの人たちの中にも実は二通りあったように思う。それが医療，ケアとしてどういう意味があるのかを基本軸に考えるタイプと，もう一つはその行動が人として良心的であるかどうか，を判断基準にしていたタイプだ。いずれにしてもこちらは「人権派」であるように思えた。Björkdahl ら（2013）は病棟の安全を優先して，とにかくリスク回避で当事者には管理的，支配的にふるまうブルドーザー型，ケアとしての繊細な在り方を考えるバレエダンサー型の二通りのアプローチがあることを報告している。確かに，「治療的管理」かケアかという点でいえばこの分類はあり得る。だがそれだけではなく，業務性軸，あるいは良心性軸のような考え方も実はあったように思える。近頃，本村・三浦（2023）は人権を尊重するあまり強制的医療のすべてを否定するような「空疎な理想論」対必要性を強調するあまり過剰になることを恐れない「野蛮な居直り論」という精神医療におけるディレンマの中での対立を紹介しているが，こちらは人権がその軸になっている（ちなみに本村・三浦は，このようなディレンマを抱えつつもディレンマ耐性を持ちつづけ，どちらかに傾くのではなく，現実的な最善策を見つけようと試みることを助けるものとして CVPPP の機能を紹介している）。「暴力をケアする」という考え方も実は多軸的にとらえられているのである。

「患者を一人の人として尊重する」多くの病院では看護部の理念にそう書かれている。しかし，今日に至るまで人権を守るための運動は続いている。本当に理念の通りになっているなら今頃人権なんて言うことを考えなくてもよい医療になっているはずだ。筆者が新人だった頃は，たしか障害者を理想郷に匿うコロニー構想（荒井，2022）が批判されつつある時代だった。しかし働く者の実感としては収容主義の色彩は強く残っていたように思う。障害者の障害を障害者自身の身体に起因させ，施設や病院に当事者を収容した時代から，当事者運動の流れを汲み障害を社会モデルへ当事者中心の医療福祉へと時代は変化してきた。虐待されやすい高齢者，児童，障害者は虐待防止法によって，また精神科病院も令和 6 年から虐待の通報義務が課

せられた。精神保健法が精神保健福祉法になり精神保健福祉法は改正を繰り返す中で，確かに精神科医療の構造は変化してきた。では病院の中でのケアはどうなのだろうか，確かに当事者中心という理念のものと，接遇研修が行われ，「酷い対応」とされてきた行為は減った。しかし，現在でも虐待は起こるし，リカバリーが浸透しにくい（Chiba et al., 2017）（ただし，医療者がリカバリーという用語を使うときには医療に内面化された用語になっている可能性は考慮しなければならないが）。

## 2．虐待は誰にでも可能性がある

　正直に言えば，精神科病棟で起こっている暴力が，単純に暴力と一言で括れない場合が多々ある，と思いつつもその時その時の緊迫したやり取りへの恐怖感を薄めるために大勢のスタッフでかかわりに行くということに終始していた。拘束的対応は看護師の恐怖による（Cusack et al., 2016）のである。ただ，保護室にいる当事者が「こんなところに居たらそれこそおかしくなってしまう！」と叫び「仕事に行かなければくびになる」……といった言葉には本来精神科看護が対象とすべきことを果たせないでいるような自分の口惜しさも常に感じていた。私はできる限り保護室にいる人とは話すようにしたのだが，医療の話などではなく，何でもないような，日常会話だった。筆者は今でもケアの姿はここにあると思っている。だがそれにも考えるところがあった。病院の中で，「良い看護師，話を聞いてくれる人」と言われるのはうれしい。だが本当に良い人，なのだろうか？　それはすでに強制されて身動きできない状態のなかでせめてましな対応をしてくれる人，というだけのことではないのか？（下里，2021）そんな考えも巡っていた。

　どう考えて行動してよいのかわからない，ということは仕事をする上でのアイデンティティを揺るがす。何しろ「どう考えたらよいかを考える」ための理論もない，専門家などととても言えないのが自分だと認めてしまっているようなものだ。そんな中では自分の核となる判断基準がわからないので，感情に任せるか，あるいは命令に従うか，人のまねを正しいと思うか，といった行動になる。さらにはいつしか「所詮看護師なんて病院組織の駒の一つ，精神科はほぼ定時に帰れるし決められた業務だけをこなしておけばよい」というような愚痴も溢れた。こんな中でただ，モラルを求めてもそれよりも強い力に動かされ，結果虐待という暴力が起こる。こうしことは自分でも実際に体験した。正直なことを言えば，当事者にやたらと偉そうに命令されればつい，何か報復できそうなことはないか，と考えるし，「馬鹿にされた」と思う時にはつい手を出してしまいそうな衝動に駆られたことも一度や二度ではない。人間の精神のアキレス腱が「プライド，こだわり，被害者意識」（春日，2000）

だとすれば精神科看護師という職種の中では虐待は誰でも起こし得るものだ。マウントを取る，という言葉が当たり前のようになっている現在，人が優位－劣位という関係の中でのみ関わりを持つなら，それは当たり前のように起こる。

　こうしたことに対して，接遇教育としてただ「敬語」を使えば一見不適切な関わりは減ることにはなる。しかし，問題は解決しないだろう。なぜなら日本語の敬語は上下関係が持ち込まれた倫理的な意味を持つ（平尾，2022）。つまりその時点で上下関係という関係が入り込み，そして敬語がソトの人として距離を置く（滝浦，2013）ことになる。敬語で優劣関係を逆転させただけでは構造自体は変わらないだろう。

## Ⅲ　暴力を見る視点―それは誰からみた暴力だったのか？

### 1．多様性と暴力の多層性

　これまで，看護職は，暴力を問題視しながらも，そもそも「精神科医療における暴力とは？」という最も根本的な点を脇に置いたまま，暴力対策という議論はなされていたように思える。もともと精神科医療の対象であった暴力とは，精神障害，とりわけ精神症状に起因して起こるもの，例えば著しい自傷行為，幻覚妄想に基づいた暴力行為，明確な躁症状に基づく興奮などが主要な対象だったはずだ。しかし，暴力はほとんどの場合それ以外の因子を多分に含む。「正常な反応（宇田川，2019）としての暴力」もある。医療が正しい，という解釈のもとに行われる「正しさの暴力」（横田，2019）もある。そして精神障害というよりは，社会生活上傷ついた体験を繰り返したためのスティグマやトラウマに起因して獲得されてしまった，脅し，暴言，身体的暴力といった反社会的な行動のようなものもある。もちろんこれらの中には，明確な犯罪性を含むようなもの，司法の中で解決すべき問題も含まれるだろう。こうした暴力の背景に潜むもの，に加えて暴力の複雑性，多層性（飯野，2019）がさらにケアを難しくするのである。

　一方，障害者に対する考え方も変化してきた。例えば筆者が子どもだった頃には学校では盛んに「障害者が頑張る物語」を美談のように扱った。しかし今ではそれは「感動ポルノ」（永井，2021）として批判されることもある。それは「障害者」を単にかわいそうな人と捉え，「よく頑張りましたね」は慈悲的な差別を送ることなのだ。医療と当事者は別，と考えられていた当時，当事者と看護職員の間にはナースステーションのドアの鍵があり，ステーションの中のちょっとした陰からホールの様子を見渡している。それは「パノプティコン」（フーコー，1975／2020）の構

図のようであったと思う。しかし今になって当事者中心という考え方が主流になって，当事者の声を聴くということがなされるようになった。だがここにもまだまだ汲むべきところはある。「支援者の善意のやさしさや愛情こそが，私（たち）の言葉を「回復」の言説に回収し，もともと秘められていた生命力を奪っていく」（小松原，2022）というように，当事者中心と言いながら医療の枠の中に正しさを求めてしまうという問題である。これまでは暴力，といえば当事者が困って起こすもの，と考えられてきた。しかしこうなるとマイノリティあるいは弱者から見た暴力とはなにか，という視点でもとことん考えてみなければ，「パーソンセンタードケア」「リカバリー中心のケア」……といった耳障りの良い言葉もどこかで暴力性を帯びていくのではないかと思えるのである。

## ２．医療者から見た暴力とは

　当時看護記録にはよくこんなことが書かれていた。「（こちらの言うことを）聞き入れない，聞く耳を持たない」「（こちらの言う）話が入らない」「（こちらの言うことを聞かずに）抵抗する」「（こちらの言うことが）理解できない」「（こちらが決めたことを）守れない」「思い通りにならないとキレる」結果状況によっては「説得を聞き入れず攻撃的，一方的で不穏」というような評価になる。これらはすべて看護者側から「当事者が医療の期待に応えることができるか」を基準にした視点である（下里，2021）。ところが実際には人としての正常な反応もあったはずだ。私自身も，例えばある時突然何かをきっかけに，過去のそれこそ普段はおもいだしもしないような恥ずかしかった出来事や苛立ったことを思い出して，大声をだしそうになったり，そわそわしたり，というようなことはある。しかしその状態を他の看護師に見られたらおそらくは「衝動的」なり「焦燥感がある」，へたをすれば「不穏」とされてしまうだろう。暴力といってもそこにはさまざまなものがある。目をえぐるような激しい自傷行為，妄想体験に基づく激しい破壊行為，当事者同士のけんか，部屋に戻りたくないという願い，薬は飲みたくないという思い，退院したいという切ない思い，さまざまな状況で暴力を起こさざるを得ない当事者の行動をすべてを暴力とは言えないだろう。こうして暴力という言葉一つで現場の様子をとらえようとすると，まるでなにか装いの異なるモードの暴力を無分別に扱ってしまうように思う。

　こうして，だれから見た暴力なのか？　について考えてみると当事者−医療者という構造の内部からいくら眺めていても結局は「どちらか一方の視点」ということになる。しかし，医療の外，というより広いエリアから俯瞰的な視点を持つ，ということができれば，暴力も通常とは異なった色彩で見えてくるかもしれない。

# Ⅳ　ケアとして対処する暴力なのか
## 　法的な対処のための暴力なのか？

## 1．暴力を扱うとは　暴力の前の前

　精神科看護の世界では暴力は常に大きな問題だった（例えば Foster，2007）。ただそれは多層的で一口に当事者の暴力といってもいくつものヴァリエーションがある。先ほど暴力的な場面は怖かった，といったがそれも状況によってはリスクの認知バイアスが働き，程度は大きく異なってくる。恐怖感が大きいのはどちらかといえば，本来は警察対応が適切と思われる，意図性も加害性も責任性も大きいような場合であって反社会性が色濃いようなもの，理不尽さがあって，狡猾さと冷酷さを併せ持つようなものだ。このような場合であってかなり実際の被害も大きく想定されるような場合はかなり恐ろしい。しかし純粋に精神病性の症状である場合，例えば妄想が激しいとか，躁状態が激しいとかというような場合，認知症の症状が激しいような場合はそれほどでもなかったように思う。入院や処遇への不満で怒っている人たちの場合は自分のしていることへの後ろめたさのようなものもあった。かくして，精神科看護における暴力は混とんとしているが，少なくとも警察対応が望ましいと思われるようなものに関しては医療安全のための管理，というのが対象になるかと思う。もちろん，司法と医療のはざま（古茶，2018）があるように，暴力一つ一つはどのようにその暴力性を区分けできるかは曖昧であって常に悩ましい。だがその悩ましさに毎回逡巡しては困りながら実践を続けることも看護の果たすべき役割なのだと思う。そして結果として，私たちがあくまで暴力を看護師の行うケアの対象として考え，そのための方法論を模索し続けること，が私たちの目指す場所なのである。そうであるならば精神科看護における暴力へのケアは安全管理のために保安担当として関わる，というものではなく，暴力という表現をしなければならない状況に置かれているその当事者の物語を暴力の前の前からコミットしていくことということになる。であるから，身体をどうやって抑えるか，よりもその時どんなメッセージを受け取り，どんなメッセージを送り続けるか，を考え続けることなのだ。

　そのためには，暴力の前よりも「もっと前」に目を向けるべきだとわれわれは主張している。永井（2021）はルワンダのジェノサイドメモリアルセンターにある一節を紹介している。「もしあなたが私のことを知っていて，あなた自身もあなたのことを知っていたら，あなたは私を殺したりしないでしょう」だ。病気になるとかそれ以前の当事者のことを知っていて（もちろん無理やり聞き出そうとしたり，言

わせることではないが），そして看護職が自分自身も暴力を起こしてしまいそうになるその前よりももっと前にある苦悩に気が付いて，それを同時に考えていくことが必要になるのである。

## 2．ケアとしての陥穽

　看護学ではよく患者－看護師関係という言葉が用いられる。この関係はよく「治療的関係」と混同され，そこに資本主義的価値観，サービス提供者と顧客の関係も持ち込まれるが故に，「医療が患者様に丁寧な医療を提供し，信頼され，治療を受けてもらうための人間関係を作ること」と考えられていたように思う。しかし，この関係にはすでにどちらかを劣位に置きつつ信頼を形成しようとするものだ。暴力を扱うためにはむしろ，当事者と「仲間」（中井，2012）としての共通感覚が必要になる。たとえ当事者にとってしぶしぶの譲歩的行為だったとしても，それが共同行為（三木，2019）として行われ，やがて友好的行為（shared cooperated action）（古田，2011）に変わっていくことが必要だろう。

　しかし「ケアとして」というのにも落とし穴がある。「例えばケアのため必要なのでこういった制限的な対応をします。これはあなたが回復するためには必要なことと考えています」と言ったとする。この時医療側から見ればこれは当事者へ恩恵的な対応だ。しかし，それは本当にそうだったか？　必要だったのか？　当事者の暴力的行為に対して身体介入法がとられた場合はどうだろうか。後になって「ケアのためには仕方がなかった」としてしまえばケアという言葉が正当化の道具になってしまう（長谷川，2022）。医療者の都合で正当化の理由にケアを使ってはならない。しかし，ケアを生業とすれば，いつでも「困った」「どうしよう」の連続だ。暴力も自己に向けられたもの，自殺や自傷を何としてでも止めなければならないというのはあるところではわかりやすい。死にたい人は本当は生きたい，というメッセージを持っている（松本，2014）ということを実感することはよくある。極端なケースだが，強力な毒物で自殺を図り，すでに手の施しようのない状態の患者さんに「助けてください」と言われたことが何度かある。そうであるならば私たちははっきりとその行動を止める必要はあるだろう。しかし，暴力を防ごうとしてエスコート（支援者が当事者の両側から支えて歩く方法）をするかどうか，というような判断は，いつでも悩ましいのであり，もし後からそれが間違っていたとなったならそれは真摯に謝罪しながら，それでも何らかの決断をすることを繰り返していくしかないのかもしれない。

## V　被害者は誰だ　医療の外というキーワード

　入院ということを考えてみると，暴力では不安や焦燥が前景にあることはよく知られている（包括的暴力防止プログラム認定委員会編，2005）。当事者にとっては，家のことをどうしよう，明日推しのライブのチケット先行発売日なのに，というような入院より前の心配があるとしたらそれは当事者にとっては何より大事なことだ。「それよりも入院して休む方が大事ですよ」などと看護師が何とか説明（看護師はよく「説明する」という）したとしても，それどころではない状況にある。そんな状況で（特に初めての）入院した先のホールであったり，居室であったりはそこそのものが不安な場所であるはずだ。筆者は研修の際によく最初の質問として「あなたが落ち着いていられないと感じるのはどんな場所ですか？」と聞く。多くの参加者（大抵は看護師である）が「初めての場所，知らない人しかいない場所，いてもよいかわらない場所，アウェイな場所……」というように答えてくれる（中には「今この場所」などと答えてくれる方もいるが正直で有難いことだ）。それは当事者の方が入院した場所そのものである。そんな当事者と「人間的交流」ができたかによっても結果は異なっていたように思う。「私たち看護師は患者のあなたを見ている」（渡邉，2022）という場合には大勢の看護師の一人が大勢の患者の一人を見ていることになる。

　よく「患者を一人の人として尊重し」とは言われるがそこには「看護師も一人の個」でなければ医療者と当事者が，お互いに友好的な文脈としての共同的コミットメント（三木，2019）は形成しにくいだろう（三木は，共同的コミットメントとは，コミュニケーションの際に二者の間にできる約束事，あるいは文脈のことと説明している）。病院の中で医療者側が「患者なのだから静かに休んでいて当然」とか当事者側が「看護師なんだからいうことを聞いて当然」などということになればすぐにそこには不穏な空気が流れてしまう。現代の福祉サービスが貨幣を介した契約というシステム（高木，2022）を強調するものであるからそれぞれが義務と権利を主張しあうようになっていく。加えて人と人，となればそこにはどうしても「好きに離れない」「なんとなく気に入らない」ということはいくらでも起こり得る。受け持ちだから，とか担当だから，と言うことだけで無理な関係を作らなければならないようなことも暴力に結び付きやすいのかもしれない。さらにいうのであれば，看護という仕事はもともと人の排泄物や分泌物を扱うことになる職業だ。そして多くは医師他「セラピスト」からの指示を受けて働く職業だ。個人的にはおむつ交換や

らポータブルトイレの介助を嫌だとか酷い仕事と思ったことはないし、むしろ率先してやった方だと思う。私は幸いそこそこのポジションにもついていたし、あるところでは自尊心も持てていたと思う。だがそれでもそういったことが働く者のアイデンティティにはさまざまな方向に影響するのも確かであり、「こんな仕事」と思いながら働く人「ただお金のために」働く人だっていたって悪いというわけではない。だから道徳・倫理だけではどうにもならないこともある介護や看護といったケアの提供者が、他の学問から教えを乞うだけではなく、独自の専門性を尊厳としていく必要があるだろう。

# VI 精神科看護における暴力への対応 鎮圧から権利擁護へ

## 1. Control and Restraint の方法

　これまで精神看護の世界ではどんなにきれいごとを言ったとしても今でも「看護師は制圧術を使って患者を抑えるもの」という印象があった。日本で始めたCVPPP は英国の Control and Restraint 通称 C & R（Turnbull, 1997）から学んだもので身体的な介入方法を含んでいる。正直なことを言えば、これを学んだ当時、筆者自身疑問もあった。言葉としては「暴力が起こってからではなく、暴力に至る前の関わりをすることが必要なのだ」ということを言ってはいたものの、やはり病院という環境の中でなんとか当事者が爆発しないように我慢させるためだけのものではないか？という点だ。筆者自身今でもこのプログラムが必要なのかどうかについては毎日悩んでいる。暴力の問題には病院の中ではなく、それより前、つまり暴力の前の前を考える必要があるとは言った。しかしそれは当事者の前の前、を考えることに加え、今ここで看護していることの前の前、つまり精神医療のシステムということ、あるいは医療の中での看護学そのもの、前提にある問題にも目を向け続ける必要があるということだ。

　当初はケアなのか管理なのか、するかされるか、のような二項対立的な様相の中で逡巡していた。目指していたのはケアでありながら、どこかに医療者のための方法、という視点が入り込んでくる。最初のテキストの刊行の際、向谷地（2005）は「大人数で関わり、抑制してケアする。濃厚なケアが暴力のサイクルを回す。必要なのは『助けに来たよという援軍としての姿勢』である」という羅針盤を示してくれた。それでも危機管理としての身体介入に焦点があたり、CVPPP＝制圧術という意識のほうが強くなっていた。中井（2007）は CVPPP について「だからつい患者さんと対立するような感じを持ってしまいます。今度はじめて、暴力についてのテキス

トブック（『医療職のための包括的暴力防止プログラム』医学書院）が出ましたけれども，これも最初はちょっとそういう感じがありました」と述べている。最初は，というと「よくなった」ということかと思いがちだが，それは単に気をつかってもらっただけなのだろうと思っているところだ。このプログラムは 4 日間の主な時間を身体介入の演習に費やす。「制圧術」としての練習ではなく，「助けに行くための演習」にどうしたらなることができるか，ここまで考えてきた。2018 年にテキストを一新しても疑問は残った。今回，当事者と共に創る CVPPP という科研費事業で初めて当事者として WRAP® ファシリテーターの増川ねてるさんに 4 日間の研修を体験していただくことができた。この体験から，もともと当事者側から見れば押さえつけられる技術の練習としてとらえられていたものを当事者に選んでもらえる技術として，当事者と語りあうためのツールにしていくという方向性を見出すことができた。

　一方，暴力を封じようとすれば，かならず拘束的対応がとられる。拘束にはさまざまな定義の方法があるが Physical（身体的）なものには Manual（徒手：CVPPPのチームテクニクスはこれに当たる）と Mechanical（抑制帯によるもの）があり，他にも，Chemical（化学的：薬物による鎮静）や Environmental（環境的，例えば閉鎖環境そのものもこれにあたるし，規則による規制もはいる），Psychological（心理的）なものもある（Negroni, 2017）。われわれはこうしたすべての拘束的対応から当事者の権利をどう擁護するか，幸福追求権をどう保証するか，ということを考えていかなければならない。例えば看護師は少し嫌がる当事者を誘導するために「エスコート」する。看護師 1 〜 2 名で腕を抱え，歩いて移動する。転ばないために抱えるのであれば介助，しぶしぶだが一緒に歩くならエスコートというのが慣例的な使い方かもしれない。嫌がっているが仕方なく当事者の合意のないまま移動することもあり，力の程度はさまざまだがとにかくこの方法は多用される。しかし，エスコートも本人が動けなければ拘束（Raveech & Lepping, 2019）なのである。この時，奪われているものは自由と人権であることを常に意識したものでなければならない。精神保健福祉法で規定される「不穏多動」の判断が医療者によってなされるときには，当事者のことをよく知らなかったり，当事者が力がありそうだとか，強そうだとかいった認知バイアスが働いてしまうかもしれない。拘束的対応の選択は看護師の態度が影響する（Duxbury, 2002）と言われているが，適用すべき状況，すべきでない状況とはどういう状況かをトレーニングの中で鮮明にする必要がある。

　英国では，「当事者が行う行為としての暴力をマネジメントしようとする考え方

から，権利擁護のための方法へ，抑制する方法から抑制を減らす方法としての技術へという大きな変化を遂げてきた。2000年ころから当事者の体験が重視されるようになり身体的拘束によって，当事者も大きなトラウマ体験となるだけではなく，支援者にとってもトラウマ的な体験になることが語られ始めた（Lee, Gourney & Wright, 2003）。ちょうどアメリカでは1990年代後半に「トラウマ・インフォームド・ケア（Trauma informed care：TIC）」の概念が登場し（亀岡，2023）当事者運動による当事者の権利擁護の運動も高まってきたことに呼応するように，「暴力のマネジメント」にも「Person-centered」「Trauma informed」（Duxbury, 2015），Recovery-oriented（Guha, Cutler & Heffernan, 2022）といった概念が必要とされるようになった。特に英国では当事者の葛藤状況に対して看護師ががそれを封じ込めるような対応をすること自体がまた葛藤を生じさせる因子になるSafeWardsモデル（Bowers, 2014）も登場してきた。

　この流れとしては当然のことであるが，元々抑制と管理という意味を持つC＆Rもその方法自体が批判されるようになった。この方法が，治療とは無関係であるという批判に加え，C＆Rが看護におけるケアの概念も本来のケアの在り方から《安全な患者管理》に変化させた（Winship, 2006）という指摘もある。今ならば根本を疑われるようなものだったのに，必要とされた背景，それはおそらく筆者の体験した昭和的精神看護と同じようなものだったろう（もちろんCVPPPの開発とこれまでの経緯について，必要なものだったと考えているし，初期の技術の開発に尽力して下さった諸氏の熱意も尊敬していることは申し添えておく）。

　C＆Rを始めとする身体拘束への批判は社会的に大きなものがあった。このうち最も大きな要因は―看護師だけに限らず，警察によるものも多くあったのだが―うつ伏せ拘束による死亡事故であった。特に2010年，23歳の大学生 Olaseni Lewis（Seni Lewis）さんが精神科病院で暴力的になったとして，駆け付けた11人の警察官に30分以上のうつ伏せ拘束を受けた後，意識消失し数日後死亡した事件は大きな社会問題となった。英国の慈善団体MINDも2013年「Crisis in Care」レポートを発表し，精神医療施設における拘束方法，特にうつ伏せ拘束の使用に対する批判を展開した。これを受け，Norman Lamb議員が2017年に「Mental Health Units（Use of Force）Bill」を提出した。Lamb議員の息子さんも精神科的な問題を抱えている中，なんらポジティブな問題解決の方法がないことを憂慮し，精神障害者に対する権利擁護を問題とした活動であった。この法案は通称Seni法として知られ，精神医療施設での強制力の使用に対する透明性と説明責任を強化し，患者の安全を確保することを目的とした。2018年，影響範囲は英国全土ではなく，イ

ングランドとウェールズの医療機関にとどまるものの,「Mental Health Units（Use of Force）Act 2018」として成立した。強制力の使用について,記録と報告,トレーニング（強制力の適切な使用について定期的にトレーニングを受ける必要がある），監視と評価（独立機関による監視）と説明責任が明記されている。

　筆者と親交のある長年英国でこの問題に取り組んできた，Brodie Paterson 博士によれば，法定ガイダンス（2021 年）には，「研修提供者は RRN（Restraint Reduction Network）研修基準に準拠していると認定されなければならない」と記載されている。研修の認定機関は知的障害者とその家族の支援を行う慈善団体 BILD による BILD ACT（研修の認定機関（これ自体も国家機関である United Kingdom Accreditation Service（UKAS）の認定を受けている）である。RRN は当初，Crisis Prevention Institute から資金提供を受けた任意会員組織として設立されたが，その後，BILD および BILD ACT とは別の慈善団体に発展し，認証機関（BILD ACT）に規格の使用を許可し，認証機関がサービス認証に関する ISO 規格（ISO/IEC 17065）に準拠しているとして UKAS（国家認定機関）から認定を受けることを義務付けている。とのことである。もちろん，日本では，力の行使を間接的に認めることの是非は議論されることにはなろう。しかしその上で，将来的な我が国の展望の参考となることは間違いない。

　一方うつ伏せ拘束を始めとする身体介入に関する科学的な調査も始められている。現状でトレーニングで用いられる手法について検討したもの（Hollins, Seagrave & Stubbs, 2022）があるが，これらは伝統的な手法から，明確に安全な方法への検討がなされ始めている。身体拘束と肺機能のレビューには Barnett, Stirling & Pandyan（2012）や Sethi ら（2018）がある。これらの結果では，発生率は極めて低く，完全にそれが突然死の原因であるとまでは言えないものの，前胸壁に圧力がかかることで肺機能が低下がおこることが報告されている。他にも手首の屈曲法が極めて微妙に痛みを感じる角度になっており，常にリスクはあると認識すべき，としたものもある（Barnett et al., 2018）。また，腕で支えた腹臥位とそうでない腹臥位（Barnettet al., 2016），側臥位と仰臥位（Barnett et al., 2019）で呼吸機能を比較した研究も為されるようになってきている。また所謂後ろ手で抑えることを禁止したものもある（Raveesh & Lepping, 2019）。本当に必要とする場合に，本当に正しい方法が用いられるようになることが今求められている。CVPPP についても手法を常に見直す必要があるのは喫緊の課題なのである。

# Ⅶ　包括的暴力防止プログラムの目指すべき場所
## ケアの安心，虐待防止

　CVPPP はその誕生の時，名前に暴力とつけることを誰もためらわなかった。だがそれは暴力というよりは「力」を考えることだ。人と人の間にある力，を意識することがおそらく CVPPP の本質だ。法的な対処にゆだねなければならない時もあるが，ケアとしての暴力への対応が必要なことは必ずある。

　例えば，当事者が自分でコントロールができなくなる，というクライシスの状況になった時に備えて，当事者がクライシスプランを作っておく。その中で「クライシス状況で受けたいケアの方法」の選択肢に CVPPP が位置づけられていくことは重要だろう。Campbell と Kisely（2012）によれば，160 人が参加した RCT に基づき，「事前指示書」を使用したグループで暴力のリスクが低かったとされている。CVPPP が当事者の望むプランの一つでありたいと思う。と同時に例えば認知症に伴う激しい攻撃行動（もちろん行動化しなくても済むような環境を整えることのほうが先だが，それでも入院直後には多くの場合介入を必要とする）や，強度行動障害における激しい自傷行為（これも自傷ではなく著しい興奮の結果の場合もあるので一概に自傷と言えるわけではないが）でも「止めなければならないこと」はある。

　それらはいつでもどこでも判断に困るような場面になる。当事者のトラウマに基づく体験は支援者に激しい攻撃性を示す場合，ケアするものも病んでしまうかもしれない。そんなときに紙一重のところでもとどまってそしてまた元気を取り戻してケアに行くための方法としても CVPPP は機能しなければならない。本書の背景である基盤研究（C）21K10680 精神科領域で当事者と共に安心の場を創る改良型包括的暴力防止プログラムの作成は 2024 年 3 月で終了した（尚，新たに基盤研究（C）「精神科医療での虐待防止のための包括的暴力防止プログラム（CVPPP）の改良」が開始された）。これまでにこの経過での当事者との共同創造についてはいくつか報告してきた（下里＆佐々木，2022；下里，2022；下里＆増川，2022；下里，2023）。結果として明らかとなった，CVPPP のようなプログラムが未来に向けて考えるべきことをいくつか記しておく。

　CVPPP は権利擁護のためのプログラムとなっていく必要がある。それは拘束をするプログラムなのではなく拘束を減らしていくためのプログラムであるべきだ。そのためには，理念として，当事者と支援者という別のコミュニティであっても同じ場所に安心していることができる共に在るという感覚を重視することとした。当事者の尊厳を守ることがひいては支援職の専門職としての尊厳につながっていくの

であるから，医療的視点から外れたところから考える視点をもつことが必要となる。医療に都合の良いとしてのマネジメント技術ではないものを目指す必要がある。そのためにはアセスメントの名のもとに当事者の価値を下げるような評価をせず，共通理解を目指すこと，暴力が起こるよりももっと前の事象に目を向け，対人相互作用による力の作用をもとにしたコミュニケーションが重視されよう。そしてこれらの理論の基礎として共同行為論，言語行為論，共同性基盤意味論，対人円環モデルなどが利用されることとなる。これらのことを基盤として，虐待防止にに期待される役割を担うため，認証制度として認められていく必要がある。カリキュラムを均質化し，モデル化し，プログラムの期間や内容を検討し，認知症や強度行動障害といった本当に必要となる状況へのオプションも開発する必要がある。そのためには頑健な組織化もやがて必要となるだろう。

　最後に，滝山病院事件をはじめとする看護職員の虐待事件は今も変わりなく続いてしまう。CVPPP は虐待防止のための職員向けの研修としても期待はされている。しかし，人の自由を奪う行為としての身体介入はそれそのものが虐待となる可能性を秘めている。ここまでに CVPPP の理念は厚生労働省の研修にも取り上げられるようになったし，虐待防止向け研修としても取り上げられてもらえるようになった。しかし，取りざたされればされるほど気を付けなければならないのは制度化の枠組みの中に押し込まれ，組織化されるほど「医療者のため」になってしまうことだ。

　ケアをするものならばそれが「どうしよう」の連続であることは知っている。そして暴力という問題は拍車をかけて「どうしよう」を突き付ける。「これで解決」「すべてわかる」「自分が楽になる」などという怪しげな謳い文句に惑わされずに，日々本当にこんなことは必要なのだろうか？　と悩み，そしてこの難しい世界でケアを生業としていることにこれからも誠実に関わっていきたいと考えている。Patersonら（2013）は強制的な介入には悪用の問題は付きまとう。しかし看護師個人の責任に帰すのではなく，根本的原因に対処するための変革，つまり伝統的なヒエラルキーに異議を唱え，権力の微妙な乱用を禁止し，組織的正義を促進することが必要だという。現在は精神科病院が悪，地域が理想というみられ方になることが多い。実際「すばらしい人材はみな訪問看護に行ってしまう」という話もよく聞く。だが筆者はどこまでも「病院が社会からも当事者からも，そして医療者からも理想の場であり望まれる場であること」を追い続けたいと思う。そしてそもそも，暴力という永遠の哲学的問いに対して，医療よりも前，社会の中から生まれる私たちの暴力性を問い続けなければならない。

# 文　献

荒井裕樹（2022）障害者ってだれのこと？─「わからない」からはじめよう．平凡社．

Barnett R, Bower E, Chan A et al.（2018）An investigation into the range of movement and forces involved by the application of wrist flexion restraint techniques─Pain inducing or not? The Journal of Emergency Medicine，1(2)；203.

Barnett R, Green M, Price W et al.（2019）An investigation into the physiological and psychological impact of supine and side lying physical restraint techniques. The Journal of Emergency Medicine，2(1)；103.

Barnett R, Stirling C, Hall J et al.（2016）Perceptions of supported and unsupported prone─Restraint positions. Journal of psychiatric and mental health nursing，23（3-4）；172-178.

Barnett R, Stirling C & Pandyan AD（2012）A review of the scientific literature related to the adverse impact of physical restraint: gaining a clearer understanding of the physiological factors involved in cases of restraint-related death. Medicine, Science and the Law, 52(3)；137-142.

Bowers L, Alexander J & Bilgin H et al.（2014）Safewards：The empirical basis of the model and a critical appraisal. Journal of Psychiatric and Mental Health Nursing，21(4)；354-364. doi: 10.1111/jpm.12085

Björkdahl A, Palmstierna T & Hansebo G（2010）The bulldozer and the ballet dancer：Aspects of nurses' caring approaches in acute psychiatric intensive care. Journal of Psychiatric and Mental Health Nursing, 17(6)；510-518.

Campbell LA & Kisely SR（2012）Advance treatment directives for people with severe mental illness. Cochrane Database of Systematic Reviews. Jan 21；2009(1).

Chiba R, Umeda M & Goto K et al.（2017）The property of the Japanese version of the Recovery Knowledge Inventory（RKI）among mental health service providers：A cross section study. International Journal of Mental Health Systems, 11(71)；1-10.

Cusack P, McAndrew S & Cusack F et al.（2016）Restraining good practice：Reviewing evidence of the effects of restraint from the perspective of service users and mental health professionals in the United Kingdom（UK）．International Journal of Law and Psychiatry，46；20-26.

Duxbury J, The Eileen Skellern Lecture（2014）Physical restraint；In defence of the indefensible?．Journal of Psychiatry and Mental Health Nursing，22（2）；92-101．https://onlinelibrary.wiley.com/doi/full/10.1111/jpm.12204

Duxbury J（2002）An evaluation of staff and patient views of and strategies employed to manage inpatient aggression and violence on one mental health unit：A pluralistic design. Journal of Psychiatric and Mental Health Nursing, 9(3)；325-337.

Foster C, Bowers L & Nijman H（2007）Aggressive behaviour on acute psychiatric wards：Prevalence, severity and management. Journal of Advanced Nursing, 58；140-149.

Foucault M（1975）／田村俶訳（2020）監獄の誕生─監視と処罰．新潮社．

Guha MD，Cutler NA，Heffernan T（2022）Developing a trauma-informed and recovery-oriented alternative to 'Aggression Management' training for a metropolitan and rural mental health service. Issues in Mental Health Nursing．https://www.tandfonline.com/doi/10.1080/01612840.2022.2095471

https://doi.org/10.1080/01612840.2022.2095471

長谷川唯（2022）行動制限は医療安全に資するのか．病院・地域精神医学，62(2)；127-129.

平尾昌宏（2022）日本語からの哲学．pp.95-100．晶文社．

Hollins L，Seagrave L & Stubbs B（2022）What are the most common restraint techniques taught by expert practitioners? Journal of Psychiatric and Mental Health Nursing, 29(2)；274-286.

飯野勝己(2019)ひとつの暴力，いくつもの暴力—「場所への暴力」試論（飯野勝己・樋口浩造編著）暴力をめぐる哲学．pp.217-243．晃洋書房．

井原一成（2010）暴力をふるう認知症高齢者の行動制限と介護職員の保護—老人福祉施設についての検討．法と精神医療，25；1-15.

亀岡智美（2023）精神看護におけるトラウマインフォームドケアの視点．日本精神保健看護学会誌，32(2)；67-73.

春日武彦（2000）不幸になりたがる人たち．p.67．新潮文庫．

小松原織香（2022）当事者は嘘をつく．p.98．筑摩書房．

古茶大樹（2018）司法を考慮した精神科医療と支援．精神科治療学，33(8)；909-910.

Lee S，Gray R，Gournay K et al.（2003）Views of nursing staff on the use of physical restraint. Journal of Psychiatric and Mental Health Nursing, 10(4)；425-430．https://onlinelibrary.wiley.com/doi/full/10.1046/j.1365-2850.2003.00625.x

増川ねてる（2022）どん底からのリカバリー：WRAP を使って．第 33 回「CVPPP」ってなんですか？精神科看護，49(7).

松本俊彦（2014）自傷・自殺する子どもたち．pp.126-128．合同出版．

三木那由他（2019）話し手の意味の心理性と公共性．pp.195-204．勁草書房．

三木那由他（2022）言葉の展望台．講談社．

水谷雅彦（2022）共に在ること—会話と社交の倫理学．pp.158-161．岩波書店．

向谷地生良（2005）暴力に対して援助者はどこに立つべきか—『医療職のための包括的暴力防止プログラム』の発行に際して．精神看護，8(4)；60-67.

永井陽右（2021）共感という病．かんき出版．

中井久夫（2007）こんなとき私はどうしてきたか．pp.54-62．医学書院．

中井久夫（2012）サリヴァン—アメリカの精神科医．p.80．みすず書房．

中野良樹（2019）暴力の行使と制止の行動科学（飯野勝己・樋口浩造編著）暴力をめぐる哲学．pp.90-128．晃洋書房 .

ニーチェ（木場深定訳）（1970）善悪の彼岸．岩波文庫．

Negroni AA（2017）On the concept of restraint in psychiatry. The European Journal of Psychiatry, 31(3)；99-104.

Newton-Howes G & Mullen R（2011）Coercionin psychiatric care：Systematic review of correlates and themes psychiatric services. Psychiatric Services, 62(5)；465-470.

Paterson B，McIntosh I，Wilkinson D et al.（2013）Corrupted cultures in mental health inpatient settings．Is restraint reduction the answer? Journal of Psychiatric and Mental Health Nursing，20(3)；228-235.

Raveesh BN & Lepping P（2019）Restraint guidelines for mental health services in India. Indian Journal of Psychiatry, 61（Suppl 4）；S698. https://www.ncbi.nlm.nih.gov/pmc/articles/PMC6482694/

斎藤環（2021）コロナ・アンビバレンツの憂鬱―健やかにひきこもるために．晶文社．

佐野由美子（2020）精神病院のあれこれ―6病院保護室体験記．p.45. Kindle版．

佐々木理恵，下里誠二（2022）【当事者とともに創るCVPPP-その暴力はなぜ発生したのか-】CVPPPと対等性についての対話．精神科看護,49(5).35-41

Sethi, F., Parkes, J., Baskind, E., Paterson, B., & O'Brien, A. (2018). Restraint in mental health settings: is it time to declare a position?. The British Journal of Psychiatry, 212(3), 137-141.DOI: https://doi.org/10.1192/bjp.2017.31

下里誠二編著・日本こころの安全とケア学会監修（2018）最新CVPPPトレーニングマニュアル．中央法規出版．

下里誠二（2021）包括的暴力防止プログラムと虐待防止．日本こころの安全とケア学会誌，3(1)；35-41.

下里誠二（2022）理想論が実効性を持つために．精神科看護，49(5)；4-13.

下里誠二（2023）CVPPPと共同性―当事者と創るCVPPPから広がる未来．日本こころの安全とケア学会誌，5(1)；1-10.

下里誠二・増川ねてる（2022）対談：WRAP × CVPPP．精神科看護，49(10)；15-24.

高木俊介（2022）対人支援のダイアローグ．pp.125-126. 金剛出版．

髙橋慎一（2017）障害者介助と暴力についての試論．賃金と社会保障，1687；12-23.

滝浦真人（2013）日本語は親しさを伝えられるか．岩波書店．

Turnbull J & Brodie P（1997）Aggression and Violence：Approaches to effective management. Macmillan.

宇田川健（2019）対話の場としての保護室体験及び拘束されてもリカバリー．日本こころの安全とケア学会誌，1(1)；23-29.

渡邊洋次郎（2022）渡邊洋次郎さんと話そう．日本こころの安全とケア学会誌，4(1)；46-58.

Winship G（2006）Further thoughts on the process of restraint. Journal of Psychiatric and Mental Health Nursing. 13(1)；55-60. linelibrary.wiley.com/doi/full/10.1111/j.1365-2850.2006.00913.x

山本浩子（1984）人間性を喪失する医療従事者（戸塚悦郎・広田伊蘇夫編）日本収容所列島．pp.181-193. 亜紀書房．

横田泉（2019）精神医療の揺らぎとひらめき．日本評論社．

# あとがき

　編者らは，これまで「精神科医療における暴力とケアとは何か」という問いを考え続けてきました。そしてこの問いが，看護学をふくむ医療の側面のみから見るには限界があると考え，当事者と共に考えよう，そして別の学問領域の視点からも考えてみようと取り組み，生まれたのが本書です。

　まだまだ考え続けている道すがらではありますが，これまでたどってきた道筋を表現するとしたら，以下のようになります。暴力を正しく見極めるには，まず暴力とはいかなるものかを考え，「力」について考えることが必要です。それは精神科における暴力が権力勾配という構造や医療に起因するトラウマによって起こることに目を向けることでもあるし，臨場性の暴力や非人間化を意識することでもあります。そして逆に非暴力の視点から，ピア活動の持つ非暴力性に注目することでケアとしての方向性を見出すこともできるでしょう。ケアにおいては，当事者の体験を重視し，その当事者体験を捻じ曲げて支援者の望む回復像に押し込まずにその関係を考えることが求められます。また，力を意識し共同行為をするために相互作用を注視し，力による暴力とならないような共同行為における複合主体としてのコミットメントを形成するコミュニケーションも必要となります。そしてこれらは人間として当たり前の誠実さなのです。

　本書は，ありがたいことにさまざまな専門領域の方にご執筆をいただいて，学際的な本になりました。この根っこには下里誠二さんによる「力」があります。これは，もちろん執筆への強制力ではなく，執筆に協力しようと思ってもらえるような力のことです。下里さんは，私がのんびり本を読んだり研修を受けたりしている間に，その著者や演者に連絡を取り，気づけばその方々と生き生きと「精神科医療に

おける暴力とケア」について議論をされていました。ここでの「力」はつながりを創る力，つなぎ力です。この力のおかげで執筆者の方々や金剛出版の中村奈々さんとご縁ができました。私たち編者は，中村さんには頭があがりません。不測の事態が生じたときも，原稿の提出が遅れたときも，研究が進み大幅な修正を要したときも，中村さんのお支えがあったからこそ，それを乗り越え，本書を皆さんにお届けすることができました。縁の下の力持ちとして貢献くださった中村奈々さんに心からお礼申し上げます。

　しかし，本書が作りあげられていく中で悲しい出来事もありました。執筆者である木田塔子さん，本書に登場する葛木里依さんのご母堂様（編者らは葛木里依さんを通じてお会いする予定になっていました）と直接お会いすることができなくなってしまったことです。木田さんは，これまでの辛く苦しいご経験と支援者としてのご経験を基に，その聡明さをもって，私たちにトラウマインフォームドケアの重要性を伝えてくださいました。そして葛木さんのご母堂様も，大切な人生の一部を私たちに教えてくださることで，私たちが精神科医療におけるケアについて思慮をめぐらさなければならないことを伝えてくださいました。お二人と「精神科医療における暴力とケアとは何か」について直接的な議論をすることは叶いませんが，遺してくださったお言葉は，私たちの心の中での議論を巻き起こすでしょう。大切なのは「暴力」や「ケア」について考え続けること，です。編者である私たちは，本書をお二人とのつながりのあかしとして，ご生前のご厚情に深く感謝するとともに，心よりご冥福お祈り申し上げます。

　さいごに，本書が，読んでくださった方々の「精神科医療における暴力とケア」についての考えを深めるものになったら嬉しく思います。

2024 年 7 月　木下愛未

[編著者略歴]

**下里誠二**（しもさと せいじ）

1964（昭和39）年長野県生まれ。

1987（昭和62）年から2004（平成16）年3月まで東京都立松沢病院看護部に勤務。

その間，2002（平成14）年10月に厚生労働省の精神科急性期医療等専門家養成研修として半年間英国に派遣。この際に暴力とケアについて学び，帰国後包括的暴力防止プログラムの理論を開発する。

2004（平成16）年から国立看護大学校講師，2006（平成18）年3月山梨大学大学院博士課程医学系研究科生態系専攻修了（博士（医学）），2007（平成19）年から信州大学医学部保健学科准教授，2014（平成26）年同教授。2018年から一般社団法人日本こころの安全とケア学会代表理事をつとめている。

（主な著書）

包括的暴力防止プログラム認定委員会編（2005）医療職のための包括的暴力防止プログラムマニュアル．医学書院．

下里誠二編著，日本こころの安全とケア学会監修（2014）最新CVPPPトレーニングマニュアル―医療職による包括的暴力防止プログラムの理論と実践．中央法規．他

（主な翻訳書）

エマ・ウィリアムズ＆レベッカ・バーロウ（壁屋康洋・下里誠二・黒田治訳）（2012）アンガーコントロールトレーニング―怒りを上手に抑えるためのステップガイド．星和書店．他

**木下愛未**（きのした あいみ）

1990（平成2）年石川県生まれ。

2014（平成26）年信州大学医学部保健学科看護学専攻卒業後，国立精神・神経医療研究センター病院の勤務を経て，2016（平成28）年より同大学の広域看護学（精神看護学）の助手として勤務。2018（平成30）年からは助教として勤務している。

2022（令和4）年同大学総合医理工学研究科医学系専攻保健学分野修了。博士（保健学）。

現在は同大学で教育や研究に邁進しながら，JA長野厚生連北アルプス医療センターあづみ病院で看護師としても勤務している。

**［著者一覧］**（掲載順）

| | | |
|---|---|---|
| 下里誠二 | （しもさと せいじ） | 編著者略歴参照 |
| 飯野勝己 | （いいの かつみ） | 静岡県立大学 国際関係学部 |
| 三木那由他 | （みき なゆた） | 大阪大学大学院 人文学研究科 |
| 八重樫 徹 | （やえがし とおる） | 宮崎公立大学 人文学部 |
| 屋良朝彦 | （やら ともひこ） | 長野県看護大学 人間基礎科学講座 |
| 高橋泰宏 | （たかはし やすひろ） | NPO 法人子ども・若者サポート はみんぐ |
| 増川ねてる | （ますかわ ねてる） | アドバンスレベル WRAP® ファシリテーター（米国・コープランドセンター認定） |
| 山田悠平 | （やまだ ゆうへい） | 一般社団法人精神障害当事者会ポルケ |
| 渡邊洋次郎 | （わたなべ ようじろう） | リカバリハウス いちご |
| 葛木里依 | （くずき りい） | 仮名 |
| 長谷川利夫 | （はせがわ としお） | 杏林大学 |
| 高木俊介 | （たかぎ しゅんすけ） | たかぎクリニック |
| 横田 泉 | （よこた みつる） | オリブ山病院 |
| 斎藤 環 | （さいとう たまき） | 筑波大学名誉教授 |
| 高橋慎一 | （たかはし しんいち） | 日本自立生活センター |
| 木田塔子 | （きだ とうこ） | |
| 木下愛未 | （きのした あいみ） | 編著者略歴参照 |

精神科医療における暴力とケア

2024年9月10日　発行

編著者　下里誠二・木下愛未
発行者　立石正信
発行所　株式会社金剛出版
　　　　〒112-0005　東京都文京区水道 1-5-16
　　　　電話 03-3815-6661　振替 00120-6-34848

装幀　臼井新太郎
装画　渡邊沙織
印刷・製本　精文堂印刷
組版　古口正枝

ISBN978-4-7724-2060-0 C3047　　　　　　　　©2024 Printed in Japan

JCOPY　〈(社) 出版者著作権管理機構 委託出版物〉
本書の無断複製は著作権法上での例外を除き禁じられています。複製される場合は，そのつど事前に，出版者
著作権管理機構（電話 03-5244-5088，FAX 03-5244-5089，e-mail: info@jcopy.or.jp）の許諾を得てください。

# こころの支援と社会モデル
## トラウマインフォームドケア・組織変革・共同創造

[責任編集]＝笠井清登
[編著]＝熊谷晋一郎　宮本有紀　東畑開人　熊倉陽介

●B5判 ●並製 ●300頁 ●定価 **4,180** 円
● ISBN978-4-7724-1963-5 C3011

こころの支援の現場に，何が起こっているのか？
カッティングエッジな講義と
ポリフォニックな対話で応答する
思考と熟議のレッスン。

---

# 複雑性 PTSD とは何か
## 四人の精神科医の座談会とエッセイ

[著]＝飛鳥井望　神田橋條治　高木俊介　原田誠一

●四六判 ●上製 ●204頁 ●定価 **2,860** 円
● ISBN978-4-7724-1890-4 C3011

四人の精神科医による座談会の記録と
書き下ろしエッセイを収録したものであり，
複雑性 PTSD に関する最新の正確な知識・経験を
読者に提供しようとするものである。

---

# 対人支援のダイアローグ
## オープンダイアローグ，未来語りのダイアローグ，そして民主主義

[著]＝高木俊介

●四六判 ●並製 ●264頁 ●定価 **2,860** 円
● ISBN978-4-7724-1910-9 C3011

精神医療を変えていく指針としての
「ダイアローグの思想」。
対話実践の技と有効な戦略を
技術的側面と治療哲学の両面から解説。

---

価格は 10%税込です。

# ケアする対話
## この世界を自由にするポリフォニック・ダイアローグ

［著］＝横道 誠 斎藤 環 小川公代 頭木弘樹 村上靖彦

●四六判 ●並製 ●232頁 ●定価 **2,750** 円
● ISBN978-4-7724-2024-2 C3011

ケアを主題とする，4つの珠玉の対話を収めた一冊。
垣根を超えた声は一つに調和せず，
ポリフォニックに響き合い，
新たな価値を生む。

---

# 言語と行動の心理学
## 行動分析学をまなぶ

［編著］＝谷 晋二

●A5判 ●並製 ●220頁 ●定価 **3,080** 円
● ISBN978-4-7724-1754-9 C3011

公認心理師発展科目
「学習・言語心理学」準拠，
ACT や関係フレーム理論からまなぶ
「言語」と「行動」の心理学入門講義。

---

# リフレクティング・プロセス 新装版
## 会話における会話と会話

［著］＝トム・アンデルセン
［監訳］＝鈴木浩二

●A5判 ●並製 ●176頁 ●定価 **3,520** 円
● ISBN978-4-7724-1456-2 C3011

オープン・ダイアローグを実践するための必読文献！
クライエント⇔セラピストと
それを観察する専門家チームが
お互いに対話を繰り返すユニークな面接法。

---

価格は 10％税込です。

# トム・アンデルセン 会話哲学の軌跡
### リフレクティング・チームからリフレクティング・プロセスへ

[著]=トム・アンデルセン
[著・訳]=矢原隆行

●四六判 ●上製 ●220頁 ●定価 **3,080** 円
● ISBN978-4-7724-1944-4 C3011

自らの発した声を聞きとり，
他者にうつし込まれた自身のことばを眺める
「リフレクティング」の会話哲学とその展開に，
論文二編の邦訳と精緻な解説を通して接近する。

---

# リジリエンス
### 喪失と悲嘆についての新たな視点

[著]=ジョージ・A・ボナーノ
[監訳]=高橋祥友

●四六判 ●上製 ●304頁 ●定価 **3,080** 円
● ISBN978-4-7724-1287-2 C3011

本書は死別の過程をきわめて新鮮に，
科学的な根拠に基づいて描き出し，
肯定的な感情，笑い，死後も続く絆について
多くの例を挙げて解説している。

---

# 臨床心理学スタンダードテキスト

[編]=岩壁 茂 遠藤利彦 黒木俊秀 中嶋義文
中村知靖 橋本和明 増沢 高 村瀬嘉代子

●B5判 ●上製 ●1000頁 ●定価 **16,500** 円
● ISBN978-4-7724-1916-1 C3011

臨床領域・学問領域ごとに
第一人者が展開する集合知の結晶であり，
公認心理師時代を迎えた
臨床心理学の新基準スタンダード。

---

価格は10%税込です。